汉竹编著·亲亲乐读系列

怀孕
黄金营养餐
每周一读

王敏　主编

汉竹图书微博
http://weibo.com/hanzhutushu

读者热线
400-010-8811

江苏凤凰科学技术出版社
全国百佳图书出版单位

U0384088

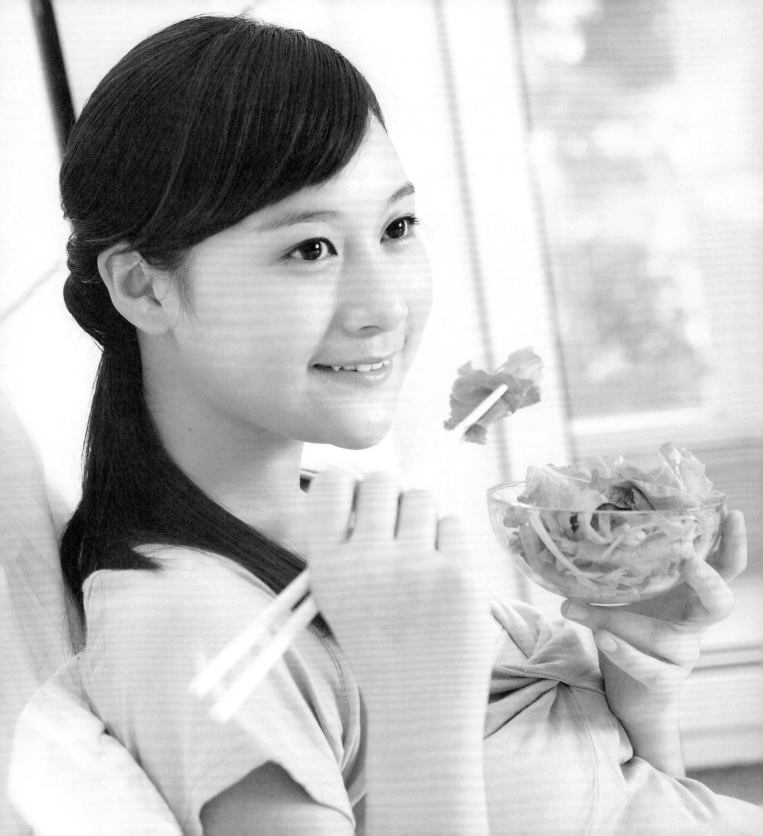

前言

哪些食物富含叶酸？

怀孕了，还能吃辣椒吗？

孕吐难受，吃点什么好呢？

怎么给胎宝宝最好的营养？

……

当得知有一个小·生命在你的腹中开始安营扎寨、生根发芽时，你是不是感到很幸福，幸福之余，是不是还有很多问题盘旋在脑海中呢？你肯定想知道，怎样吃，才能给胎宝宝最好的营养，吃什么，能让胎宝宝健康又聪明，那么就来听听孕产专家的指导和建议吧！

本书开篇先介绍了孕妈妈和胎宝宝每个月所需要的营养素，然后具体介绍每月的重点食材、饮食宜忌和营养菜谱，通过对每道菜营养功效的详细说明，让孕妈妈补得放心，吃得明白。而且，将菜谱中的主要食材拎出来，给出黄金搭配，提供更多的菜品选择，让孕妈妈40周营养餐不重样。

另外，书中还涉及每个月胎宝宝变化和孕妈妈的体重管理，以及孕期和产后不适特效食疗方，让孕妈妈长胎不长肉，吃出美丽和健康。

做好体重管理，孕期长胎不长肉

怀孕与肥胖并不能相提并论哦！孕妈妈只要控制好体重增长情况，照样可以做一个苗条的孕妈妈。而且只要宝宝一生下来，妈妈就可以在短时间内恢复到孕前的状态，成为时尚漂亮的辣妈，还在等什么，赶快来学习一下吧！

NO.1 写饮食日记

孕妈妈可以准备一个小本子，记录每天所吃的食物，包括早、中、晚餐及加餐的饮食内容，孕妈妈可以把这个小本子命名为"三餐日记"或"饮食日记"，这可是监控体重的好帮手，它可以帮助你了解自己一天所吃的东西，达到控制体重、均衡营养的双重目的。

NO.2 在家测体重

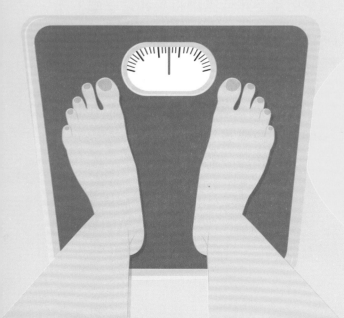

除了产检时要测量体重外，孕妈妈每周在固定时间可以自己在家称量，检验体重增长是否正常。以此来不断提醒自己应该注意饮食，以免吃进过量食物。孕妈妈还可以将每次称量的体重记录下来，这样更方便观察每周体重增长是否合理，如果体重增长不合理，孕妈妈可以从饮食、运动等多方面及时进行调整。

NO.3 制订适合自己的运动方案

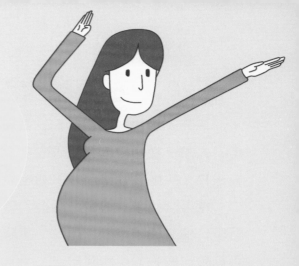

根据孕期的不同阶段，合理规划运动方案，并一直坚持。如果担心坚持不下来，可以让家人督促你。运动方案自己无法执行时，有条件的情况下可以报一个孕期体重管理班，定时去上课，那里有专业老师的指导，也有许多孕妈妈，大家可以一起交流经验。

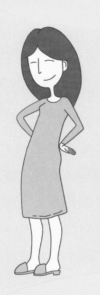

NO.4 穿凸显曲线的孕妇装

孕妇装款式大都以长裙或长裤为主，虽然可盖住身体的曲线，但是相对地，也会让孕妈妈疏于注意变形的体态。买孕妇装时，不要买太肥太大的，既影响美观，又会掩盖超重的事实。可以凸显曲线的孕妇装很不错，这样可以监控体重增长的速度。

NO.5 老公帮忙把关

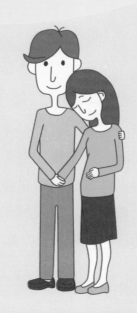

请老公确认孕妈妈每次称量的体重数字，为孕妈妈的体重严格把关，共同完成好孕期体重控制的工作。如果孕妈妈有所懈怠，准爸爸要及时提醒，可陪孕妈妈一起到户外运动，散散步、做做孕妇瑜伽，都是不错的控制体重的方式。

NO.6 不要放纵自己的胃

千万不要放纵自己的胃，看到好吃的食物要保持镇定，先想一想自己每餐应该吃多少，把自己的这份单独拿出来，只吃这些即可。逛超市时，往往会在不知不觉中，顺手将饼干、糖果、巧克力等零食放进自己的购物篮里，埋下肥胖根源。所以，逛超市时，只买必需品，克制自己购买零食的冲动。

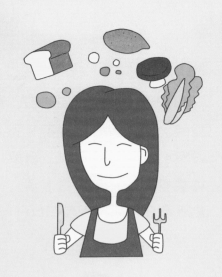

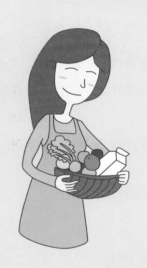

NO.7 尽量减少在外吃饭的次数

怀孕以后，孕妈妈要尽量减少在外就餐的次数。一来可以保证饮食的干净、卫生；二来外边的饭菜往往油盐较大，辛辣刺激性调料较多，不利于孕妈妈体重的控制和胎宝宝的健康。

在家吃饭是最干净、卫生的了，孕妈妈可以和准爸爸一起逛逛菜市场，一起下厨准备饭菜，这样不但可以增进夫妻感情，还可以建立良好的生活习惯，更能有效控制体重的增长。

NO.8 想象自己变胖的样子

当孕妈妈控制不住自己，想要贪吃零食时，可以想象一下自己变胖以后不能穿漂亮的衣服，不再拥有曼妙的曲线，那是多么痛苦的一件事呀！或者想象一下减肥的辛苦，时刻提醒自己，不要再重走减肥路。孕妈妈还可以把一张胖妈妈的图片贴在家里，时常激励自己，如果再暴饮暴食，偷懒不运动，将来会变成这个样子。

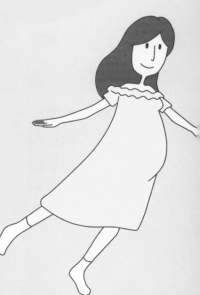

NO.9 及时放松，别给自己压力

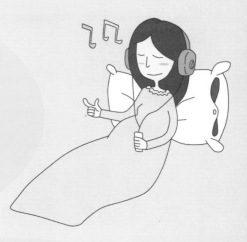

生活中难免会有一些不愉快的事情，所以孕妈妈要学会放松自己，及时释放不开心的情绪。即使有压力也不要积聚，这样不仅会影响孕妈妈的心情，对胎宝宝也不好。孕妈妈要寻找适合自己的情绪出口，千万不要通过暴饮暴食的方法发泄坏情绪，也不要因为心情不佳而影响胃口，这不利于胎宝宝发育。

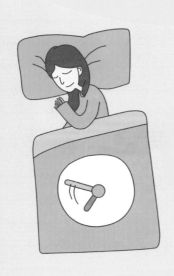

NO.10 保证睡眠时间

对于孕妈妈来说，除了控制饮食和适度运动之外，睡眠的好坏对体重的增减也起着很重要的作用。因为睡眠质量直接影响着激素的分泌量，长时间、优质的睡眠可以让激素的分泌增加，这样就可以促进身体的新陈代谢，让脂肪快速地被分解和消耗。因此，孕妈妈每天要保证至少 8 个小时的睡眠时间。

NO.11 早睡早起也能减重

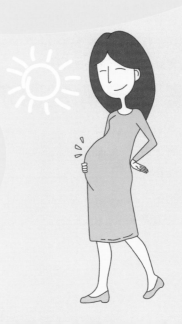

孕妈妈要养成早睡早起的好习惯，孕晚期行动不便时也要尽量早点起床，不要赖床。因为人在床上躺着，尤其是入睡后，新陈代谢降低，能量消耗减少，特别是现在生活水平提高了，营养丰富，如果睡觉时间超过正常需要，就会使体内能量"入大于出"，以脂肪的形式堆积于皮下。

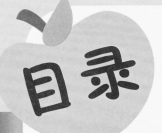

目录

孕1月(1~4周)

本月必吃 8 种食材 / 22

孕1月饮食宜忌 / 24

宜适量补充水分 24
宜多吃富含叶酸的食物 24
宜每天一杯牛奶 24
吃自己爱吃的 25
宜吃嫩玉米安胎 25
宜保质保量吃早餐 25
不宜过多补充叶酸 26
不宜长期喝纯净水 26
不宜吃路边摊 26
除了叶酸,吃其他保健品没必要 26
不宜一怀孕就大补 27
远离高热量的油条、油饼 27

第1周黄金营养餐 / 28

红枣鸡丝糯米饭 28
牛肉炒菠菜 28
牛肉饼 29
鲜奶粥 29
乌鸡滋补汤 29

第2周黄金营养餐 / 30

蛋肉糕 30
芦笋蛤蜊饭 30
燕麦南瓜粥 31
海米白菜 31
橙汁酸奶 31

第3周黄金营养餐 / 32

甜椒炒牛肉 32
什锦西蓝花 32
什锦沙拉 33
香椿芽拌豆腐 33
豆腐馅饼 33

第4周黄金营养餐 / 34

紫菜包饭 34
西红柿面疙瘩 34
虾仁豆腐 35
奶酪蛋汤 35
板栗烧仔鸡 35

孕 2 月(5~8周)

本月必吃 7 种食材 / 38

孕 2 月饮食宜忌 / 40

宜喝清淡的肉汤 40
宜吃鱼，宝宝更聪明 40
宜吃简单又营养的早餐 40
吃鱼宜清蒸或炖汤 40
宜多吃开胃清淡食物 41
宜随时补充水分 41
宜多吃天然食物，避免垃圾食品 41
不宜过饥 42
不宜大量食用动物肝脏 42
不宜过量吃菠菜 42
不宜强迫自己进食 42
晚餐不宜吃得过多 43
不宜全吃素食 43
不宜长期服用温热补品 43

第 5 周黄金营养餐 / 44

琥珀核桃 44
奶香麦片粥 44
清蒸鲈鱼 45
蔬菜虾肉饺 45
糖醋莲藕 45

第 6 周黄金营养餐 / 46

炒红薯泥 46
奶香菜花 46
口蘑炒豌豆 47
虾仁蛋炒饭 47
松仁玉米 47

第 7 周黄金营养餐 / 48

米饭蛋饼 48
柠檬姜汁 48
菠菜鱼片汤 49
西芹炒百合 49
拌豆腐干丝 49
芒果鸡 50
茭白炒鸡蛋 50
山药羊肉汤 50
奶酪手卷 51

第 8 周黄金营养餐 / 52

双色豆腐丸 52
泥鳅红枣汤 52
韭菜炒虾仁 53
银耳羹 53
香菇酿豆腐 53

孕3月(9~12周)

本月必吃 8 种食材 /56

孕 3 月饮食宜忌 / 58

宜吃抗辐射的食物 58

宜每周吃 2-4 次猪肝 58

宜以清淡、营养饮食为主 59

宜多吃粗粮 59

宜常喝豆浆 59

不宜过多摄入糖分 60

不宜吃咸鸭蛋 60

少吃盐、调料, 不吃味精 60

不宜用水果代替正餐 60

不宜吃腌制食品 61

不宜多吃西瓜 61

第 9 周黄金营养餐 / 62

牛奶馒头 62

鲍汁西蓝花 62

阿胶红糖粥 63

葱爆酸甜牛肉 63

五谷豆浆 63

第 10 周黄金营养餐 / 64

松子意大利通心粉 64

豆苗鸡肝汤 64

三文鱼粥 65

南瓜饼 65

菠菜胡萝卜蛋饼 65

木耳红枣汤 66

水果拌酸奶 66

红烧鲤鱼 66

山药黑芝麻糊 67

第 11 周黄金营养餐 / 68

牛奶花生酪 68

鱼香猪肝 68

土豆烧牛肉 69

银耳拌豆芽 69

肉末炒芹菜 69

第 12 周黄金营养餐 / 70

西蓝花彩蔬小炒 70

海藻绿豆粥 70

拔丝香蕉 71

孜然鱿鱼 71

西米火龙果 71

孕4月(13~16周)

本月必吃8种食材 / 74

孕4月饮食宜忌 / 76

宜全面摄取营养 …………………………… 76

宜用食物预防妊娠斑 …………………………… 76

宜适量吃点大蒜 …………………………… 77

宜经常喝点孕妇奶粉 …………………………… 77

平衡饮食,防止肥胖或体重增加超标 …………… 78

不宜过量吃水果 …………………………… 78

不宜吃未成熟的西红柿 …………………………… 78

不宜多吃火锅 …………………………… 79

不宜过量补钙 …………………………… 79

第13周黄金营养餐 / 80

粉蒸排骨 …………………………… 80

海蜇拌双椒 …………………………… 80

鲫鱼丝瓜汤 …………………………… 81

糖醋白菜 …………………………… 81

奶酪三明治 …………………………… 81

第14周黄金营养餐 / 82

胡萝卜炒鸡蛋 …………………………… 82

凉拌空心菜 …………………………… 82

如意蛋卷 …………………………… 83

紫薯山药球 …………………………… 83

芝麻圆白菜 …………………………… 83

第15周黄金营养餐 / 84

南瓜包 …………………………… 84

橙黄果蔬汁 …………………………… 84

荸荠银耳汤 …………………………… 85

虾仁娃娃菜 …………………………… 85

干烧黄花鱼 …………………………… 85

第16周黄金营养餐 / 86

西红柿猪骨粥 …………………………… 86

牛肉焗饭 …………………………… 86

咖喱蔬菜鱼丸煲 …………………………… 87

猪肉酸菜包 …………………………… 87

清蒸大虾 …………………………… 87

鸭肉冬瓜汤 …………………………… 88

清炒蚕豆 …………………………… 88

什锦饭 …………………………… 88

鲜奶炖木瓜雪梨 …………………………… 89

孕5月（17~20周）

本月必吃 7 种食材 /92

孕 5 月饮食宜忌 / 94

宜适当吃野菜 94
宜控制外出用餐次数 94
宜注意餐次安排 94
宜吃鱼头 94
宜食芹菜缓解失眠 95
经常量体重，适当调饮食 95
宜多喝粥 95
不宜吃过冷的食物 96
不宜只吃精米、精面 96
不宜空腹吃西红柿 96
不宜吃松花蛋和爆米花 97
不宜暴饮暴食 97
不宜饮食太咸，以防止孕期水肿 97

第 17 周黄金营养餐 / 98

西葫芦饼 98
麻酱素什锦 98
猪肝拌黄瓜 99
猕猴桃橘子汁 99
五仁大米粥 99
醋焖腐竹带鱼 100
牛奶水果饮 100

三色肝末 100
鸡蓉干贝 101

第 18 周黄金营养餐 / 102

百合莲子桂花饮 102
砂锅鱼头 102
盐水鸡肝 103
芝麻茼蒿 103
玉米面发糕 103

第 19 周黄金营养餐 / 104

东北乱炖 104
五彩蒸饺 104
三丁豆腐羹 105
香蕉哈密瓜沙拉 105
凉拌萝卜丝 105

第 20 周黄金营养餐 /106

什锦烧豆腐 106
凉拌蕨菜 106
黄瓜腰果虾仁 107
红烧鳜鱼 107
五彩玉米羹 107

孕 6 月（21~24周）

本月必吃 8 种食材 / 110

孕 6 月饮食宜忌 / 112

选对食物预防孕期焦虑 112
宜为宝宝储备营养 112
宜多吃蔬果，缓解胀气 112
宜喝低脂酸奶 112
保持饮食多样化 113
宜吃一些全麦制品 113
宜多吃瘦肉 113
不宜营养过剩 114
不宜吃饭太快 114
不宜用开水冲调营养品 115
不宜喝长时间熬制的骨头汤 115
不宜吃夜宵 115
不宜过量吃鱼肝油 115

第 21 周黄金营养餐 / 116

彩椒炒腐竹 116
老北京鸡肉卷 116
炝拌黄豆芽 117
花生排骨粥 117
椰味红薯粥 117

第 22 周黄金营养餐 / 118

香菇炖乳鸽 118
烤鱼青菜饭团 118
紫薯银耳松子粥 119
糯米麦芽团子 119
芦笋西红柿 119
小米鸡蛋粥 120
菠萝虾仁烩饭 120
鹌鹑蛋烧肉 120
豆浆莴笋汤 121

第 23 周黄金营养餐 / 122

鸡肝枸杞汤 122
桑葚汁 122
蜜烧双薯丁 123
牛腩炖藕 123
牛奶梨片粥 123

第 24 周黄金营养餐 / 124

腰果百合炒芹菜 124
荠菜黄鱼卷 124
双鲜拌金针菇 125
芥菜干贝汤 125
橄榄菜炒四季豆 125

孕 7 月 (25~28 周)

本月必吃 8 种食材 /128

孕 7 月饮食宜忌 / 130

宜科学地喝孕妇奶粉 130

消斑宜吃的几种食物 130

健康孕妈妈也要预防贫血 130

多吃含钙食品防抽筋 131

孕妈妈不要刻意节食 131

缓解便秘的良方 131

"糖妈妈"应多摄取膳食纤维 131

宜适量吃冬瓜 132

宜保证充足的饮水量 132

宜适量增加植物油的摄入 132

不宜轻视加餐 133

不宜体重增长过快 133

不宜常吃刺激性食物 133

不宜喝糯米甜酒 133

不宜太贪嘴 133

第 25 周黄金营养餐 /134

炒馒头 134

熘苹果鱼片 134

橙香奶酪盅 135

核桃仁枸杞紫米粥 135

青菜冬瓜鲫鱼汤 135

26 周黄金营养餐 /136

南瓜油菜粥 136

樱桃虾仁沙拉 136

冬瓜蜂蜜汁 137

红烧鳝鱼 137

莴笋猪肉粥 137

第 27 周黄金营养餐 /138

芝麻酱拌苦菊 138

糖醋西葫芦丝 138

蜜汁南瓜 139

小米蒸排骨 139

芪枣枸杞茶 139

海米海带丝 140

翡翠豆腐 140

枸杞松子爆鸡丁 140

虾肉冬瓜汤 141

槐花猪肚汤 141

西米猕猴桃糖水 141

第 28 周黄金营养餐 /142

黄花菜炒鹅肝 142

酸奶草莓露 142

香肥带鱼 143

红豆西米露 143

柠檬煎鳕鱼 143

孕8月(29~32周)

本月必吃 7 种食材 / 146

孕 8 月饮食宜忌 / 148

宜多吃利尿、消水肿的食物 148
宜时刻预防营养过剩 148
宜吃紫色蔬菜 148
孕晚期宜均衡饮食 149
葵花子可促进胎宝宝大脑发育 149
宜多吃谷物和豆类 149
不宜过量食用坚果 150
不宜吃高热量的食品 150
不宜用豆浆代替牛奶 150
不宜加热酸奶 150
不宜完全限制盐的摄入 150
不宜过多食用红枣 151
谨慎食用荔枝 151
睡前不要吃胀气的食物 151

第 29 周黄金营养餐 /152

香椿苗拌核桃仁 152
荞麦凉面 152
豆角小炒肉 153
茶树菇炖鸡 153
黑豆饭 153

第 30 周黄金营养餐 /154

海参豆腐煲 154
西红柿炖牛腩 154
玫瑰汤圆 155
奶油葵花子粥 155
宫保素三丁 155

第 31 周黄金营养餐 /156

蛋黄紫菜饼 156
花生鱼头汤 156
板栗扒白菜 157
乌鸡糯米粥 157
软熘虾仁腰花丁 157

第 32 周黄金营养餐 /158

老鸭汤 158
红烧冬瓜面 158
丝瓜虾仁糙米粥 159
培根菠菜饭团 159
冬瓜淮山药腰片汤 159
素火腿 160
山药五彩虾仁 160
鳝鱼大米粥 160
橘瓣银耳羹 161
橙子胡萝卜汁 161
猪肝烩饭 161

孕 9 月（33~36 周）

本月必吃 8 种食材 / 164

孕 9 月饮食宜忌 / 166

多吃鱼，防早产 166
宜吃健康零食调节情绪 166
预防感冒宜喝的汤饮 167
要继续坚持少食多餐 167
饮食宜清淡 167
小心应对高危妊娠 168
孕晚期不宜暴食 168
不宜吃药缓解焦虑 168
不宜在孕晚期大量饮水 168
不宜在孕晚期天天喝浓汤 169
不宜单吃红薯 169
不宜用餐没有规律 169
不宜饭后马上吃水果 169

第 33 周黄金营养餐 /170

冬瓜鲜虾卷 170
四季豆焖面 170
油烹茄条 171
西红柿培根蘑菇汤 171
什锦甜粥 171

第 34 周黄金营养餐 / 172

凉拌木耳菜花 172
山药芝麻条 172
菠菜芹菜粥 173
清汤羊肉 173
雪菜肉丝汤面 173

第 35 周黄金营养餐 / 174

田园土豆饼 174
牛奶香蕉芝麻糊 174
香豉牛肉片 175
白萝卜海带汤 175
橙香鱼排 175

第 36 周黄金营养餐 / 176

香菜拌黄豆 176
爆炒鸡肉 176
山药奶肉羹 177
决明枸杞茶 177
牛蒡炒肉丝 177
菠菜鸡煲 178
鱼头豆腐汤 178
凉拌芹菜叶 178
鲤鱼红枣汤 179
洋葱炒牛肉 179
白菜豆腐粥 179

孕10月（37~40周）

本月必吃 6 种食材 / 182

孕 10 月饮食宜忌 / 184

产前宜均衡营养，储备能量 184

宜保持饮食的酸碱平衡 184

孕晚期贫血宜补铁 185

饮食宜以清淡为主 185

待产期间宜适当进食 185

临产前宜吃东西 186

宜多吃有稳定情绪作用的食物 186

补充充足的维生素 B_1 186

产前宜吃巧克力和木瓜 187

临产前保证高能量 187

临产前不宜暴饮暴食 187

不宜吃辛辣食物 188

不宜在孕晚期吃冷饮 188

不宜喝过夜的银耳汤 188

不宜吃难消化的食物 188

剖宫产前不宜吃东西 189

剖宫产前不宜进补人参 189

药物催生前不宜吃东西 189

第 37 周黄金营养餐 /190

猪骨萝卜汤 190

口蘑肉片 190

红薯饼 191

苹果蜜柚橘子汁 191

鲇鱼炖茄子 191

第 38 周黄金营养餐 /192

薏米炖鸡 192

黄芪羊肉汤 192

菠菜鸡蛋饼 193

木瓜牛奶果汁 193

玉米鸡丝粥 193

第 39 周黄金营养餐 /194

腰果彩椒三文鱼粒 194

珍珠三鲜汤 194

陈皮海带粥 195

凉拌鱼皮 195

板栗糕 195

荷塘小炒 196

金钩芹菜 196

三鲜汤面 196

鲷鱼豆腐羹 197

第 40 周黄金营养餐 /198

小米面茶 198

紫苋菜粥 198

木瓜鲜鱼汤 199

牛肉卤面 199

鸡胸扒小白菜 199

分娩与产后（产后 1～4 周）

产后必吃的 *8* 种食材 /202

分娩与产后饮食宜忌 /204

宜在产程中适当进食 ………………………… 204

宜少吃高油、高盐、高糖零食 ………………… 204

可喝生化汤排毒 …………………………… 205

剖宫产后先排气再吃东西 …………………… 205

饮食应多样化 ……………………………… 205

补钙补铁不要停 …………………………… 206

少吃多餐不长胖 …………………………… 206

清淡饮食防水肿 …………………………… 206

宜循序渐进催乳 …………………………… 206

宜选择应季食品 …………………………… 207

告别臃肿，蔬菜、水果不可少 ……………… 207

吃些易消化食物 …………………………… 207

饮食要富含蛋白质 ………………………… 208

剖宫产妈妈要吃些利于伤口

愈合的食物 ………………………………… 208

不偏食、不挑食胜过"大补" ………………… 208

不宜多吃鸡蛋 ……………………………… 209

不宜过早吃醪糟蒸蛋 ……………………… 209

剖宫产妈妈每餐不要吃得过饱 ……………… 209

脂肪不可摄入太多 ………………………… 209

产后喝红糖水不宜超过 10 天 ……………… 210

寒凉性食物不要吃 ………………………… 210

不宜吃过咸的食物 ………………………… 210

不宜急于吃老母鸡 ………………………… 211

忌过多服用营养品 ………………………… 211

远离辛辣燥热食物 ………………………… 211

新妈妈要少食味精 ………………………… 211

第 *1* 周黄金营养餐 / 212

生化汤 ……………………………………… 212

鲜奶糯米桂圆粥 …………………………… 212

什菌一品煲 ………………………………… 213

香油猪肝汤 ………………………………… 213

面条汤卧蛋 ………………………………… 213

第 *2* 周黄金营养餐 / 214

猪排炖黄豆芽汤 …………………………… 214

四物炖鸡汤 ………………………………… 214

阿胶核桃仁红枣羹 ………………………… 215

益母草木耳汤 ……………………………… 215

烧鲫鱼 ……………………………………… 215

第 *3* 周黄金营养餐 / 216

花生猪蹄小米粥 …………………………… 216

枸杞红枣蒸鲫鱼 …………………………… 216

花生红豆汤 ………………………………… 217

猪蹄茭白汤 ………………………………… 217

虾仁馄饨 …………………………………… 217

鳗鱼饭 ……………………………………… 218

迷你八宝冬瓜盅 …………………………… 219

第4周黄金营养餐 / 220

豌豆炒虾仁 220

通草炖猪蹄 220

爆鳝鱼面 221

冬瓜肉末面条 221

杂粮粥 221

葱烧海参 222

红薯山楂绿豆粥 222

海带豆腐骨头汤 222

荠菜魔芋汤 223

附录：孕期和产后不适特效食疗方

孕期补钙 / 224

银鱼豆芽 224

香菇鸡片 224

孕期贫血 / 225

香酥鸽子 225

三色补血汤 225

产后补气补血 / 226

枣莲三宝粥 226

木耳炒鱿鱼 226

产后排恶露 / 227

山楂红糖饮 227

人参炖乌鸡 227

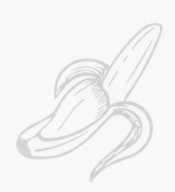
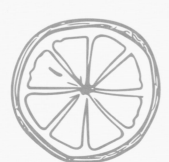

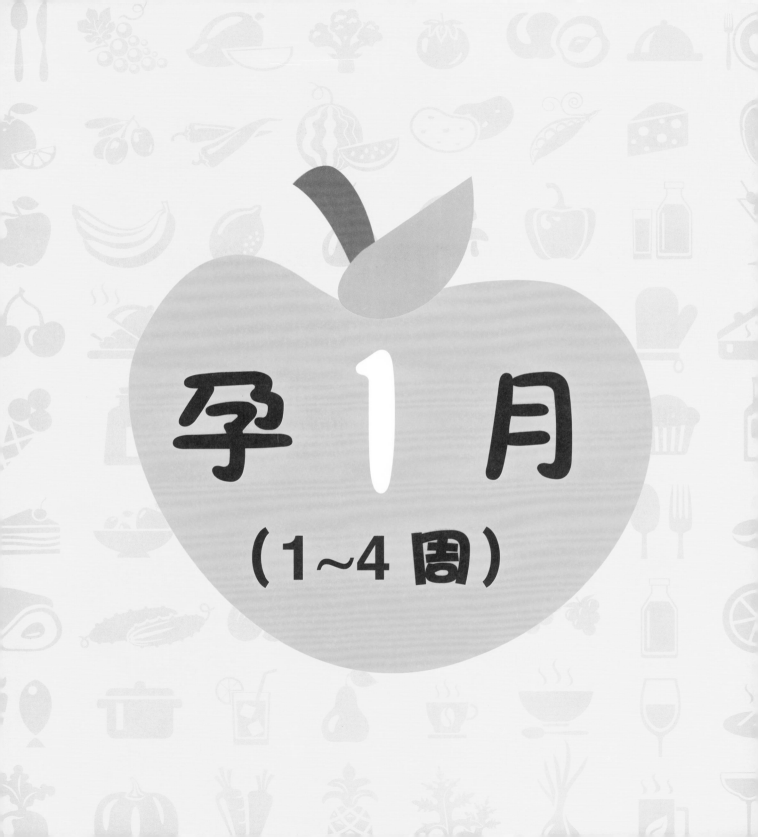

孕1月
（1~4周）

胎宝宝：

还是个小胚芽

这个阶段的胎宝宝还是个小小的"胚芽"，身长只有 1 厘米左右，体重只有 1 克，有一个大大的头，有类似鳃和尾巴的构造，感觉就像一个"小海马"。不过胎宝宝的性别以及长大之后的肤色、长相等都已经处于确定状态。胳膊和腿大体上都有了，但是因为太小还看不清楚。神经系统以及循环系统的原形几乎都已经出现，生命的神奇从现在就开始显现了。

孕妈妈：

没有什么明显的感觉

大部分孕妈妈都没有自觉症状，少部分人会出现类似感冒的症状：身体疲乏无力、发热、畏寒等。这时，子宫、乳房还看不出有什么变化，子宫约有鸡蛋那么大。由于大部分孕妈妈不知道自己已经怀孕，所以希望孕妈妈能够密切注意自己的身体状况，一旦发现有怀孕的征兆，就不要随便吃药，不要轻易接受 X 线检查，更不要参加剧烈的体育活动。

本月必吃 8 种食材

提高免疫力助好孕

虾

孕妈妈适当吃些虾可提精力、益体力，还能保护心脏，调节心血管活动，保胎安胎。

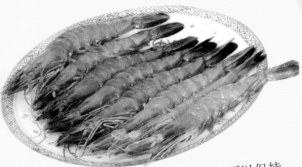

* 虾采用清蒸的烹调方法，可以保持原汁原味，虾肉也会更加鲜嫩。

* 孕妈妈吃过虾后，应隔 2 个小时再吃水果。

* 烹调虾之前，先用泡桂皮的沸水把虾冲烫一下，味道会更鲜美。

西红柿

西红柿酸酸甜甜的口感可增强孕妈妈的食欲，其特有的番茄红素对预防妊娠高血压很有帮助，此外，还能够帮助孕妈妈预防妊娠斑和妊娠纹。

* 没成熟的青西红柿含有毒素，不能吃。

* 熟吃西红柿比生吃更易获得番茄红素，但加热时间最好不超过 30 分钟。

* 不要空腹吃西红柿。

西蓝花

常吃西蓝花能提高肝脏解毒能力，增强机体免疫力，预防感冒和坏血病的发生，还能降低血糖，预防糖尿病的发生。

* 热炒、凉拌、做汤均脆嫩爽口。

* 西蓝花根部中膳食纤维丰富，有利于肠道健康。

* 西蓝花中含少量的致甲状腺肿大的物质，但可以通过食用碘盐和海藻等海味食物中和。

菠菜

菠菜中含有叶酸，孕妈妈适当吃菠菜，能满足人体对叶酸的需要，为孕育健康的胎宝宝打下基础。

＊菠菜含有草酸，食用菠菜前，宜先用开水焯烫，以减少草酸含量。

＊菠菜要选用叶嫩小棵的，且保留菠菜根。

＊低温环境下保存菠菜，可以减少营养成分的流失。

燕麦

燕麦是一种低糖、高营养、高能量的食品，其中丰富的锌和 B 族维生素有利于孕妈妈的肠胃健康。

＊燕麦煮粥食用，缓解便秘效果更强。

＊一次不宜食用太多，否则易造成胃痉挛或是胀气。

＊皮肤过敏、肠道敏感的孕妈妈不适宜吃太多的燕麦，以免引起胀气、胃痛、腹泻。

牛奶

牛奶中富含易吸收的钙，可以让胎宝宝骨骼健壮，丰富的维生素能祛斑除纹，让孕妈妈健康又美丽。

＊不要喝生牛奶，生牛奶要高温加热后再饮用，以防病从口入。

＊牛奶中不宜添加果汁等酸性饮料。

＊不可空腹喝牛奶，喝牛奶前最好吃点东西。

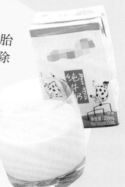

鸡肉

鸡肉营养丰富，有温中益气的功效，孕妈妈常吃还可养心安神、滋阴润肤。同时也适用于贫血孕妈妈的身体调理。

＊鸡肉用药膳炖煮，营养更全面。

＊烹调鲜鸡时不用放过多调味料，味道就已经很鲜美。

＊鸡屁股是淋巴最为集中的地方，也是储存病菌、病毒和致癌物的"仓库"，应弃掉不要。

红枣

红枣具有益心润肺、和脾健胃、补血养颜的功效，是孕期必吃的营养佳品。

＊红枣生食、熟食均可。

＊如果孕妈妈脾胃虚弱，可以通过红枣来调理身体。

＊积食、便秘的孕妈妈不宜吃红枣。

孕 *1* 月饮食宜忌

宜适量补充水分

怀孕后，孕妈妈阴道分泌物增多，给细菌繁殖创造了有利环境。女性尿道口距阴道口很近，容易被细菌感染，如果饮水量不足会使尿量减少，不能及时冲洗尿道，导致泌尿系统感染，重者会损害肾脏。多喝水、多排尿，有助于保持泌尿系统洁净。部分孕妈妈会因便秘导致痔疮和脱肛，过度用力地排便还会增加流产或早产的可能，多饮水能及时补充丢失的体液，是治疗便秘、防止脱肛和减少流产、早产的有效方法。

宜多吃富含叶酸的食物

孕前要补叶酸，孕后 3 个月内还要继续补充。此时所需要的叶酸量每日为 0.6~0.8 毫克，最高不能超过 1 毫克。如果在孕前并没有特别注意补充叶酸，那么此刻孕妈妈必须开始补充叶酸了。一般医生推荐的叶酸增补剂每片含 0.4 毫克叶酸，每天吃 1 片就可以了，同时，孕妈妈也要适当摄入一些富含叶酸的食物，比如绿叶蔬菜、水果、豆类及豆制品、动物肝脏、坚果等。

宜每天一杯牛奶

孕妈妈孕期要补钙，一方面是满足自身需要，一方面是源源不断地为胎宝宝的生长发育输入营养。孕妈妈补钙的最好方法是喝牛奶。每 100 毫升牛奶中约含有 100 毫克钙，不但其中的钙最容易被吸收，而且磷、钾、镁等多种矿物质和氨基酸的比例也十分合理。每天喝 1 杯牛奶（200~400 毫升），就能保证钙等矿物质的摄入。但是不可摄入过量，喝太多身体不容易吸收，反而会造成浪费。

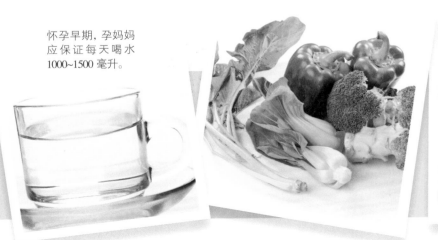

怀孕早期，孕妈妈应保证每天喝水 1000~1500 毫升。

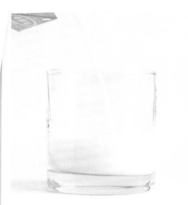

吃自己爱吃的

在不影响营养的情况下，孕妈妈可以选择自己喜欢吃的，且有利于胎宝宝发育的食物。有些孕妈妈信奉"专家说"，如果专家推荐的全是自己平时不爱吃的，那可惨了。其实不必这样，选自己喜欢吃的，只要不是孕期需要忌口的食物就可以。只有胃舒服了，心情才能好。不过，要注意食物品种别太单一，别总是吃那"老几样"就成了。

宜吃嫩玉米安胎

对孕妈妈来说，多吃嫩玉米好处很多，因为嫩玉米粒中丰富的维生素 E 有助于安胎，可用来预防习惯性流产、胎宝宝发育不良等。另外，嫩玉米中所含的维生素 B_1 能增进孕妈妈食欲，促进胎宝宝发育，提高神经系统的功能。嫩玉米中还含有丰富的膳食纤维，能加速致癌物质和其他毒素的排出，孕妈妈便秘时食用，可起到缓解便秘的作用。

宜保质保量吃早餐

早餐的重要性不必多说了，孕妈妈不吃早餐，挨饿的可是两个人，这对胎宝宝的生长发育极其不利，所以孕妈妈一定要吃早餐，而且还要吃好。为了刺激食欲，可以每天早晨喝一杯温开水，血液稀释后，会增加血液的流动性，使肠胃功能活跃起来，同时活跃其他器官功能。

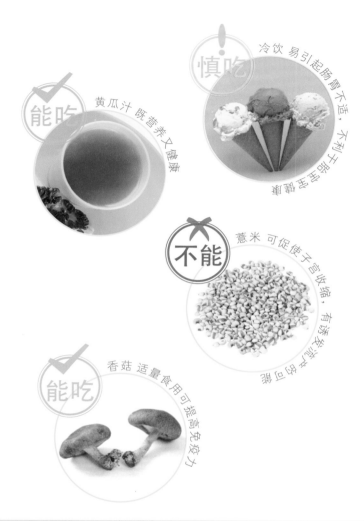

能吃 黄瓜汁 既有营养又健康

慎吃 冷饮 易引起肠胃不适，不利于胎宝宝健康

不能 薏米 可促使子宫收缩，有诱发流产的可能

能吃 香菇 适量食用可提高免疫力

孕1月，吃得多不如吃得好，
不需要孕妈妈大补特补，
饮食营养均衡即可。

不宜过多补充叶酸

孕早期叶酸并非补得越多越好。过量摄入叶酸会导致胎宝宝某些进行性、未知的神经损害的危险增加，也会影响其他维生素和矿物质的吸收。临床显示，孕妈妈对叶酸的日摄入量可耐受上限为 1 毫克，每天摄入 0.6~0.8 毫克的叶酸对预防神经管畸形和其他出生缺陷非常有效。

不宜长期喝纯净水

纯净水的 pH 一般在 7 以下，偏酸，而人体血液的 pH 在 7.35~7.45 之间，呈弱碱性。长期喝纯净水会影响人体的酸碱平衡，机体在调节时就会动用人体储存的矿物质，使身体呈矿物质缺乏状态，不利于孕妈妈和胎宝宝的健康。

不宜吃路边摊

街边的小吃种类繁多，下班后许多年轻夫妻不愿意做饭，往往吃点街边的麻辣烫、铁板烧、烤串就解决了晚餐问题。街边小吃卫生条件差，而且商贩在制作时，为了更方便、快速，往往不会把食物烹制得太熟，如果吃了夹生的肉类，容易感染弓形虫病，而且变质的肉类会引起腹痛、腹泻，不利于孕妈妈的健康。

街边的小吃口味重，往往加有大量的味精、盐和辛辣调料，而且坐在街边吃东西，灰尘、尾气都比较多，不利于健康。

除了叶酸，吃其他保健品没必要

从备孕开始，有些社区就会免费发放叶酸片，怀孕后可继续服用至孕 3 月。但有些孕妈妈还是忧心忡忡，害怕自己缺乏某种营养素，因而买一些维生素片或保健品来吃，这是不可取的，也是完全没有必要的。还有些孕妈妈听说蛋白质可以促进胎宝宝大脑的发育，于是，一怀孕就服用蛋白质粉，但这样会增加肾脏代谢负担，对宝宝也并无益处。

孕妈妈要尽量少吃或者不吃烧烤食物。

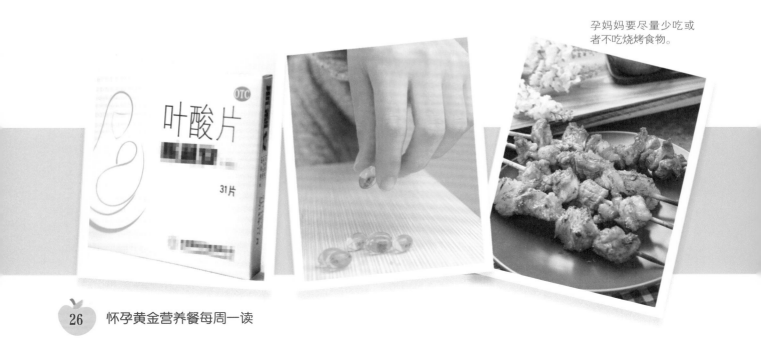

不宜一怀孕就大补

得知怀孕的消息，家人都特别高兴，买来许多补品，如燕窝、海参等来为孕妈妈补充营养。妇产科专家提醒："孕8周之前，正常吃饭就行，不需要特别补充营养。8周之后，可以开始注意补充营养，但只要把握中国优生优育协会推荐的一个原则就行——营养均衡、全面足量。"现在生活条件好了，食品丰富，孕妈妈只要不挑食、不偏食，营养完全够用，没必要额外补充，否则只会导致孕妈妈过度肥胖。

远离高热量的油条、油饼

油条、油饼等油炸食物香气诱人，令人食欲大增。但孕妈妈面对这些食物时，要控制自己，最好少吃或不吃这些食物。因为油条、油饼中添加的明矾会导致铝超标，而且经过炸制的食物难消化、营养价值低。经常吃油条、油饼还会增加热量的摄入。如果不通过增加运动来消耗过剩的热量，日积月累，就会造成体重增加过度。

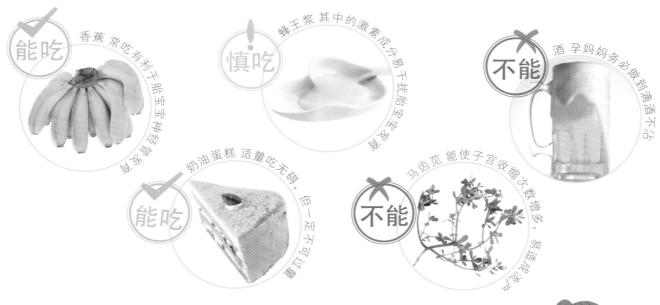

能吃 香蕉 常吃有利于胎宝宝神经系统发育

慎吃 蜂王浆 其中的激素成分易干扰胎宝宝发育

不能 酒 孕妈妈务必做到滴酒不沾

能吃 奶油蛋糕 适量吃无碍，但一定不可过量

不能 马齿苋 能使子宫收缩次数增多，易造成流产

孕妈妈此时不必刻意补充营养，
但是要用健康的生活方式给胎宝宝
最细致入微的关怀。

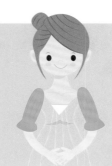

第1周 黄金营养餐

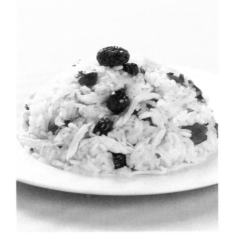

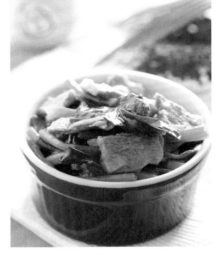

胎宝宝在长：现在，从严格意义上说，胎宝宝连个影儿都没有呢，仍是分别以卵子和精子的形式寄存在妈妈和爸爸的身体内。末次月经结束后，备孕女性体内新的卵子开始发育成熟。

孕妈妈这样补：虽然第1周的精子和卵子还未真正结合，但孕妈妈也一定要注意营养全面、合理搭配。孕妈妈要多吃含叶酸、蛋白质、铁的食物。多吃瘦肉、蛋类、鱼虾、新鲜蔬菜、时令水果。

红枣鸡丝糯米饭

原料：红枣6颗，鸡肉100克，糯米50克。

做法：①鸡肉洗净，切丝，汆烫；糯米洗净，浸泡2小时。②将糯米、鸡丝、红枣放入锅中，加适量清水，隔水蒸熟。

营养功效：红枣能补气血，增进食欲；鸡肉易消化，可增强体力、强壮身体，此饭是体质虚弱的孕妈妈补充营养的好选择。

牛肉炒菠菜

原料：牛肉50克，菠菜200克，盐、白糖各适量。

做法：①将牛肉洗净，切片；菠菜择洗干净，切段。②水烧沸后放入菠菜段焯至八成熟，捞起沥干水。③油锅烧热，将牛肉片用小火翻炒，再加入菠菜段炒匀，放盐和白糖调味。

营养功效：菠菜含有丰富的铁、β-胡萝卜素和叶酸，能增强孕妈妈的免疫力；瘦肉与菠菜搭配有助于改善孕妈妈的缺铁性贫血。

专家建议：

虽然精子和卵子还没有相遇形成受精卵，但孕妈妈的营养不可少，要多吃一些富含叶酸、蛋白质和铁的食物，为打造健壮的卵子做准备。另外要避免吃一些刺激性的食物，如冷饮、酒、咖啡、浓茶等。

黄金搭配

+莲藕
补血养血

+青椒
防止动脉硬化

+红豆
滋阴补肾，补血明目

鸡肉

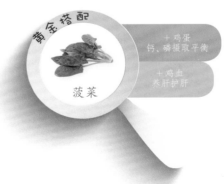

黄金搭配

+鸡蛋
钙、磷摄取平衡

+鸡血
养肝护肝

菠菜

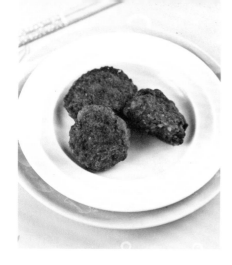
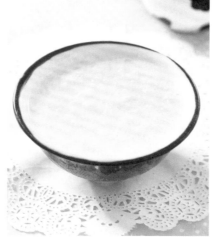
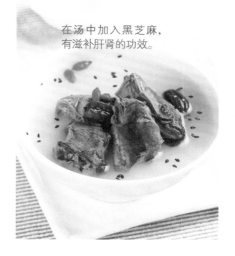

在汤中加入黑芝麻，
有滋补肝肾的功效。

牛肉饼

原料： 牛肉末 250 克，鸡蛋 1 个，葱末、姜末、料酒、盐、香油各适量。

做法： ①牛肉末中加入葱末、姜末、料酒、油、盐、香油，搅拌均匀，打入鸡蛋搅匀。②将肉馅摊平呈饼状，用少许油煎熟，或上屉蒸熟，也可以用微波炉大火加热 5~10 分钟至熟。

营养功效： 牛肉的蛋白质含量较高，孕妈妈常吃牛肉可以促进胎宝宝的生长发育。

鲜奶粥

原料： 大米 50 克，鲜牛奶 250 毫升。

做法： ①将大米淘洗干净，放入锅中，加入适量清水，大火煮沸，转小火煮 30 分钟。②加入鲜牛奶，稍煮即可。

营养功效： 此粥味道香甜可口，有补虚损、益肺胃、生津润肠的功效。

乌鸡滋补汤

原料： 乌鸡 1 只，山药 250 克，枸杞子 10 克，红枣 6 颗，料酒、姜片、黑芝麻、盐各适量。

做法： ①将乌鸡洗净，去内脏；山药洗净，去皮，切片；红枣洗净。②将乌鸡放入锅中，加适量水，大火煮沸，撇去浮沫。③加入山药片、枸杞子、红枣、料酒和姜片，转小火炖至鸡肉烂熟，撒上黑芝麻，加盐调味即可。

营养功效： 孕妈妈要调养身体，使体内气血充盈，食用乌鸡是最好的选择。

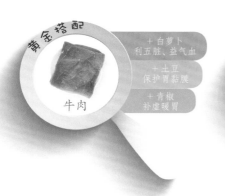

黄金搭配

+ 白萝卜
利五脏、益气血

+ 土豆
保护胃黏膜

+ 青椒
补虚暖胃

牛肉

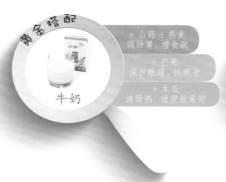

黄金搭配

+ 山药 + 燕麦
调肠胃、增食欲

+ 芒果
保护眼睛、抗衰老

+ 木瓜
清肠热、通便效果好

牛奶

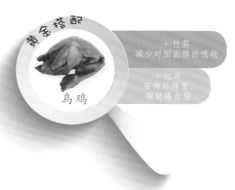

黄金搭配

+ 竹荪
减少对胆固醇的吸收

+ 红枣
安神补脾胃，辅助降血脂

乌鸡

第2周 黄金营养餐

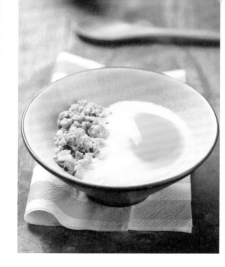

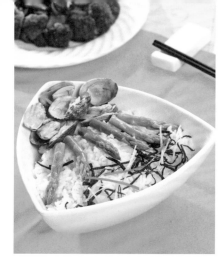

胎宝宝在长： 成熟的卵子从卵泡中排出，而有一个最棒的精子也从上亿个精子中奋力拼出，与卵子结合，形成受精卵，新生命宣告诞生。

孕妈妈这样补： 卵子发育成熟，孕妈妈在饮食上要保证蛋白质、碘、铁等营养素的充足供给，多吃一些水果，如香蕉、草莓、橙子和橘子。每天1根香蕉或1个橙子、橘子，或100克草莓就够了。

专家建议：

孕妈妈如果出现情绪低落、容易疲劳、失眠多梦、消化不良、身体瘦弱、免疫力低下等状况，就要引起注意了，这往往是身体缺乏蛋白质的表现。

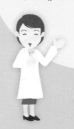

蛋肉糕

原料： 猪肉末100克，鸡蛋1个，盐、酱油、香油、淀粉、葱末各适量。

做法： ①在三分肥七分瘦的猪肉末中加入剁得碎碎的葱末，再倒入适量酱油和香油，调入淀粉和盐，再倒入适量清水搅拌均匀。②把搅好的肉馅用小勺在碗里（或者用模具固定）按平。③在上面打上一个生鸡蛋；把蛋肉糕的雏形放到已经上汽的蒸锅里，大火蒸15分钟。

营养功效： 鸡蛋和猪肉相结合，能够给孕妈妈提供丰富的蛋白质。

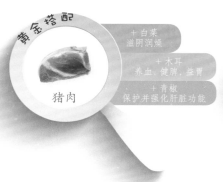

黄金搭配

+ 白菜
滋阴润燥

+ 木耳
养血、健脾、益胃

+ 青椒
保护并强化肝脏功能

猪肉

芦笋蛤蜊饭

原料： 芦笋50克，蛤蜊80克，大米100克，海苔丝、姜丝、白糖、醋、香油、盐各适量。

做法： ①芦笋洗净，切段；蛤蜊泡水，吐净泥沙后煮熟。②大米淘洗干净，放入电饭煲中，加适量水蒸熟。③将海苔丝、姜丝、白糖、醋、盐搅拌均匀，倒入电饭煲中；把芦笋段铺在上面，一起蒸熟。④将蒸熟的米饭盛出，放入蛤蜊，加香油拌匀即可。

营养功效： 芦笋含有丰富的叶酸，是补充叶酸的佳品。

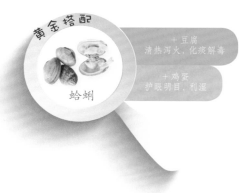

黄金搭配

+ 豆腐
清热泻火，化痰解毒

+ 鸡蛋
护眼明目，利湿

蛤蜊

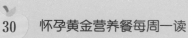

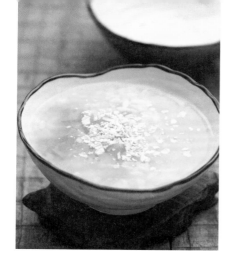
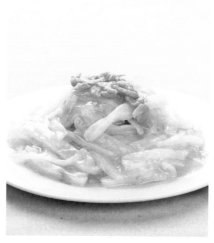
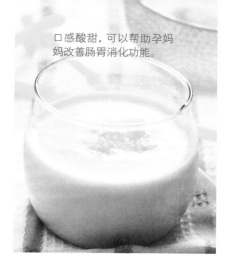

口感酸甜，可以帮助孕妈妈改善肠胃消化功能。

燕麦南瓜粥

原料：燕麦 30 克，大米 50 克，南瓜 100 克，盐适量。

做法：①南瓜洗净削皮，切成小块；大米洗净，用清水浸泡半小时。②将大米放入锅中，加水适量，大火煮沸后换小火煮 20 分钟；然后放入南瓜块，小火煮 10 分钟；再加入燕麦，继续用小火煮 10 分钟，熄火后，加入盐调味即可。

营养功效：燕麦中含有一种燕麦精，具有谷类的特有香味，能刺激食欲，特别适合妊娠呕吐时期食用。

海米白菜

原料：白菜 200 克（只取白菜帮），海米 10 克，盐、水淀粉各适量。

做法：①将白菜帮洗净，切成长条，下入开水锅中烫一下，捞出沥水备用；海米泡开，洗净沥干。②锅中放油烧热，放海米炒香，再放白菜帮快速翻炒至熟，加盐调味，用水淀粉勾芡即可。

营养功效：海米中富含锌，可提高精子和卵子质量，还能调节女性内分泌，增加受孕机会。

橙汁酸奶

原料：橙子 1 个，酸奶 200 毫升，蜂蜜适量。

做法：将橙子去皮，榨成汁，与酸奶、蜂蜜搅拌均匀即可。

营养功效：这道饮品酸甜可口，有很好的健脾开胃的效果，为孕妈妈补充营养的同时，让她的心情也好起来。

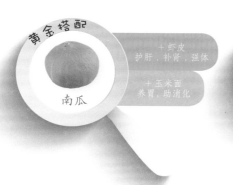

黄金搭配

南瓜

+ 虾皮
护肝，补肾，强体

+ 玉米面
养胃，助消化

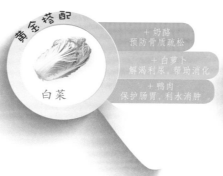

黄金搭配

白菜

+ 奶酪
预防骨质疏松

+ 白萝卜
解渴利尿，帮助消化

+ 鸭肉
保护肠胃，利水消肿

黄金搭配

橙子

+ 猪排
补充能量，强体力

+ 猕猴桃
有益于骨胶原的合成

+ 梨
止咳润肺，夏季必备

第**3**周
黄金营养餐

胎宝宝在长: 受精卵形成后一边分裂增殖,一边经输卵管移至子宫,准备着床,新生命开始在孕妈妈的体内孕育。

孕妈妈这样补: 孕妈妈此时应该多吃富含优质蛋白质的食物,并多吃新鲜水果,尤其要保证维生素C的摄入,以提高孕妈妈的抵抗力,同时还要继续坚持补充叶酸。

专家建议:

补充多种维生素有助于孕妈妈预防多种疾病。孕妈妈多食用一些水果,如橙子、猕猴桃等,补充维生素C,可以提高身体抵抗力,减少患病的可能,为幼嫩的胚胎提供良好的生长发育环境。

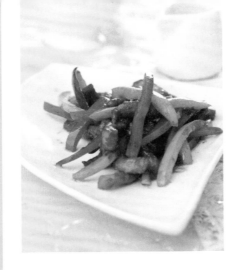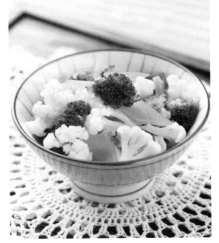

甜椒炒牛肉

原料: 牛里脊肉100克,红、黄甜椒各200克,料酒、淀粉、盐、蛋清、姜丝、酱油、高汤、甜面酱各适量。

做法: ①牛里脊肉洗净、切丝,加盐、蛋清、料酒、淀粉拌匀;甜椒切丝;将酱油、高汤、淀粉调成芡汁。②甜椒丝炒至断生,备用。牛肉丝炒散,放入甜面酱,加甜椒丝、姜丝炒香,勾芡,翻炒均匀即可。

营养功效: 牛肉具有补脾和胃、益气补血的功效,对强健孕妈妈和胎宝宝的身体十分有益。

什锦西蓝花

原料: 西蓝花、菜花各100克,胡萝卜半根,盐、白糖、醋、香油各适量。

做法: ①西蓝花和菜花切成小朵,胡萝卜去皮、切片。②将全部蔬菜放入锅中焯熟透,盛盘;加盐、白糖、醋、香油拌匀即可。

营养功效: 此菜富含维生素、铁、钙、叶酸等,可保证胎宝宝的健康。

黄金搭配

甜椒

+西蓝花
改善皮肤干燥与粗糙

+鸡肉
消食健胃

+鱿鱼
降糖,养血

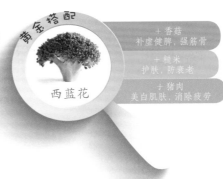

黄金搭配

西蓝花

+香菇
补虚健脾,强筋骨

+糙米
护肤、防衰老

+猪肉
美白肌肤,消除疲劳

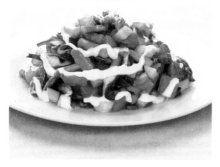
补充维生素，增强身体抵抗力。

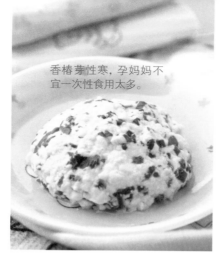
香椿芽性寒，孕妈妈不宜一次性食用太多。

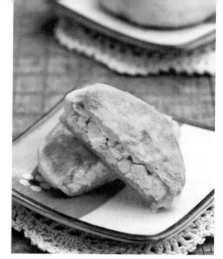

什锦沙拉

原料：黄瓜半根，西红柿1个，芦笋2根，紫甘蓝2片，沙拉酱、番茄酱、盐各适量。

做法：①将黄瓜、西红柿、芦笋、紫甘蓝分别洗净，并用凉开水加盐浸泡15分钟待用。②芦笋在开水中略微焯烫，捞出后浸入凉开水中。③将黄瓜、西红柿、芦笋、紫甘蓝码盘，加番茄酱和沙拉酱，拌匀即可。

营养功效：什锦菜含丰富的叶酸和维生素，凉拌可以最大限度保护叶酸免遭破坏，清爽可口又有营养。

香椿芽拌豆腐

原料：香椿芽200克，嫩豆腐100克，盐、香油各适量。

做法：①香椿芽洗净用开水烫一下切成细末。②豆腐切丁，用沸水焯熟，碾碎，再加入香椿芽末、盐、香油，拌匀即成。

营养功效：香椿含有丰富的维生素C，有助于增强孕妈妈机体免疫功能。

豆腐馅饼

原料：豆腐150克，面粉200克，白菜300克，姜末、葱末、盐各适量。

做法：①豆腐抓碎；白菜切碎，挤出水分；豆腐、白菜加入姜末、葱末、盐调成馅。②面粉加水调成面团，分成10等份，每份擀成汤碗大的面皮。③菜分成5份，2张面皮中间放1份馅；再用汤碗一扣，去掉边沿，捏紧即成一个豆腐馅饼。④将平底锅烧热，下适量油，将馅饼煎成两面金黄即可。

营养功效：豆腐含丰富的植物蛋白，能有效为胎宝宝生长发育提供营养。

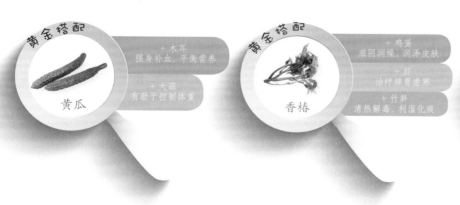

黄金搭配

黄瓜
+木耳 强身补血，平衡营养
+大蒜 有助于控制体重

香椿
+鸡蛋 滋阴润燥，润泽皮肤
+虾 治疗脾胃虚寒
+竹笋 清热解毒，利湿化痰

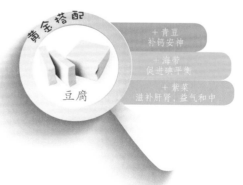

黄金搭配

豆腐
+青豆 补钙安神
+海带 促进碘平衡
+紫菜 滋补肝肾，益气和中

第4周
黄金营养餐

胎宝宝在长: 受精卵在输卵管中行进4天后到达子宫腔,然后在子宫腔内停留3天左右,等子宫内膜准备好了,便在那里找个合适的地方埋进去,这就叫做"着床"。此时的胎宝宝还只是一个小小的胚胎。

孕妈妈这样补: 进入第4周,孕妈妈虽然还没有明显的感觉,但胎宝宝已经在悄然孕育着了。孕妈妈应该及时通过食物补充卵磷脂、维生素和蛋白质,以及继续补充叶酸,为胎宝宝的大脑和神经系统发育打下坚实的营养基础。

专家建议:

孕妈妈的饮食不仅要追求色、香、味、形,更要重视营养均衡,也就是使每天膳食所供给的营养比例恰当。从现在开始要少吃多餐,细嚼慢咽,每一口食物的量要尽量少,并充分咀嚼。

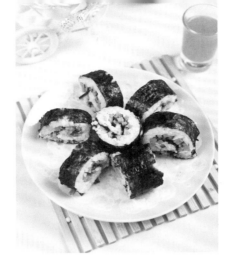

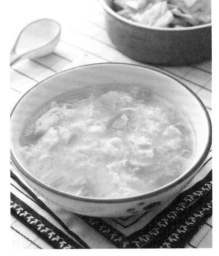

紫菜包饭

原料: 糯米200克,鸡蛋1个,紫菜1张,火腿、黄瓜、沙拉酱、寿司醋各适量。

做法: ①黄瓜洗净、切条,加寿司醋腌制3分钟。②糯米洗净,上锅蒸熟后,倒入适量寿司醋,拌匀晾凉。③鸡蛋打散;火腿切条。④锅中放油,将鸡蛋摊成饼,切丝。⑤糯米饭平铺于紫菜上,摆上黄瓜条、火腿条、鸡蛋丝、沙拉酱,卷起,切成1厘米厚片即可。

营养功效: 紫菜营养全面,能帮助孕妈妈和胎宝宝补充多种营养素。

西红柿面疙瘩

原料: 西红柿1个,鸡蛋1个,面粉1/3碗,酱油、盐各适量。

做法: ①面粉中边加水,边用筷子搅拌成颗粒状,静置10分钟;鸡蛋打入碗中,搅匀;西红柿洗净,切小块。②油锅烧热,将西红柿块倒入,炒出汤汁,倒适量酱油,加2碗水煮开。③再将面疙瘩倒入西红柿汤中煮3分钟后,淋入蛋液,最后用盐调味。

营养功效: 西红柿含有丰富的维生素和叶酸,鸡蛋中蛋白质、钙的含量十分丰富,能为胎宝宝的生长提供动力。

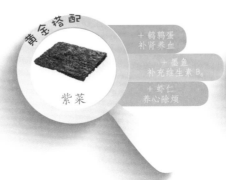

黄金搭配

紫菜

+鹌鹑蛋
补肾养血

+墨鱼
补充维生素B₁₂

+虾仁
养心除烦

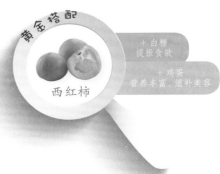

黄金搭配

西红柿

+白糖
提振食欲

+鸡蛋
营养丰富,滋补美容

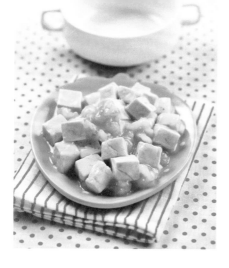
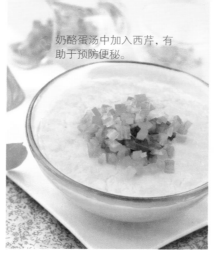

奶酪蛋汤中加入西芹,有助于预防便秘。

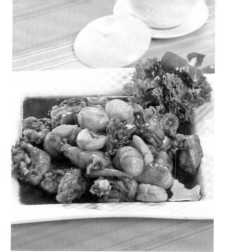

虾仁豆腐

原料：豆腐 300 克,虾仁 10 只,鸡蛋(取蛋清)1 个、葱末、姜末、盐、水淀粉、香油各适量。

做法：①豆腐切丁,焯烫后捞出沥干;虾仁洗净,加入盐、水淀粉、蛋清上浆。②葱末、姜末、水淀粉和香油放入小碗中,调成芡汁。③油锅烧热,放入虾仁炒熟,再放入豆腐丁同炒,出锅前倒入芡汁,翻炒均匀即可。

营养功效：此菜富含蛋白质以及钙、磷等矿物质,是孕妈妈补充蛋白质和钙的营养美食。

奶酪蛋汤

原料：奶酪 20 克,鸡蛋 1 个,西芹、胡萝卜各 100 克,高汤、面粉、盐各适量。

做法：①将西芹和胡萝卜切成末,备用;奶酪与鸡蛋一起打散,加适量面粉。②锅内放适量高汤烧开,加盐调味,然后淋入调好的蛋液。③锅烧开后,撒上西芹末、胡萝卜末作点缀;稍煮片刻即可。

营养功效：奶酪的营养价值非常丰富,口味和酸奶类似,食用奶酪蛋汤可以为孕妈妈补充钙质和多种维生素。

板栗烧仔鸡

原料：板栗 200 克,仔鸡 1 只,高汤、酱油、盐、料酒、糖、蒜瓣各适量。

做法：①板栗用刀开一小口,放入锅中加适量清水,大火煮 10 分钟,捞出来剥去外壳。②仔鸡洗净,切块,放酱油、糖、盐、料酒腌制 10 分钟。③将板栗、仔鸡放入锅中,加入高汤,调入酱油、料酒、糖,焖烧至板栗熟烂,再调至大火,加入蒜瓣,焖 5 分钟即可。

营养功效：板栗素有"干果之王"的美称,具有补脾健胃、补肾强筋、活血止血等功效。

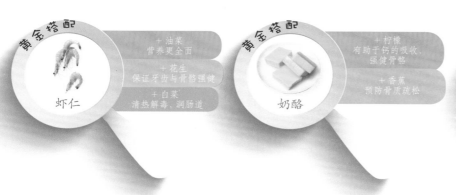

黄金搭配

虾仁
+油菜
营养更全面
+花生
保证牙齿与骨骼强健
+白菜
清热解毒、润肠道

黄金搭配

奶酪
+柠檬
有助于钙的吸收、强健骨骼
+香蕉
预防骨质疏松

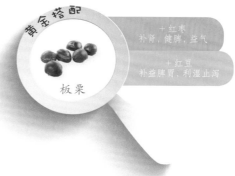

黄金搭配

板栗
+红枣
补肾、健脾、益气
+红豆
补益脾胃、利湿止泻

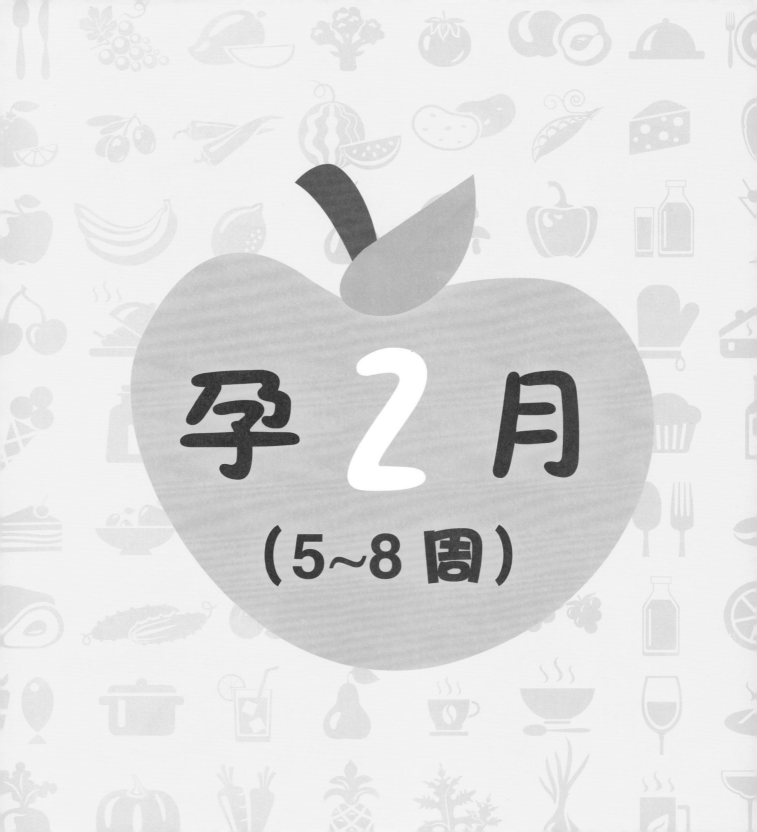

孕 2 月

（5~8 周）

胎宝宝：
只有苹果子那么大

在孕妈妈肚子中的胎宝宝，现在还只是一个小胚胎，大约长 4 毫米，重量不到 1 克，就像苹果子那么大，小小的模样看起来和小海马一样。胎宝宝一植入子宫，就开始分泌化学物质，正式通知孕妈妈：我来了，请告诉你的免疫系统不要把我当作异物，请让子宫和乳房为我做好准备。因此，孕妈妈要重视作息和饮食哦！

孕妈妈：
嗜睡、呕吐、头晕

嗜睡、呕吐、头晕、乏力、食欲缺乏，这些都是胎宝宝到来的信号。如果没有留意，孕妈妈可能怎么也想不到这是胎宝宝和妈妈独特的打招呼方式呢！多数孕妈妈都会经历孕早期的呕吐，且可能发生在一天中的任何一个时刻，不单单是晨吐。这些都是由于人绒毛膜促性腺激素（HCG）升高、黄体酮增加，从而引起胃肠蠕动减少造成的。

本月必吃 *7* 种食材

止呕又安胎

柠檬

柠檬既能开胃醒脾，又能补充维生素 C、预防妊娠斑，而且对孕吐能起到很好的缓解作用。

* 切忌空腹食用柠檬和柠檬饮品等。

* 做鱼或肉类的菜肴时，加点柠檬汁，能使肉质更细嫩，还能去除鱼腥和油腻。

* 鲜柠檬切片泡水喝或榨汁后稀释饮用，可保留其中原始的营养成分。

莲藕

莲藕味道鲜美，口感甜脆，孕妈妈胃口不佳时吃些，能增进食欲，促消化。

* 莲藕性凉，不适合生吃，所以最好炖食、炒食，焯水后凉拌营养价值也很高。

* 煮藕时忌用铁器，以免引起食物发黑。

* 莲藕与猪排或鸡肉同炖，有清心安神、开胃助消化的作用。

香菇

香菇是最有益于肠胃的食物之一，孕期多吃香菇，可以让孕妈妈远离便秘困扰。

* 新鲜香菇适合与绿叶蔬菜搭配吃，色香味俱佳。

* 香菇煲汤最适合孕妈妈，不但益于肠胃，还有利于营养物质的消化吸收。

* 泡发香菇的水不要倒掉，其中含有很多营养物质。

芒果

芒果果肉多汁，可以解渴生津，而且芒果还有止吐的作用，对晕车、晕船、呕吐者，可以减轻其症状，同样也可以改善孕早期的孕吐症状。

* 芒果去皮，直接吃果肉，可充分摄取其中富含的维生素 C 和 β - 胡萝卜素。

* 虽然芒果的营养价值很高，但不宜进食过量，否则会引起上火。

* 芒果含有的刺激性物质比较多，对芒果过敏的孕妈妈不宜吃。

大米

大米中的碳水化合物利于消化吸收，孕妈妈胃口不好时，可喝些米粥，能起到滋润肠胃的作用。

* 煮大米粥时不要加碱，否则会使粥中的维生素 B_1 大量损失。

* 大米不宜淘洗次数过多，以免营养物质的流失。

* 大米煮食或蒸食，可最大限度地保留其中的营养成分。

购买银耳时，宜挑选白中略带黄色的。

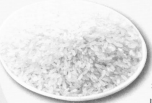

银耳

银耳有安神的效果，孕期睡眠不好的孕妈妈可适当吃些银耳。孕妈妈睡眠好，胎宝宝才能长得壮。

* 银耳炖汤，滋阴润肺效果最强，尤其与雪梨炖汤喝，是干燥秋季最适合孕妈妈的饮品。

* 银耳宜用开水泡发，泡发后应去掉未发开的部分。

* 银耳与菠菜炖汤或做凉拌菜，有清肺热、益脾胃、滋阴润燥、补气利水的作用。

* 做熟的银耳最好一次吃完，不要吃隔夜的。

紫菜

食用紫菜可保护甲状腺，还能抗辐射、抗氧化，预防妊娠高血压的发生。

* 食用紫菜前用清水泡发，并换一两次水，然后再拿来做汤。

* 紫菜性寒凉，因此胃肠消化功能不好或脾胃虚寒的孕妈妈不宜食用。

* 紫菜与紫甘蓝搭配烹调，可使二者的营养得到更好的发挥。

孕 2 月饮食宜忌

宜喝清淡的肉汤

　　有的孕妈妈为加强营养，就进食大量油腻的肉汤，不仅摄入了大量的脂肪，而且营养物质不见得被充分吸收，反而使体重增长过快，增加了罹患高血压、妊娠糖尿病等并发症的风险。建议孕妈妈煲汤时选用鸭、鱼、牛肉等脂肪含量低又易消化的肉类，同时加入一些蔬菜也可有效减少油腻，利于营养物质的吸收。

宜吃鱼，宝宝更聪明

　　孕妈妈多吃鱼，有益于胎宝宝机体和大脑的健康发育。淡水鱼里常见的鲈鱼、鲫鱼、草鱼、鲢鱼、黑鱼，深海鱼里的三文鱼、鳕鱼、鳗鱼等，都是不错的选择。孕妈妈尽量吃不同种类的鱼，不要只吃一种鱼。

宜吃简单又营养的早餐

　　孕早期的妊娠反应让很多孕妈妈没有胃口，不喜欢吃早餐，或者吃一些口味很重的早餐。其实，早晨身体对热量的需求是有限的，孕妈妈不必摄入过高的热量，但补充水分很关键，最好喝一杯牛奶，吃一点清淡的粥、面等主食，一个鸡蛋、几片面包、适量的蔬菜水果就可以，简单又营养。

吃鱼宜清蒸或炖汤

　　鱼类食品脂肪低、胆固醇低，含有大量的优质蛋白质。孕妈妈常吃鱼对母子大有裨益。孕妈妈每周应至少吃一次鱼类，而且要注意烹调方式。保留营养的最佳方式就是清蒸。用新鲜的鱼炖汤，也是保留营养的好方法，并且特别易于消化。

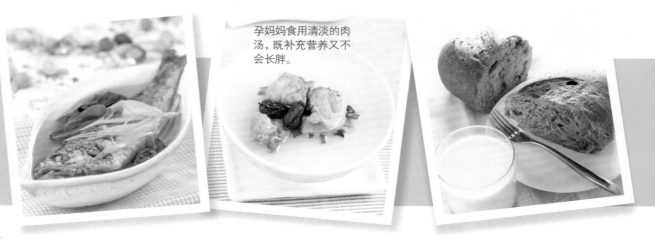

孕妈妈食用清淡的肉汤，既补充营养又不会长胖。

宜多吃开胃清淡食物

　　孕早期是妊娠反应较严重的时期，孕妈妈可以多吃些开胃的清淡食物，有助于减轻孕吐反应。为了减轻妊娠反应带来的恶心、厌食等不适，可以通过变化烹饪方法和食物种类，采取少食多餐的形式，来保证自己的营养需求。

宜随时补充水分

　　早孕反应严重的孕妈妈尤其要补充水分，因为剧烈的呕吐容易引起体内的水电解质代谢失衡，所以，要注意补充水分，还应多吃新鲜水果和蔬菜。饮食不可过咸，应多食用清淡可口、易消化的米粥、汤类。

宜多吃天然食物，避免垃圾食品

　　新鲜的蔬菜和水果、天然的五谷杂粮会让孕妈妈既健康又能获得充足的营养，而垃圾食品除了填饱肚子之外，只会给肠胃增加更多的负担。所以，为了胎宝宝，也为了自己，孕妈妈最好管住自己的嘴，告别垃圾食品。

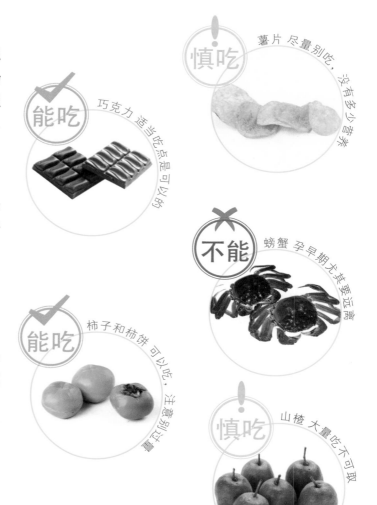

能吃　巧克力 适当吃点是可以的

慎吃　薯片 尽量别吃，没有多少营养

不能　螃蟹 孕早期尤其要远离

能吃　柿子和柿饼 可以吃，注意别过量

慎吃　山楂 大量吃不可取

孕早期，孕妈妈的早餐里最好有全麦制品，包括麦片粥、全麦面包等，可以有效防止孕吐。

不宜过饥

孕早期，孕妈妈可能会经常感到饥饿，还会有胃部烧灼的难受感。为了避免这种情况，孕妈妈可以准备一些零食，如蛋糕、面包、坚果等，饿的时候食用。

不宜大量食用动物肝脏

动物肝脏中除含有丰富的铁外，还含有丰富的维生素 A，孕妈妈适当食用对自身身体健康和胎宝宝发育有好处，但是，并不是多多益善。孕妈妈过量食用动物肝脏，可能会导致维生素 A 摄入过多，从而引起胎宝宝发育异常。另外，动物肝脏还是动物体内最大的解毒器官和毒物周转站，如果长期过多食用，某些有毒物质会对孕妈妈和胎宝宝产生不利影响。

不宜过量吃菠菜

菠菜含有丰富的叶酸，名列蔬菜之榜首，而叶酸的最大功能是保护胎宝宝免受脊柱裂、脑积水、无脑等神经系统畸形之害。菠菜富含的 B 族维生素，还可防止孕妈妈罹患盆腔感染、精神抑郁、失眠等常见的孕期并发症。但菠菜含草酸也多，草酸可干扰人体对钙、锌等矿物质的吸收，会对孕妈妈和胎宝宝的健康带来损害。所以孕妈妈不宜过量吃菠菜，或者在食用菠菜前将其放入开水中焯一下，使大部分草酸溶入水中之后再食用。

不宜强迫自己进食

孕妈妈尽量避免可能觉得恶心的食物或气味。如果觉得好像吃什么都会恶心，那就吃些能提起胃口的东西，哪怕这些食物不能达到营养均衡也不要紧。

不管什么东西，多少吃进去一点，但是不要想着为胎宝宝补充营养而强迫自己进食，这样只会适得其反。

孕妈妈胃口不佳，也不必过于担心，这是很多孕妈妈在孕早期会遇到的情况，可以吃些橙子、苹果等酸甜口味的水果，或者用酸奶做个水果沙拉，既能提升食欲，又能补充丰富的维生素。

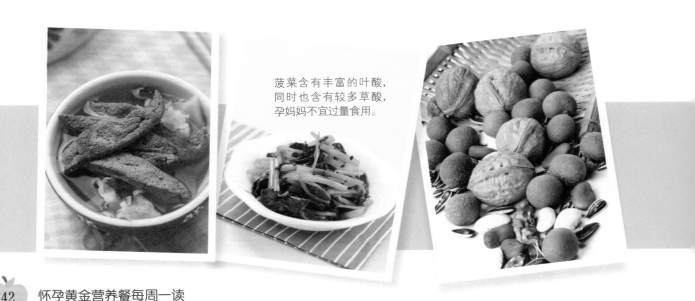

菠菜含有丰富的叶酸，同时也含有较多草酸，孕妈妈不宜过量食用。

晚餐不宜吃得过多

孕妈妈晚饭吃得过于丰盛和过饱，不仅会造成营养摄取过多，还会增加肠胃负担，特别是晚饭后不久就睡觉，更不利于食物的消化。所以，晚上孕妈妈不必吃得太丰盛，最好以稀软和清淡的食物为宜，也不要吃得太饱，这样才有利于消化和提高睡眠质量，为胎宝宝的正常发育提供条件。

不宜全吃素食

孕妈妈这个月的妊娠反应比较大，会出现厌食的情况，不喜欢荤腥油腻，只能全吃素食，这种做法可以理解，但是孕期长期吃素会对胎宝宝造成不利影响。母体摄入营养不足，势必造成胎宝宝的营养不良，胎宝宝如果缺乏营养，如蛋白质、不饱和脂肪酸等，会造成脑组织发育不良，出生后智力低下。素食一般含维生素较多，但是普遍缺乏一种叫牛磺酸的营养成分。人类需要从外界摄取一定量的牛磺酸，以维持正常的生理功能。牛磺酸对儿童的视力有重要作用。如果缺乏牛磺酸，会对胎宝宝的视网膜造成影响。肉类、鱼类、贝类都是含牛磺酸丰富的食物。

不宜长期服用温热补品

怀孕期间，孕妈妈由于血液量明显增加，心脏负担加重，子宫颈、阴道壁和输卵管等部位的血管也处于扩张、充血状态，容易导致水钠潴留而产生水肿等病症。在这种情况下，如果孕妈妈经常服用温热性的补药、补品，如人参、鹿茸、鹿胎胶、鹿角胶、阿胶等，势必导致阴虚阳亢，会加剧孕吐、水肿、高血压、便秘等症状，甚至会发生流产等。因此，孕妈妈不宜长期服用或随便服用温热补品。

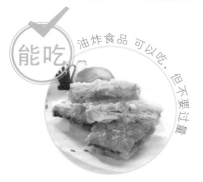

能吃　油炸食品 可以吃，但不要过量

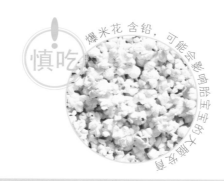

慎吃　爆米花 含铅，可能会影响胎宝宝的大脑发育

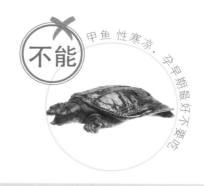

不能　甲鱼 性寒凉，孕早期最好不要吃

孕吐等早孕反应让孕妈妈觉得吃什么都不香，甚至吃了就吐，这时可根据口味选择食物。

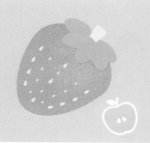

第5周
黄金营养餐

胎宝宝在长： 此时的胎宝宝眼睛、耳朵、鼻子、嘴巴的位置已经有了小窝窝，躯体里伸出了像小芽般的手臂和双腿，还有小手。中枢神经系统开始发育，呼吸管也开始出现，心脏已经分出了左右心房。

孕妈妈这样补： 妊娠早期，孕妈妈易发生食欲缺乏、轻度恶心和呕吐，这时可以多吃粗粮等含糖较多的食物，也要多吃鱼，因为鱼营养丰富，滋味鲜美，易于消化。

专家建议：

饱受孕吐折磨的孕妈妈，为了不影响对营养素的摄取，孕妈妈可以通过适量运动、多呼吸新鲜空气、食物花样翻新、能吃就吃、少量多餐等多种方式来提高食欲。

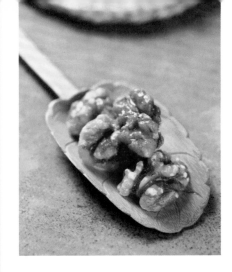

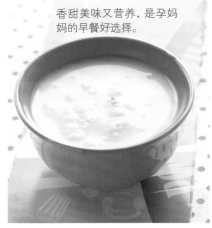

香甜美味又营养，是孕妈妈的早餐好选择。

琥珀核桃

原料： 核桃4颗，冰糖、蜂蜜各适量。

做法： ①把冰糖放入水中煮溶，糖水有点黏稠的时候关火。②把蜂蜜放入糖水中，搅拌均匀。③核桃洗净，风干放入糖水中。④将糖水核桃放入烤箱，温度调到160~170℃，烘烤10分钟左右即可。

营养功效： 本周胎宝宝神经系统开始分化，核桃中的不饱和脂肪酸和多种矿物质能滋养脑细胞，帮助脑细胞增殖。

奶香麦片粥

原料： 麦片50克，鲜牛奶1袋（250毫升）。

做法： ①麦片放入碗中，加入开水冲泡5分钟。②加入适量鲜牛奶，稍加搅拌即可食用。

营养功效： 牛奶和麦片富含蛋白质、钙、铁、碳水化合物等多种营养素，不仅有助于此时胎宝宝骨骼钙化的需要，还能促进中枢神经系统的发育。

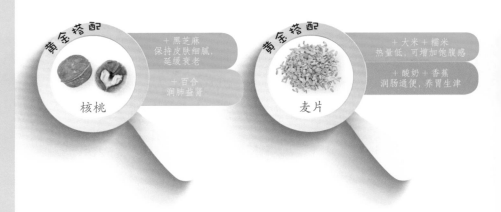

黄金搭配

+黑芝麻
保持皮肤细腻，延缓衰老

+百合
润肺益肾

核桃

黄金搭配

+大米＋糯米
热量低，可增加饱腹感

+酸奶＋香蕉
润肠通便，养胃生津

麦片

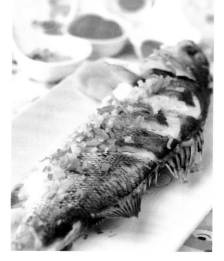 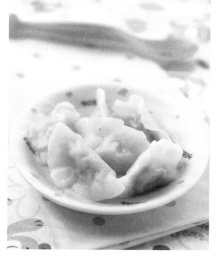 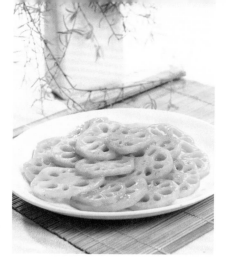

清蒸鲈鱼

原料： 鲈鱼 1 条，姜末、葱末、盐、料酒各适量。

做法： ①将鲈鱼去鳞、鳃、内脏，洗净，两面划几刀，抹匀盐和料酒后放盘中腌 5 分钟。②将葱末、姜末铺在鲈鱼身上，上蒸锅蒸 15 分钟即可。

营养功效： 鲈鱼肉质白嫩，常食可滋补健身，提高孕妈妈免疫力，是增加营养又不会长胖的美食。

蔬菜虾肉饺

原料： 饺子皮 15 张，猪肉 150 克，香菇 3 朵，虾 5 只，玉米粒 50 克，胡萝卜、盐、五香粉各适量。

做法： ①胡萝卜切小丁；香菇洗净泡发后，切小丁；虾去壳切丁。②将猪肉和胡萝卜一起剁碎，放入香菇丁、虾丁、玉米粒，搅拌均匀；再加入盐、五香粉、泡香菇水制成肉馅。③饺子皮包上肉馅，煮熟即可。

营养功效： 这道主食中含有 B 族维生素，可为胚胎的发育提供充足的营养。

糖醋莲藕

原料： 莲藕 200 克，料酒、盐、白糖、醋、香油、花椒各适量。

做法： ①莲藕去节、削皮，切成薄片，用清水漂洗干净。②炒锅置火上，放入油，烧热，投入花椒，炸香后捞出，倒入藕片翻炒，加入料酒、盐、白糖、醋、翻炒，将熟时淋入香油即成。

营养功效： 莲藕是传统止血药物，有止血、止泻功效，有利于保胎，防止流产。

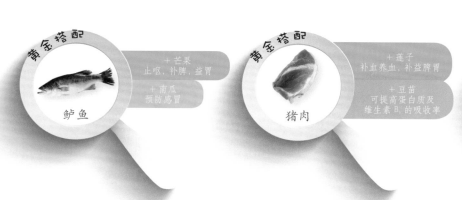

黄金搭配

鲈鱼

+ 芒果
止呕，补脾，益胃

+ 南瓜
预防感冒

黄金搭配

猪肉

+ 莲子
补血养血，补益脾胃

+ 豆苗
可提高蛋白质及维生素 B₁ 的吸收率

黄金搭配

莲藕

+ 冰糖
香甜可口，健脾开胃

+ 绿豆
健脾开胃，清热养血

+ 生姜
可治疗夏季胃肠时令病

第6周
黄金营养餐

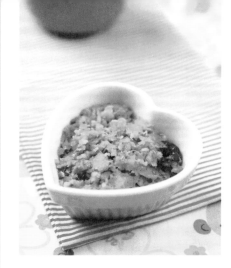

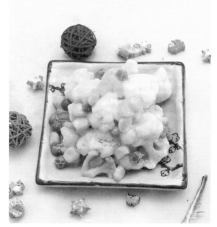

胎宝宝在长： 到了第6周末，胎宝宝的各种器官均已出现，只是结构还不完善。心脏也已经开始有规律地跳动。包括初级的肾和心脏等主要器官都已形成，神经管开始连接大脑和脊髓。

孕妈妈这样补： 在胎宝宝中枢神经系统生长发育的关键时期，孕妈妈补充叶酸、DHA和各种维生素，能让宝宝更健康。孕妈妈要多吃新鲜绿色蔬菜、水果、动物内脏、豆类以及坚果。

炒红薯泥

原料： 红薯1个，熟核桃仁2个，熟花生3颗，熟瓜子、玫瑰汁、芝麻、蜂蜜、蜜枣丁、红糖水各适量。

做法： ①红薯去皮后上锅蒸熟，然后制成碎泥；核桃仁、花生压碎。②锅中放适量油，烧热后将红薯泥倒入翻炒；倒入红糖水继续翻炒。③再将玫瑰汁、芝麻、蜂蜜、花生碎、核桃仁碎、熟瓜子、蜜枣丁放入，继续翻炒均匀即可。

营养功效： 红薯中富含多种维生素，核桃仁、花生、瓜子中DHA含量较高，有利于胎宝宝大脑发育和虹膜形成。

奶香菜花

原料： 菜花300克，鲜牛奶半袋（125毫升），胡萝卜1/4根，玉米粒、青豆各50克，盐、水淀粉、黄油各适量。

做法： ①菜花掰小朵，洗净；胡萝卜洗净、切丁；菜花和胡萝卜煮至六成熟，捞出。②锅烧热，放小块黄油化开，倒入菜花翻炒，加入胡萝卜丁和玉米粒。③加适量水，烧开加盐调味；最后加牛奶、青豆翻炒几下，用水淀粉勾芡即可。

营养功效： 此菜富含抗氧化物质、叶酸和膳食纤维，适合孕妈妈食用。

专家建议：

有些孕妈妈可能会出现孕吐、胃灼烧等孕期反应，这都是正常现象，孕妈妈不要因此而烦恼或拒食。在胃口不佳的情况下，尽量选择体积小但营养成分高的食物。

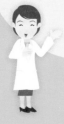

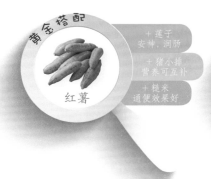

黄金搭配

红薯

+莲子
安神，润肠

+猪小排
营养可互补

+糙米
通便效果好

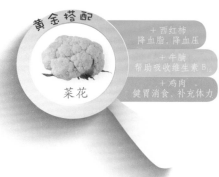

黄金搭配

菜花

+西红柿
降血脂，降血压

+牛腩
帮助吸收维生素B

+鸡肉
健胃消食，补充体力

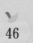

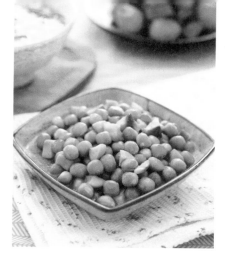

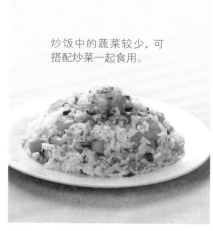

炒饭中的蔬菜较少，可搭配炒菜一起食用。

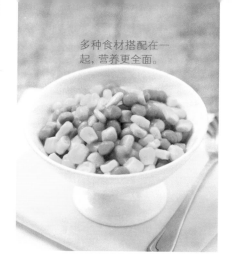

多种食材搭配在一起，营养更全面。

口蘑炒豌豆

原料： 口蘑15朵，豌豆100克，高汤、盐、水淀粉各适量。

做法： ①口蘑洗净，切成小丁；豌豆洗净。②油锅烧热，放入口蘑丁和豌豆翻炒，加适量高汤煮熟，用水淀粉勾薄芡，加盐调味即可。

营养功效： 口蘑含蛋白质、脂肪、碳水化合物、多种氨基酸和矿物质及维生素，适合胎宝宝此阶段大脑的发育；豌豆含蛋白质、脂肪、碳水化合物、钙、磷、铁和维生素 B_1、维生素 B_2，能促进孕妈妈的食欲。

虾仁蛋炒饭

原料： 米饭150克，香菇3朵，虾仁5只，胡萝卜半根，鸡蛋1个，盐、料酒各适量。

做法： ①香菇去蒂，洗净切丁；胡萝卜洗净切丁；虾仁加入料酒腌5分钟；鸡蛋打入碗中备用。②油锅烧热，放入鸡蛋液迅速炒散，盛出备用。③锅中倒油，倒入虾仁翻炒至七成熟，倒入香菇丁、胡萝卜丁、米饭、鸡蛋，拌炒均匀；加盐，翻炒几儿下入味即可。

营养功效： 此炒饭有利于本月胎宝宝骨骼、肌肉的生长。

松仁玉米

原料： 玉米粒1碗，胡萝卜半根，豌豆、松仁各50克，葱花、盐、白糖、水淀粉各适量。

做法： ①胡萝卜洗净切丁；豌豆、松仁洗净，备用。②油锅烧热，放入葱花煸香，然后下胡萝卜丁翻炒，再下豌豆、玉米粒翻炒至熟，加盐、白糖调味，加松仁，用水淀粉勾芡。

营养功效： 玉米富含膳食纤维和维生素，松仁含有维生素E、DHA和镁元素，能满足本月胎宝宝骨骼、肌肉和大脑的快速发育需求。

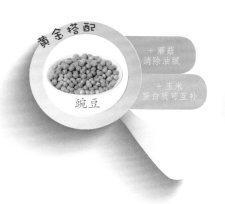

黄金搭配

豌豆

+蘑菇
清除油腻

+玉米
蛋白质可互补

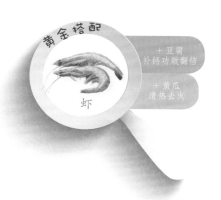

黄金搭配

虾

+豆腐
补钙功效翻倍

+黄瓜
清热去火

黄金搭配

玉米

+山药
提高身体免疫力

+鸡蛋
防止胆固醇过高

+排骨
滋补、强身健体

孕2月（5～8周） 47

第7周
黄金营养餐

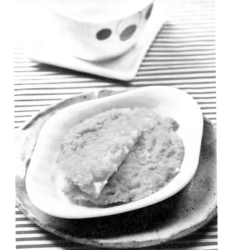

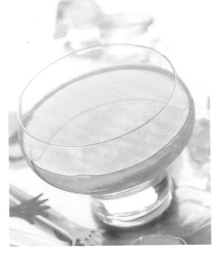

胎宝宝在长：胎宝宝的淋巴组织、舌头、鼻子和皮肤开始形成和发育，眼球、食道已经发育成形，上下颌出现，最初的嘴唇也出现了。胎宝宝的四肢出现，并快速长成"小桨"，可以凭借四肢在羊水中运动了。

孕妈妈这样补：妊娠反应容易导致孕妈妈没有胃口，所以这一周的饮食以蛋羹、米粥、软饭、面条等为主，多选用健胃和中、降逆止呕的食物，如豆芽、鱼、柠檬等。

米饭蛋饼

原料：鸡蛋2个，米饭150克，白糖适量。

做法：①将鸡蛋磕入碗中，加入少许白糖打散。②把米饭倒入蛋液里，搅拌。③平底锅刷油，煎熟即可。

营养功效：此主食独特的做法会让孕妈妈大快朵颐。

柠檬姜汁

原料：姜1片，柠檬半个，蜂蜜1勺。

做法：①柠檬榨汁备用。②把姜、柠檬汁和1勺蜂蜜混合在一起，然后倒入温水冲调后饮用。

营养功效：孕妈妈每天早晨空腹喝1杯柠檬姜汁，可以止晨吐。

专家建议：

孕妈妈此时要少吃多餐，选择清淡可口和易消化的食物。坚果类和馒头片等休闲食物能减轻恶心、呕吐症状，稀饭能补充因呕吐失去的水分。

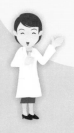

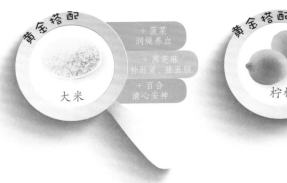

黄金搭配

大米

+菠菜
润燥养血

+黑芝麻
补肝肾，壮五脏

+百合
清心安神

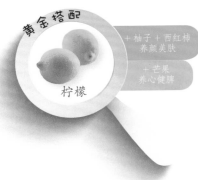

黄金搭配

柠檬

+柚子·西红柿
养颜美肤

+芒果
养心健脾

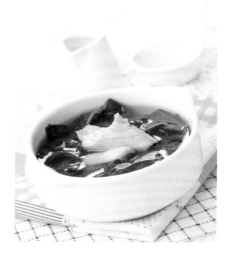
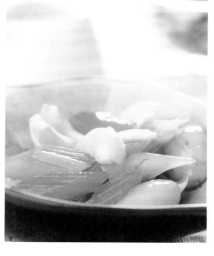
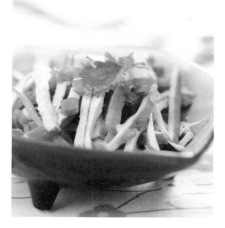

菠菜鱼片汤

原料： 鲫鱼肉 250 克，菠菜 100 克，葱段、姜片、盐、料酒各适量。

做法： ①将鲫鱼肉切成 0.5 厘米厚的薄片，加盐、料酒腌 30 分钟。②菠菜择洗干净，切成 5 厘米长的段，用沸水焯一下。③锅置火上，放油烧至五成热，下葱段、姜片爆香，放鱼片略煎，加水煮沸，用小火焖 20 分钟，投入菠菜段，稍煮片刻即可。

营养功效： 菠菜中含有丰富的矿物质、维生素及膳食纤维，可以为孕妈妈补充丰富的营养。

西芹炒百合

原料： 鲜百合 100 克，西芹 200 克，葱段、姜片、盐、高汤、淀粉各适量。

做法： ①百合洗净，掰成小瓣；西芹洗净，切段，用开水焯烫。②油锅烧热，下入葱段、姜片炝锅，再放入西芹和百合翻炒至熟，调入盐、少许高汤，用水淀粉勾薄芡即可。

营养功效： 此菜绿绿脆脆、清清爽爽，看着就有食欲，西芹又含丰富的维生素和矿物质，对孕妈妈和胎宝宝来说都是必需的营养素。

拌豆腐干丝

原料： 豆腐干 200 克，葱末、香菜末、酱油、香油、盐各适量。

做法： ①豆腐干切丝，备用。②将豆腐干丝放入热水中焯一下，捞出。③放入葱末、香菜末、酱油、香油、盐，搅拌均匀即可。

营养功效： 豆腐干既能为孕妈妈和胎宝宝补充钙、磷、铁、蛋白质及多种维生素，又能做出花样美食，孕妈妈还可以加些黄瓜，让菜品更丰富。

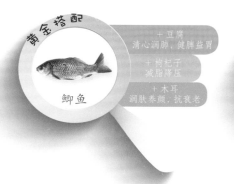

黄金搭配

+豆腐
清心润肺，健脾益胃

+枸杞子
减脂降压

+木耳
润肤养颜，抗衰老

鲫鱼

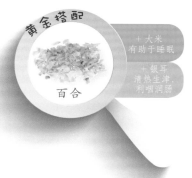

黄金搭配

+大米
有助于睡眠

+银耳
清热生津，利咽润肠

百合

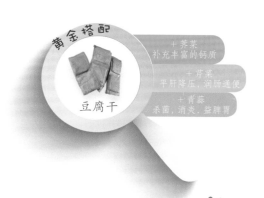

黄金搭配

+荠菜
补充丰富的钙质

+芹菜
平肝降压，润肠通便

+青蒜
杀菌、清炎、整脾胃

豆腐干

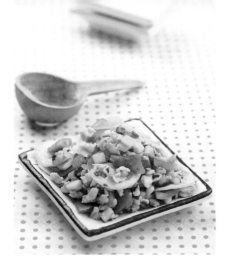
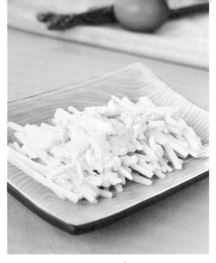
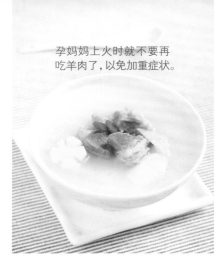

孕妈妈上火时就不要再
吃羊肉了，以免加重症状。

芒果鸡

原料：鸡胸肉 300 克，小芒果 2 个，青椒 1 个，鲜柠檬 3 片，葱、蒜末、料酒、生抽、盐各适量。

做法：①鸡胸肉洗净，切丁，加盐、料酒腌制。②芒果取果肉，切小丁；青椒切三角块。③油锅烧热，放蒜末炒香，放入鸡丁翻炒至变色，放少量生抽炒匀。④放入青椒块、柠檬片翻炒约 1 分钟，放入芒果丁和葱末混合均匀。

营养功效：甜香的芒果搭配鸡肉，清清爽爽，香嫩滑口，可帮助消化，缓解疲劳，净化血液。

茭白炒鸡蛋

原料：鸡蛋 2 个，茭白 100 克，盐、高汤各适量。

做法：①茭白切丝；鸡蛋磕入碗内，加盐搅匀，入锅炒散。②油锅烧热，放入茭白丝翻炒几下，加入盐及高汤，收干汤汁，放入鸡蛋，稍炒后盛入盘内。

营养功效：此菜中鸡蛋的醇厚香味与茭白的清淡完美结合，非常适合孕妈妈食用。

山药羊肉汤

原料：羊肉 250 克，山药 50 克，姜片、枸杞子、料酒、盐各适量。

做法：①将羊肉去尽筋膜，余去血水；山药去皮，洗净，切成薄片。②将羊肉、山药片、姜片放入锅中，加适量水，倒入料酒，撒上枸杞子，大火煮开，然后用小火将羊肉炖烂，加适量盐调味即可。

营养功效：此汤适合孕妈妈冬天食用，补益脾胃的效果非常好，可增强体质。

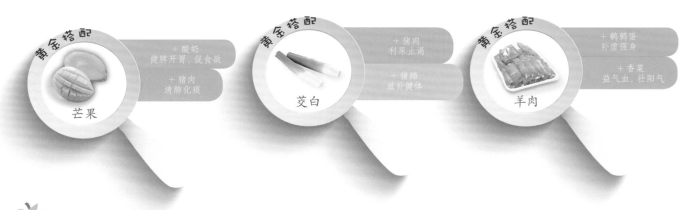

黄金搭配

+ 酸奶
健脾开胃，促食欲

+ 猪肉
清肺化痰

芒果

+ 猪肉
利尿止渴

+ 猪蹄
滋补健体

茭白

+ 鹌鹑蛋
补虚强身

+ 香菜
益气血，壮阳气

羊肉

奶酪手卷

原料：紫菜和奶酪各 1 片，米饭 100 克，生菜、西红柿、沙拉酱各适量。

做法：①生菜洗净，西红柿洗净切片；大米蒸熟。②铺好紫菜，再将米饭、奶酪、生菜、西红柿片铺上，最后淋上沙拉酱并卷起，切 1 厘米厚片即可。

营养功效：紫菜、奶酪均富含钙质，孕妈妈食用可以补充钙质。

奶酪手卷既能补钙，还能缓解孕早期的呕吐症状。

第8周 黄金营养餐

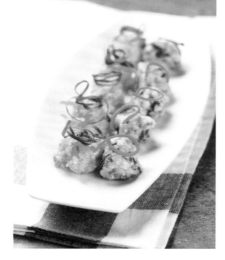

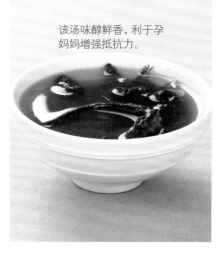

该汤味醇鲜香,利于孕妈妈增强抵抗力。

胎宝宝在长:此时胎宝宝脑细胞的初级神经已经形成,小脑叶也渐有雏形。五官开始形成,心、脑、肝、肺、肾等大部分内脏器官已经初具规模,它的皮肤透明得可以看到下面的血管网。

孕妈妈这样补:孕妈妈要及时补充锌、蛋白质、维生素C等营养素,以满足胎宝宝的骨骼发育对营养的需求,这些营养素可以从鱼、蛋、肉类和绿色蔬菜中获取。

专家建议:

目前妊娠反应还在持续,孕妈妈难得有想吃的食物。如果在某个时间有特别想吃的东西,一定要适当多吃些。不想吃东西时,也可以通过喝一些温开水来润润肠胃,也许下一刻好食欲就会来临。

双色豆腐丸

原料:豆腐150克,胡萝卜、菠菜各30克,面粉、淀粉、青椒丝、红椒丝、盐各适量。

做法:①将胡萝卜洗净擦丝,菠菜洗净剁碎;准备两个碗,豆腐用手抓碎分两份放碗里,加入适量面粉和淀粉。②一个碗里挤入胡萝卜丝,一个碗内挤入菠菜碎,加水、盐拌匀。③两种糊分别团成小丸子。④丸子下锅焯熟盛出,撒上青椒丝、红椒丝即可。

营养功效:此菜有利于胎宝宝五官的发育。

泥鳅红枣汤

原料:泥鳅2条,红枣4颗,姜片、盐各适量。

做法:①将泥鳅洗净,烧开水,把泥鳅放进约六成热的水中,去掉黏液后,再用清水洗净;红枣洗净,去核。②把洗好的泥鳅放进油锅中煎香,同时放姜片。③注入清水用大火烧开,加入红枣,然后转小火煮30分钟,加盐调味即可。

营养功效:泥鳅和红枣搭配食用,能增强孕妈妈的抵抗力,减少外界因素对孕妈妈和胎宝宝的伤害。

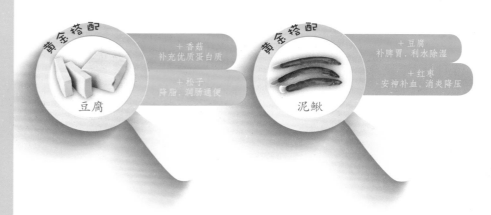

黄金搭配
+香菇 补充优质蛋白质
+松子 降脂,润肠通便
豆腐

黄金搭配
+豆腐 补脾胃,利水除湿
+红枣 安神补血,消炎降压
泥鳅

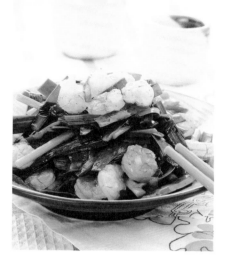
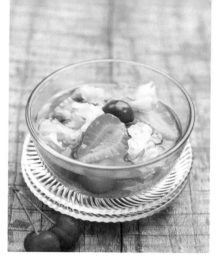
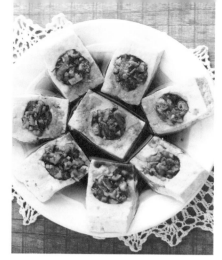

韭菜炒虾仁

原料：韭菜 200 克，虾仁 10 只，葱丝、盐、料酒、高汤、香油各适量。

做法：①虾仁洗净，沥水；韭菜择洗干净，切段。②油锅烧热，下葱丝炝锅，放入虾仁煸炒，放料酒、盐、高汤稍炒；放入韭菜段翻炒，淋入香油即可。

营养功效：韭菜富含膳食纤维，可促进胃肠蠕动，促进排便。另外，虾仁中富含的蛋白质、锌、钙等营养成分可促进胎宝宝的正常发育。

银耳羹

原料：银耳 20 克，樱桃、草莓、冰糖、淀粉、核桃仁各适量。

做法：①银耳洗净，浸泡，切碎；樱桃、草莓洗净。②银耳放入锅中，加适量清水，用大火烧开，转小火煮 30 分钟，加入冰糖、淀粉，稍煮。③加入樱桃、草莓、核桃仁，稍煮即可。

营养功效：银耳中含多种营养成分，可以提高孕妈妈的免疫力，还能使胎宝宝的心脏更强健。

香菇酿豆腐

原料：豆腐 300 克，鲜香菇 3 朵，榨菜、酱油、香油、淀粉、盐各适量。

做法：①豆腐洗净，切成小块，中心挖空。②鲜香菇洗净，剁碎；榨菜剁碎。③香菇碎、榨菜碎用油、盐、淀粉搅拌均匀，当作馅料。④将馅料放入豆腐中心，摆在碟上蒸熟，淋上香油、酱油即可。

营养功效：豆腐中含有丰富的钙质，可以和牛奶媲美。而且，豆腐中含有丰富的植物蛋白，更是偏素食孕妈妈的好选择。

黄金搭配

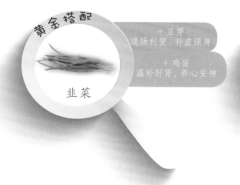

韭菜

+ 豆芽
通肠利便，补虚强身

+ 鸡蛋
温补肝肾，养心安神

黄金搭配

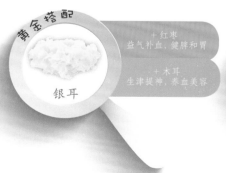

银耳

+ 红枣
益气补血，健脾和胃

+ 木耳
生津提神，养血美容

黄金搭配

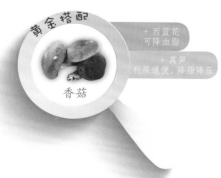

香菇

+ 西蓝花
可降血脂

+ 黄瓜
利尿通便，降脂降压

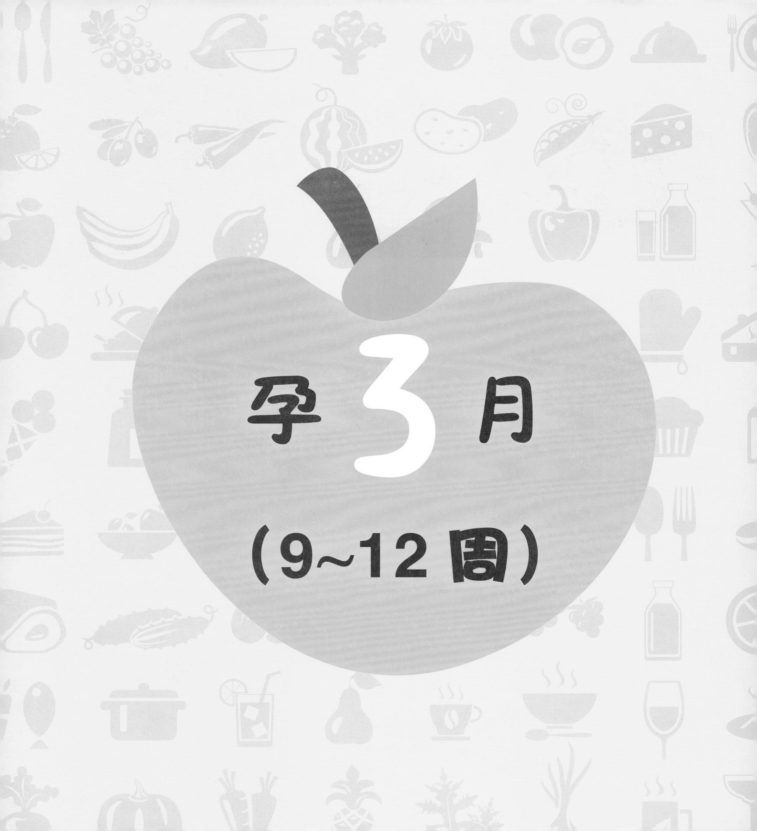

孕 3 月
(9~12 周)

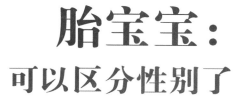

胎宝宝：
可以区分性别了

　　这个月胎宝宝的各种器官均已出现，神经管开始连接大脑和脊髓，心脏开始分成心房和心室，心跳很快，每分钟可达 150 次，是孕妈妈的 2 倍。泡在羊水里的胎宝宝，身上的小尾巴完全消失了，五官形状清晰可辨，还能够区分性别了。

孕妈妈：
妊娠反应更激烈

　　这个月末，孕妈妈的子宫变得有拳头般大小，看上去像个橙子，已经开始压迫膀胱，造成孕妈妈尿频。胀大的子宫拉扯身体两侧的韧带，会引起腰酸背痛。孕妈妈的乳房更加膨胀，在乳晕、乳头上开始有色素沉着，颜色发黑。这个时期的妊娠反应较之前更为明显。

本月必吃 8 种食材

清淡饮食，想吃啥就吃啥

牛肉

多吃牛肉既有助于胎宝宝神经系统的发育，又有助于预防孕期贫血。

* 用炖、煮、焖、煨、卤、酱等长时间加热的方法烹调牛肉，能使其营养和鲜味慢慢散发出来。

* 可搭配凉性和平性的蔬菜，能起到清热、解毒、去火的功效。

* 由于牛肉性温热，常吃容易上火，一周一次为宜。

* 患皮肤病、肝病、肾病的人应慎食牛肉。

香蕉

孕期便秘是孕妈妈最为头疼的事情，可每天吃 1 根香蕉，有助于刺激胃肠蠕动和帮助排便。

* 一次不可吃太多香蕉。

* 不要吃未熟透的香蕉。

* 不宜空腹吃香蕉。

* 体质偏热的孕妈妈可每天吃 1 根香蕉，体质偏寒的孕妈妈可以将香蕉果肉煮熟后食用。

火龙果

火龙果含有植物性白蛋白，对重金属中毒具有解毒的功效。孕妈妈食用火龙果，可避免孕期重金属中毒。

* 吃火龙果时，不要丢弃内层的粉红色果皮，可以用小刀刮下直接生吃。

* 火龙果榨汁食用也是不错的选择。

* 火龙果属凉性水果，贫血、四肢乏力或者腹泻的孕妈妈不宜多吃。

花生

花生中含有不饱和脂肪酸、维生素D、维生素E等多种营养素，并含有使凝血时间缩短的物质，有促进骨髓制造血小板的功能，可以预防孕期出血性疾病，并促进胎宝宝血红细胞的生成。

＊水煮花生是孕妈妈最佳的食用方法。

＊孕妈妈吃花生时，要把花生红衣一起吃掉，可补血养血。

＊不要吃受潮发霉的花生，因为其中含有黄曲霉菌毒素，易引起中毒性肝炎。

南瓜

南瓜能促进胆汁分泌，帮助食物消化吸收，所含果胶可让孕妈妈的胃免受刺激，有止呕功效。

＊南瓜最适合蒸食和煮食。

＊老南瓜适合煮食。

＊嫩南瓜做汤、做馅，是健康又营养的吃法。

＊不宜与富含维生素C的食物同吃，否则会把维生素C破坏掉。

猪肝

猪肝中丰富的维生素A可润肤明目，铁元素可补血防衰老，维生素C和硒可增强免疫力。

＊猪肝一定要烹煮熟再吃，这样才健康、营养。

＊患有妊娠高血压综合征的孕妈妈应忌食猪肝。

＊烹调猪肝前，应先放在自来水龙头下冲洗10分钟，然后放在水中浸泡30分钟。

芝麻

芝麻中的营养成分具有养血安胎的功效，常吃芝麻的孕妈妈皮肤会细腻、有光泽。

＊芝麻炒食、打成糊或放在粥、菜中当调味料最佳。

＊体重超标的孕妈妈不宜食用芝麻制成的芝麻酱。

＊患有慢性肠炎、便溏腹泻的孕妈妈不宜吃芝麻。

豆腐

豆腐绵软适口，其中含有的蛋白质利于消化吸收，还可补中益气，清热润燥。

＊与维生素D含量高的食物搭配食用，钙吸收率更高。

＊不宜一次吃太多豆腐，否则会阻碍人体对铁的吸收。

＊不宜与含草酸丰富的食物一起吃。

孕3月　57

孕 *3* 月饮食宜忌

宜吃抗辐射的食物

在工作和生活当中，电脑、电视、空调等各种电器都能产生电磁辐射。孕妈妈应多食用一些抗辐射食物。

西红柿、西瓜、葡萄柚等红色水果含有丰富的番茄红素，番茄红素是迄今为止所发现的抗氧化能力最强的类胡萝卜素，它的抗氧化能力是维生素 E 的 100 倍，具有极强的清除自由基的能力，有抗辐射、预防心脑血管疾病、提高免疫力、延缓衰老等功效。

各种豆类、橄榄油、葵花子油和十字花科蔬菜都富含维生素 E，维生素 E 具有抗氧化活性，可以减轻因电脑辐射导致的过氧化反应，就像给我们的皮肤穿上了一层"防弹衣"，从而减轻对皮肤的损害。

鱼肝油、动物肝脏、鸡肉、蛋黄和西蓝花、胡萝卜、菠菜等富含维生素 A 和 β - 胡萝卜素，不仅能合成视紫红质，还能使眼睛在暗光下看东西更清楚，因此上述食物不仅有助于抵抗电脑辐射的危害，还能保护和提高视力。

海带是放射性物质的"克星"，它含有一种称作海带胶质的物质，可促使侵入人体的放射性物质从肠道排出，孕妈妈可适当多食。

宜每周吃 2~4 次猪肝

猪肝富含铁和维生素 A。为使猪肝中的铁更好地吸收，建议孕妈妈坚持少量多次的原则，每周吃 2~4 次，每次吃 25~30 克。因为大部分营养素摄入量越大，则吸收率越低，所以不要一次大量食用。

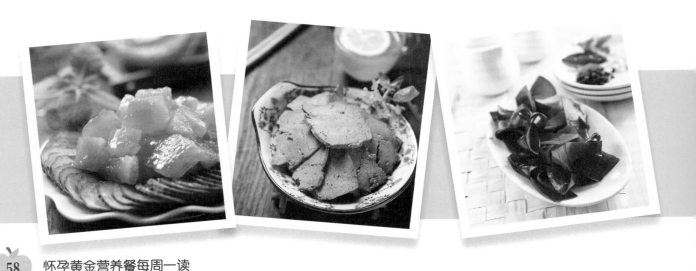

宜以清淡、营养饮食为主

　　一般来说，孕妈妈无需忌口，多吃些蛋类、牛奶、鱼、肉、动物肝脏、豆制品、海产品、蔬菜、水果等食物，还应注意粗细粮搭配。这样既促进了食欲，增加了孕妈妈本身的营养需求，又为胎宝宝大脑的发育提供了物质基础。同时，适当的体育锻炼也能促进孕妈妈的食欲。如果胃口好转，可适当加重饭菜味道，但仍需忌辛辣、过咸、过冷的食物，以清淡、营养的食物为主。

宜多吃粗粮

　　孕妈妈饮食宜粗细搭配，粗粮主要包括谷类中的玉米、紫米、高粱、燕麦、荞麦、麦麸，以及豆类中的黄豆、青豆、红豆、绿豆等。由于加工简单，粗粮中保存了许多细粮中没有的营养。粗粮中含有比细粮更多的蛋白质、脂肪、维生素、矿物质及膳食纤维，对孕妈妈和胎宝宝来说非常有益。

宜常喝豆浆

　　豆浆中的蛋白质、亚油酸、亚麻酸、油酸等多不饱和脂肪酸含量都相当高，对脑细胞作用大，是很好的健脑食品。在胎宝宝大脑快速增殖的"黄金期"，孕妈妈应经常喝豆浆，可以促进胎宝宝脑神经细胞的发育。

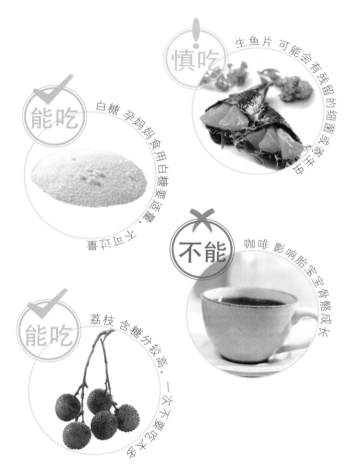

慎吃　生鱼片 可能会有残留的细菌或寄生虫

能吃　白糖 孕妈妈食用白糖要适量，不宜过量

不能　咖啡 影响胎宝宝骨骼成长

能吃　荔枝 含糖分较高，一次不要吃太多

如果胃口好转，可适当加重饭菜滋味，但仍需忌辛辣、过咸、过冷的食物。

不宜过多摄入糖分

虽然本月孕妈妈需要摄取一定的糖类来为胎宝宝的成长提供能量，但是孕妈妈食糖要适量，不可过量。如果摄入糖分过多，可能会造成体内糖分堆积。此外，糖分在体内新陈代谢时需要大量的维生素，可能会造成维生素消耗过大而不足。

不宜吃咸鸭蛋

孕妈妈体内雌激素随怀孕月份的增加而不断升高，雌激素有促使水分和盐在身体内存留的作用。如果孕妈妈饮食调配不当，极易造成水肿。咸鸭蛋所含的盐已超过孕妈妈一天的需要量，加之除咸鸭蛋外，孕妈妈每天还要食用其他含盐食物，这样便使盐的摄入量远远超过身体需要量。盐积聚在体内超过肾脏排泄能力，就会导致孕妈妈妊娠水肿。

少吃盐、调料，不吃味精

盐中的钠可加重水肿，使血压升高，因此摄入量每天应控制在 6 克以内。调料也要少吃，常见的很多调料都性热，如姜、八角、花椒、辣椒、胡椒粉等，孕妈妈常吃易导致燥热，加重孕期便秘、心情烦躁等不良反应。味精更不要吃了，因其主要成分是谷氨酸钠，容易与胎宝宝血液中的锌结合，形成不能被身体吸收的谷氨锌而随尿液排出，从而导致胎宝宝缺锌。

不宜用水果代替正餐

水果含有丰富的维生素，但是它所含的蛋白质和脂肪却远远不能满足孕妈妈子宫、胎盘和乳房发育的需要，在妊娠反应依然存在的孕早期，很多孕妈妈吃不下东西，想用水果代替正餐，这样并不能满足自己和胎宝宝的营养需要，会造成营养不良，从而影响胎宝宝的生长发育。所以，孕妈妈不能用水果代替正餐。

最合理的吃水果时间是在两餐之间，尽量掌握在饭前一小时与饭后两小时的时间段中。因为正餐前吃水果会影响人的正常食量，肠胃也不能完全吸收水果中的营养。饭后马上吃水果则会影响食物的消化与吸收，因此吃完饭后应过两个小时再吃水果。有胃病的人不宜早上空腹吃水果，入睡前不要吃膳食纤维含量高的水果，很不利于消化。

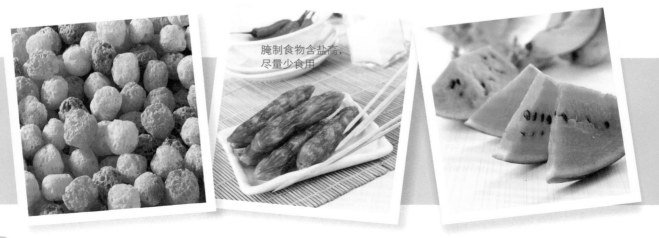

腌制食物含盐高，尽量少食用

不宜吃腌制食品

腌制食品，如香肠、腌肉、熏鱼、熏肉等食物中含有可导致胎宝宝畸形的亚硝胺，所以孕妈妈不宜多吃、常吃这类食品，最好是不吃。另外，这类食品营养匮乏，维生素较少，且容易滋生细菌，会影响孕妈妈和胎宝宝的健康。

同样，各种咸菜、咸甜菜肴和其他过咸的食物也应尽量少吃，逐渐养成清淡口味习惯，能减少孕期发生水肿和高血压的危险。

不宜多吃西瓜

很多人认为西瓜香甜多汁，含有丰富的矿物质和多种维生素，老少皆宜，是难得的果中佳品。殊不知，孕妈妈不可随便吃西瓜。西瓜性凉且利尿，孕妈妈体质虚弱，吃太多容易损伤脾胃。饭后吃一两块就够了，胎动不安和有先兆流产的孕妈妈要忌吃。

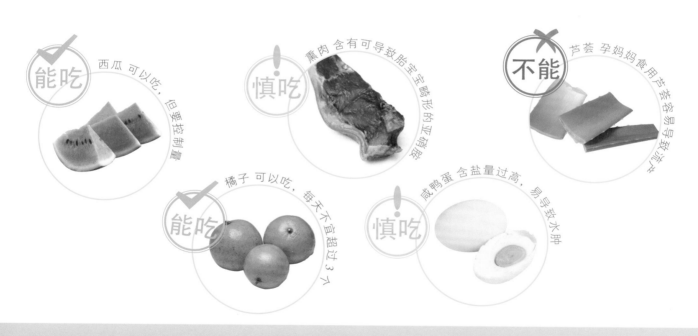

能吃　西瓜 可以吃，但要控制量

慎吃　熏肉 含有可导致胎宝宝畸形的亚硝胺

不能　芦荟 孕妈妈食用芦荟容易导致出血

能吃　橘子 可以吃，每天不宜超过3个

慎吃　咸鸭蛋 含盐量过高，易导致水肿

胎宝宝的大脑在迅速发育，
孕妈妈可以吃些
核桃、葵花子等坚果。

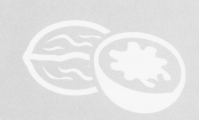

第9周
黄金营养餐

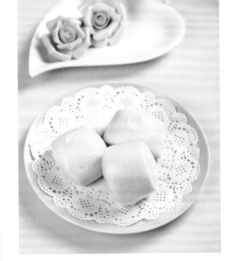

胎宝宝在长： 胎宝宝所有的神经器官都开始工作了，手腕部分开始稍微弯曲，双腿开始摆脱蹼状的外表，眼睑开始覆盖住眼睛。此时的胎宝宝已经告别"胚胎"时代。

孕妈妈这样补： 胎宝宝各器官的形成和发育需要丰富的营养，孕妈妈虽然会有诸多不适应和不舒服，但一定要尽力克服，为胎宝宝多储备一些优质的营养物质，如维生素 A、DHA 等，多吃些含膳食纤维的食物，预防便秘。

专家建议：

从这周开始，孕妈妈要调整自己的食盐量，控制在每日 6 克为宜。因为盐中含有大量的钠，会导致水肿或血压升高。

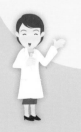

牛奶馒头

原料： 面粉 450 克，牛奶 250 毫升，白糖、发酵粉各适量。

做法： ①将面粉放入盆中，加入牛奶、白糖、发酵粉搅拌，直至面粉成絮状。②把絮状面粉揉光，放在温暖处发酵 1 小时左右。③发好的面团在案板上揉至表面光滑，面团内部无气泡；将面团搓成圆柱，用刀切成小块，放入蒸笼里，盖上盖，饧发 20 分钟。④凉水上锅蒸 20 分钟即成。

营养功效： 不喜欢喝牛奶的孕妈妈可尝试这道主食来补钙。

鲍汁西蓝花

原料： 西蓝花 300 克，百合 20 克，鲍鱼汁适量。

做法： ①西蓝花洗净，切小块，用沸水烫过；百合洗净。②油锅烧热，倒入西蓝花和百合翻炒，再加入鲍鱼汁和适量水，炒 2 分钟即可起锅。

营养功效： 西蓝花吸入鲍鱼汁的鲜美之味，口感极佳。另外，西蓝花中的维生素 E 可帮助孕妈妈安胎保胎。

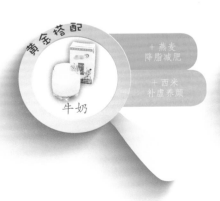

黄金搭配

+燕麦 降脂减肥

+西米 补虚养颜

牛奶

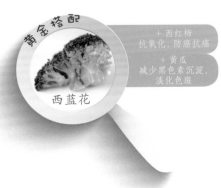

黄金搭配

+西红柿 抗氧化，防癌抗癌

+黄瓜 减少黑色素沉淀，淡化色斑

西蓝花

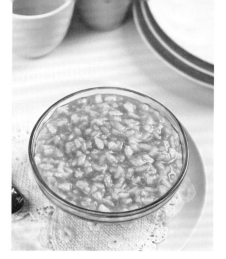
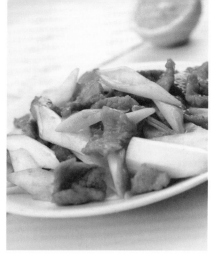
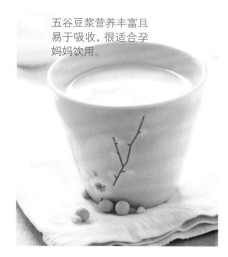

五谷豆浆营养丰富且易于吸收，很适合孕妈妈饮用。

阿胶红糖粥

原料： 阿胶 1 块，大米 30 克，红糖适量。

做法： ①将阿胶捣碎备用。②取大米淘净，放入锅中，加清水适量，煮为稀粥。③待熟时，调入捣碎的阿胶，加入红糖即可。

营养功效： 此粥养血止血、固冲安胎、养阴润肺，可以有效地帮助胎宝宝肝脏、脾脏、骨髓制造血细胞。

葱爆酸甜牛肉

原料： 牛里脊肉 250 克，大葱 100 克，香油、料酒、酱油、醋、白糖、盐各适量。

做法： ①牛里脊肉洗净，切薄片，加料酒、酱油、白糖、香油拌匀；大葱洗净，切成斜片。②油锅烧热，下牛里脊肉片、葱片，迅速翻炒至肉片断血色，滴入醋，撒点盐翻炒至熟，起锅装盘即成。

营养功效： 牛肉含有蛋白质、镁、锌，大葱含有的胡萝卜素在体内可以被催化为维生素 A，适合孕妈妈食用。

五谷豆浆

原料： 黄豆 40 克，大米、小米、小麦仁、玉米糙各 10 克。

做法： ①黄豆洗净，水中浸泡 10~12 小时。②大米、小米、小麦仁、玉米糙和泡发的黄豆放入豆浆机中，加清水至上下水位线间，接通电源，按"豆浆"键。③待豆浆制作完成后过滤即可。

营养功效： 五谷豆浆富含维生素和碳水化合物，常喝可为胎宝宝的成长发育提供营养和能量。

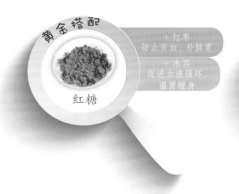

黄金搭配

红糖

+ 红枣
防止贫血，补脾胃

+ 木耳
促进血液循环，温胃暖身

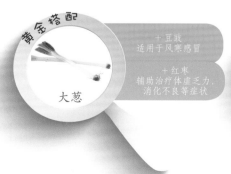

黄金搭配

大葱

+ 豆豉
适用于风寒感冒

+ 红枣
辅助治疗体虚乏力，消化不良等症状

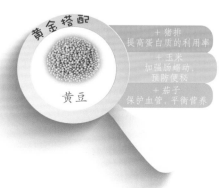

黄金搭配

黄豆

+ 猪排
提高蛋白质的利用率

+ 玉米
加强肠蠕动，预防便秘

+ 茄子
保护血管，平衡营养

第10周
黄金营养餐

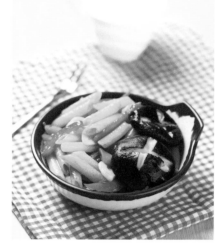
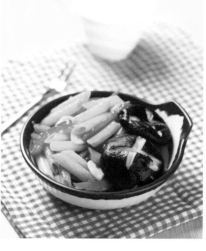

胎宝宝在长：胎宝宝现在就像一个豌豆荚，长约40毫米，重约5克。眼睛和鼻子清晰可见，心脏也在逐渐发育。肝脏、脾脏、骨髓开始制造血细胞。这时的胎宝宝已经从一个小小的胚胎发育成了人的雏形。

孕妈妈这样补：孕妈妈一日三餐营养搭配要丰富均衡，早餐要吃好，午餐、晚餐要量少但种类丰富。现在还要继续吃各种含维生素和铁丰富的食品。

专家建议：

孕妈妈看电视的时候，也可以准备一杯果汁或牛奶，几片面包，或一些核桃、瓜子，边看边吃，这样可以转移对食品的注意力，减轻早孕反应。

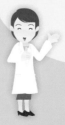

松子意大利通心粉

原料：意大利通心粉150克，松子40克，香菇2朵，红椒、蒜瓣、盐各适量。

做法：①意大利通心粉煮至八成熟捞出；红椒洗净切丝；蒜瓣切片；香菇切花刀。②锅中倒入油，接着加入松子。③松子炒至颜色微黄时，加入蒜片、香菇和红椒丝，炒至香菇变软。④加入煮好的意大利通心粉，拌炒均匀，加入适量盐即可。

营养功效：松子中含有胎宝宝本周大脑细胞发育所需要的必需脂肪酸，可补充"脑黄金"。

豆苗鸡肝汤

原料：嫩豆苗30克，鸡肝3个，姜末、料酒、盐、香油、鸡汤各适量。

做法：①鸡肝洗净，切片，加入料酒和适量清水腌制，捞出焯烫，沥干。②嫩豆苗择洗干净。③锅置火上，倒入鸡汤，烧开时放入鸡肝片、豆苗、姜末，加入料酒、盐烧沸，淋上香油即可。

营养功效：鸡肝中的维生素A有助于胎宝宝本周骨骼和眼皮的发育。此汤还有滋阴补血、养肝明目的功效。

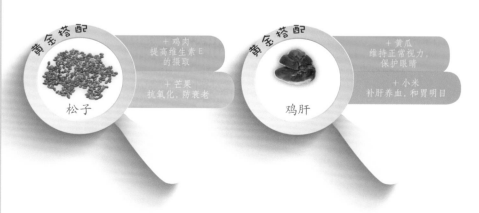

黄金搭配

松子

+鸡肉 提高维生素E的摄取

+芒果 抗氧化，防衰老

黄金搭配

鸡肝

+黄瓜 维持正常视力，保护眼睛

+小米 补肝养血，和胃明目

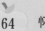

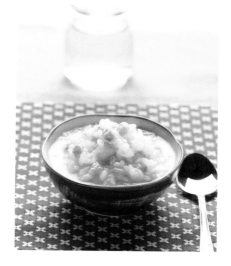
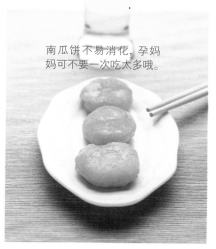
南瓜饼不易消化，孕妈妈可不要一次吃太多哦。
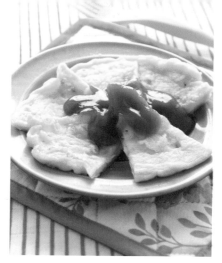

三文鱼粥

原料：三文鱼、大米各 50 克，盐适量。

做法：①三文鱼洗净，剁成鱼泥；大米洗净，浸泡 30 分钟。②锅置火上，放入大米和适量清水，大火烧沸后改小火，熬煮成粥。③待粥煮熟时，放入鱼泥，略煮片刻，加盐调味即可。

营养功效：三文鱼含有丰富的不饱和脂肪酸，对胎宝宝大脑的发育极有好处。

南瓜饼

原料：南瓜 200 克，糯米粉 400 克，白糖、豆沙馅各适量。

做法：①南瓜去子，洗净，包上保鲜膜，用微波炉加热 10 分钟。②挖出南瓜肉，加糯米粉、白糖，和成面团。③将南瓜面团搓成小圆球，包入豆沙馅成饼坯，上锅蒸 10 分钟即可。

营养功效：南瓜营养丰富，维生素 E 含量较高，有利于安胎，还有润肺益气、解毒止呕、缓解便秘的作用，有益于孕妈妈和胎宝宝健康。

菠菜胡萝卜蛋饼

原料：胡萝卜、面粉各 100 克，菠菜 50 克，鸡蛋 1 个，盐、番茄酱各适量。

做法：①胡萝卜切丝，菠菜切段用热水烫一下。②将菠菜段、胡萝卜丝和面粉放在盆中，加入盐、鸡蛋，添水搅拌成糊状。③平底锅放油，将面糊倒入，小火慢煎，两面翻烙，直到面饼呈金黄色至熟，关火，将饼切成小块儿，加入番茄酱即可。

营养功效：菠菜、胡萝卜中都富含胡萝卜素，鸡蛋中富含钙、磷、蛋白质等，可为孕妈妈提供营养和能量。

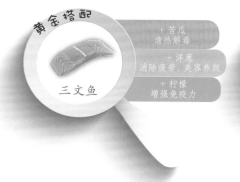
黄金搭配
三文鱼
+苦瓜 清热解毒
+洋葱 消除疲劳；美容养颜
+柠檬 增强免疫力

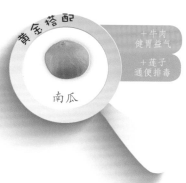
黄金搭配
南瓜
+牛肉 健胃益气
+莲子 通便排毒

黄金搭配
菠菜
+猪肝 防治缺铁性贫血
+大蒜 消除疲劳

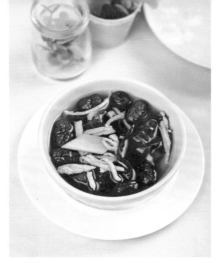
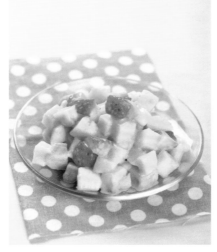
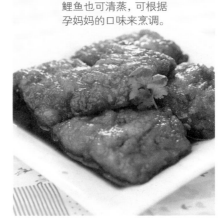

鲤鱼也可清蒸,可根据
孕妈妈的口味来烹调。

木耳红枣汤

原料: 猪里脊肉 100 克,木耳 10 克,红枣 8 颗,料酒、姜片、盐各适量。

做法: ①将猪里脊肉洗净切成丝。②将木耳泡发后去掉根部,洗净,撕成片;红枣洗净,去掉枣核。③锅中放水,把猪里脊肉丝、木耳、红枣、姜片一起放入锅中。④加料酒,用大火烧开,再转小火煮 20 分钟。⑤用勺撇去汤表面的浮沫,最后加盐调味即可。

营养功效: 木耳中含有锰,可以强健孕妈妈的骨骼,还具有抗疲劳的作用。

水果拌酸奶

原料: 酸奶 125 毫升,香蕉、草莓、苹果、梨各取适量。

做法: ①香蕉去皮;草莓洗净、去蒂;苹果、梨洗净,去核;将所有水果均切成 1 厘米见方的小块。②将水果盛入碗内再倒入酸奶,拌匀即可。

营养功效: 水果拌酸奶酸甜可口,清爽宜人,能增强消化能力,促进食欲,非常适合胃口不佳的孕妈妈食用,也可以作为正餐前的点心。

红烧鲤鱼

原料: 鲤鱼 1 条,盐、料酒、酱油、葱段、姜片、白糖、香菜各适量。

做法: ①鲤鱼处理干净,切块,放盐、料酒、酱油腌制。②油锅烧热,将鲤鱼块逐个放入油锅,炸至棕黄色起壳时捞出。③另起油锅,爆香葱段、姜片,倒入炸好的鲤鱼块,加水漫过鱼面,再加酱油、白糖、料酒,大火煮沸后改小火煮至鱼入味,撒上香菜即可。

营养功效: 鲤鱼蛋白质含量高,且易被机体消化吸收,适合孕妈妈食用。

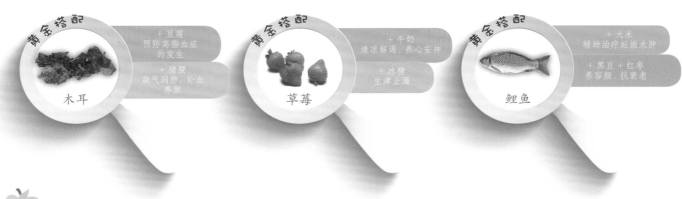

黄金搭配

+豆腐
预防高脂血症
的发生

+猪腰
益气润肺,补血
养颜

木耳

黄金搭配

+牛奶
清凉解渴,养心安神

+冰糖
生津止渴

草莓

黄金搭配

+大米
辅助治疗妊娠水肿

+黑豆+红枣
养容颜,抗衰老

鲤鱼

山药黑芝麻糊

原料： 山药 60 克，黑芝麻 50 克，白糖适量。

做法： ①黑芝麻洗净，小火炒香，研成细粉。②山药放入干锅中烘干，打成细粉。③锅内加适量清水，烧沸后将黑芝麻粉和山药粉放入锅内，同时放入白糖，不断搅拌，煮 5 分钟。

营养功效： 山药和黑芝麻富含维生素E、碳水化合物，美味又营养，有助于促进胎宝宝的健康发育。

相较于市售的黑芝麻糊，孕妈妈自己煮制的更加健康和美味。

第11周 黄金营养餐

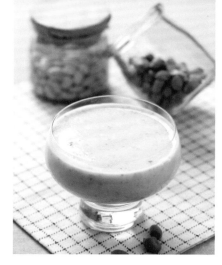

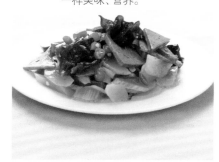

不能吃辣的孕妈妈，可以不加泡辣椒，吃起来一样美味、营养。

胎宝宝在长： 此时胎宝宝身长和体重都增加了一倍，重要的器官都已经发育完全，而且现在胎宝宝的眼皮开始黏合，直到孕27周后才能完全睁开。现在胎宝宝的胎盘也已经很成熟，可以发挥其重要功能。

孕妈妈这样补： 从本周开始，胎宝宝需要从孕妈妈体内摄取大量的钙。奶类及其制品是钙的良好来源。每天喝500毫升牛奶，大约能提供500毫克钙。

专家建议：

孕妈妈补钙的同时还要补充维生素E等营养素，以保证胎宝宝这一时期对营养素的需求。饮食上还应多吃萝卜、冬瓜等水分充足的蔬菜，不要吃罐头及腌制类食物。

牛奶花生酪

原料： 花生、糯米各70克，牛奶、冰糖各适量。

做法： ①将花生和糯米浸泡2个小时；花生剥去花生红衣后，和糯米一起放入豆浆机中。②加入牛奶到最低水位；盖上豆浆机，调到果汁档，启动。③打好后，倒出花生米浆，去渣。④取干净的煮锅，加入冰糖和花生米浆，煮开即可。

营养功效： 花生富含蛋白质、钙和镁，对胎宝宝的肌肉和骨骼都有益处。

鱼香猪肝

原料： 猪肝100克，泡辣椒1个，木耳1朵，莴笋150克，姜片、葱片、盐、醋、白糖、水淀粉各适量。

做法： ①猪肝洗净，切成片，将水淀粉、盐、醋、白糖、姜片、葱片、泡辣椒放入切好的肝片里拌匀。②木耳泡发后洗净，莴笋洗净，切片备用。③锅中放入油，将猪肝滑入锅中迅速炒散，再立即放入木耳和莴笋翻炒至熟即可。

营养功效： 动物肝脏富含维生素A，特别符合本周胎宝宝视神经发育的需要。

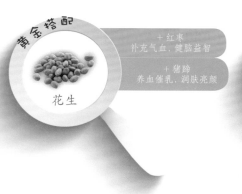

黄金搭配

花生

+红枣
补充气血，健脑益智

+猪蹄
养血催乳，润肤亮颜

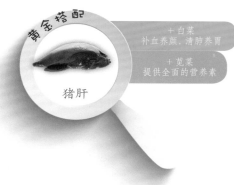

黄金搭配

猪肝

+白菜
补血养颜，清肺养胃

+苋菜
提供全面的营养素

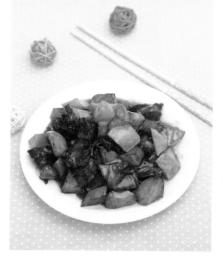
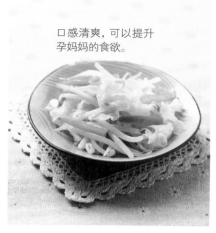

口感清爽，可以提升
孕妈妈的食欲。

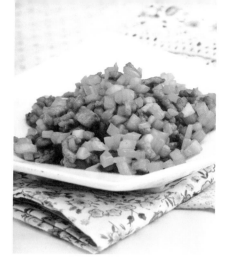

土豆烧牛肉

原料：牛肉 150 克，土豆 100 克，盐、酱油各适量。

做法：①将土豆去皮，切块；牛肉洗净，切成滚刀块，放入沸水锅中焯透。②油锅烧热，下牛肉块煸炒出香味，加盐、酱油和适量水，汤沸时撇净浮沫，改小火炖约 1 小时，最后下土豆块炖熟。

营养功效：此菜富含碳水化合物、维生素 E、铁等营养成分，对贫血的孕妈妈有一定益处。

银耳拌豆芽

原料：绿豆芽 100 克，银耳、青椒各 50 克，香油、盐各适量。

做法：①将绿豆芽去根，洗净，沥干。②银耳用水泡发，洗净；青椒洗净，切丝。③锅中加水烧开，将绿豆芽和青椒丝焯熟，捞出晾凉。④ 将银耳放入开水中焯熟，捞出过凉水，沥干。⑤ 将绿豆芽、青椒丝、银耳放入盘中，放入香油、盐，搅拌均匀即可。

营养功效：绿豆芽、青椒含有丰富的维生素 C 和胡萝卜素，有利于减轻孕妈妈的孕吐反应，促进胎宝宝的营养吸收。

肉末炒芹菜

原料：瘦肉 150 克，芹菜 200 克，酱油、料酒、葱花、姜末、盐各适量。

做法：①瘦肉洗净，切丁，然后用酱油、料酒调汁腌制；芹菜择洗干净，切丁。②油锅烧热，先下葱花、姜末煸炒，再下肉丁大火快炒，放入芹菜丁，炒至熟时，烹入酱油和料酒，加盐调味。

营养功效：芹菜富含膳食纤维，可促进肠道蠕动，利于排便。

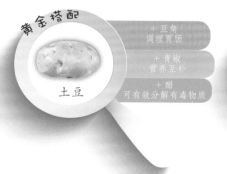

黄金搭配

土豆

+ 豆角
调理胃肠

+ 青椒
营养互补

+ 醋
可有效分解有毒物质

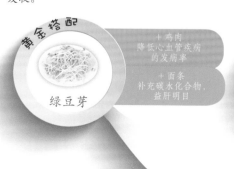

黄金搭配

绿豆芽

+ 鸡肉
降低心血管疾病的发病率

+ 面条
补充碳水化合物，益肝明目

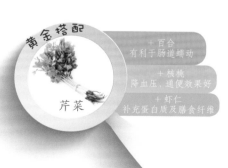

黄金搭配

芹菜

+ 百合
有利于肠道蠕动

+ 核桃
降血压、通便效果好

+ 虾仁
补充蛋白质及膳食纤维

第12周黄金营养餐

胎宝宝在长： 胎宝宝身长可达 6 厘米左右，体重约 13 克。手指和脚趾已经分开，指甲和毛发也在生长，声带也开始发育。本周胎宝宝脊柱轮廓发育明显，脊柱神经开始生长。

孕妈妈这样补： 到本周，孕妈妈孕早期的不适反应会逐渐减轻，胃口相对好转。同时，胎宝宝也正在快速发育，孕妈妈最好多补充蛋白质和碳水化合物、铁、维生素，来满足此阶段胎宝宝生长发育的需求。

专家建议：
如果孕妈妈没有出现维生素缺乏症，就没有必要补充复合维生素。保持健康规律的生活方式和良好的饮食习惯，就可以得到孕妈妈所需的大多数维生素。

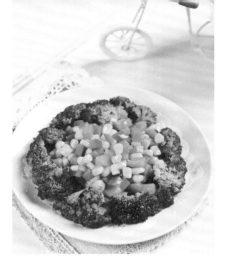

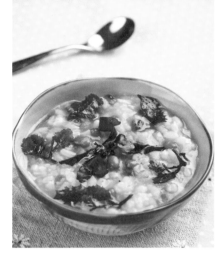

西蓝花彩蔬小炒

原料： 西蓝花 200 克，胡萝卜半根，玉米粒 100 克，青椒、红椒、盐各适量。

做法： ①青椒、红椒洗净，切成粒；胡萝卜洗净，切粒；玉米粒洗净；西蓝花择小朵。②坐锅烧水，下胡萝卜粒、玉米粒、西蓝花焯水。③油锅烧热，下胡萝卜粒、玉米粒，加盐，大火翻炒；放青、红椒粒翻炒，起锅。④ 西蓝花围边，将炒好的彩蔬放入盘中央即可。

营养功效： 西蓝花富含维生素 C，可提高孕妈妈和胎宝宝的抵抗力。

海藻绿豆粥

原料： 大米 100 克，糯米 80 克，绿豆 60 克，海藻芽 20 克。

做法： ①大米、糯米和绿豆一起用清水淘洗干净；海藻芽用清水浸泡 15 分钟，洗去表面浮盐后切碎。②锅中加入大米、糯米、绿豆和适量清水，用大火煮开，转小火慢煮。③煮至大米和绿豆熟软，加入海藻芽，再煮 5 分钟即可。

营养功效： 素食孕妈妈易因缺乏维生素 B_{12} 而导致贫血，而常食海藻就能很好地解决这一问题。

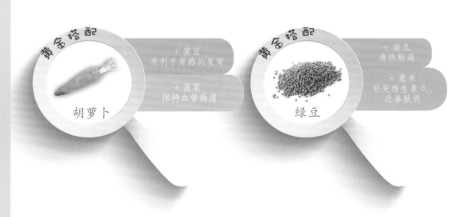

黄金搭配
胡萝卜
+ 黄豆
有利于骨骼的发育
+ 菠菜
保持血管畅通

黄金搭配
绿豆
+ 南瓜
清热解渴
+ 薏米
补充维生素 B_1，改善肤质

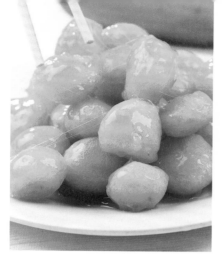
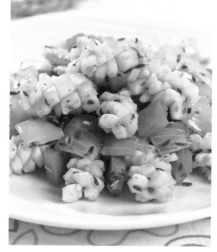
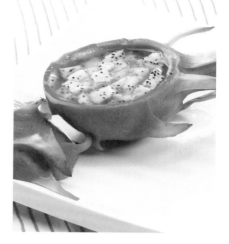

拔丝香蕉

原料：香蕉2根，鸡蛋1个，面粉100克，白糖适量。

做法：①香蕉去皮，切块；鸡蛋打匀，与面粉搅匀，调成糊。②油至五成热时放入白糖、清水，待糖溶化，用小火慢慢熬至金黄。③糖快好时，另起锅将油烧热，香蕉块蘸上面糊投入锅中，炸至金黄色时捞出，倒入糖汁中拌匀即可。

营养功效：香蕉中含有蛋白质、抗坏血酸、膳食纤维等营养成分，对预防孕期抑郁症有一定作用。

孜然鱿鱼

原料：鱿鱼1只，青椒、红椒、洋葱各30克，白醋、料酒、孜然、葱花、姜末、蒜蓉辣酱各适量。

做法：①鱿鱼、青椒、红椒、洋葱，切片。②将切好的鱿鱼放入热水中焯一下捞出。③锅中倒入适量油，放入葱花、姜末、洋葱片爆锅，放入鱿鱼片、青椒片、红椒片一起炒，放一点白醋、料酒和孜然。④放入蒜蓉辣酱，煸炒两下就可以起锅了。

营养功效：鱿鱼含有丰富的矿物质，对胎宝宝骨骼发育和造血十分有益。鱿鱼中锌含量也相当丰富。

西米火龙果

原料：西米50克，火龙果1个，白糖、淀粉各适量。

做法：①将西米用开水泡透蒸熟，火龙果对半剖开，挖空后，果肉切成小粒。②锅烧热，注入清水，加入白糖、西米、火龙果粒一起煮开。③用淀粉勾芡后盛入火龙果外壳内即可。

营养功效：西米可以健脾、补肺、化痰；火龙果有解重金属中毒、抗氧化、抗自由基、抗衰老的作用，还能降低孕期抑郁症的发生概率。

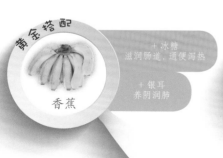

黄金搭配

香蕉

+冰糖
滋润肠道，通便泻热

+银耳
养阴润肺

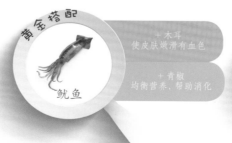

黄金搭配

鱿鱼

+木耳
使皮肤嫩滑有血色

+青椒
均衡营养，帮助消化

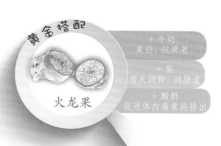

黄金搭配

火龙果

+牛奶
美白、抗衰老

+梨
清火润肺、润肠道

+酸奶
促进体内毒素的排出

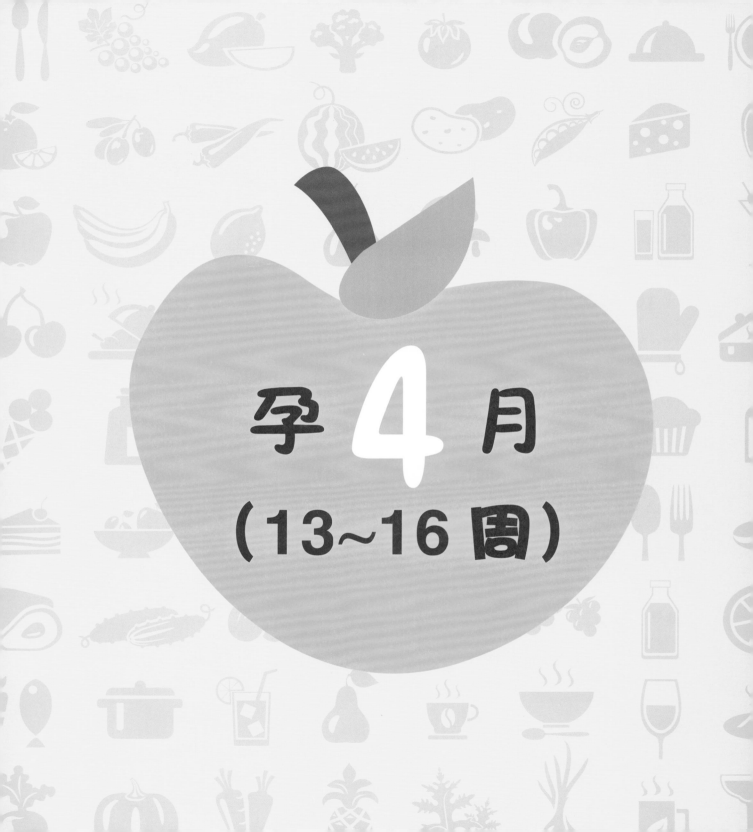

孕 **4** 月
（13~16 周）

胎宝宝：
大脑迅速发育

这个月胎宝宝的头渐渐伸直，胎毛、头发、乳牙也迅速增长，有时还会出现吸吮手指、做鬼脸等动作。胎宝宝的大脑明显地分成了 6 个区，皮肤逐渐变厚而不再透明。到孕 16 周末，胎宝宝身长达 16 厘米，体重达 150 克。

孕妈妈：
胃口好多了

孕妈妈的食欲开始好转，早孕反应逐渐减轻。到了孕 4 月，孕妈妈下腹部开始隆起，子宫已如婴儿头大小，乳房继续增大，乳晕颜色变深。

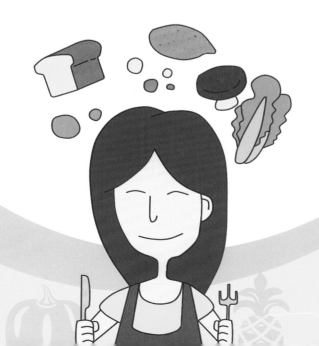

本月必吃 *8* 种食材

饮食 "解禁"，注重营养平衡

白菜

身体虚弱的孕妈妈常食白菜具有一定的补益作用，还能使胎宝宝的小心脏跳动得更有力。

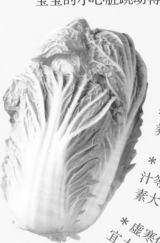

＊白菜适合炒食、炖汤，白菜叶适合凉拌。

＊白菜和肉类搭配，营养均衡，美味可口。

＊白菜不宜用煮、烫后挤汁等方法烹调，会造成营养素大量流失。

＊虚寒体质的孕妈妈不宜大量吃生冷的白菜，如泡菜。

糙米

糙米胚芽能够有效地促进血液循环，降低胆固醇，此外，糙米所含热量低，肥胖或体重增长过快的孕妈妈可以适当多吃些。

＊糙米不易消化，不要一次摄入过多。

＊糙米比较硬，可以提前一天浸泡一整夜。

＊由于糙米口感不好，蒸饭的时候可以加一些糯米。

圆白菜

圆白菜中的维生素 C 可加强铁的吸收，预防孕妈妈孕期缺铁性贫血。

＊圆白菜适于炒、炝、拌、熘等，也可做馅吃。

＊如果想吃醋熘圆白菜，在出锅前再加醋，减少营养流失。

＊圆白菜要现买现吃。

油菜

油菜中含有丰富的钙、铁等人体所需的矿物质，可减少孕期因缺钙、贫血造成的腿部抽筋、头晕失眠等症状。

* 食用油菜时要现做现切，并用大火爆炒，这样既可保持鲜嫩，又可使其营养成分不被破坏。

* 油菜与肉类做汤，营养互补。

* 焯烫油菜时，在沸水中加入食用油能使菜叶嫩绿诱人，锁住营养。

鸭肉

鸭肉中含有B族维生素、维生素E、烟酸、不饱和脂肪酸以及铁、铜、锌等矿物质，能为孕妈妈补充能量。

* 鸭肉炖汤或与大米煮粥，营养效果最佳。

* 孕妈妈吃鸭肉时最好去掉鸭皮，而且尽量吃鸭胸脯肉。

* 鸭、鹅等禽类屁股绝对不能吃。

海带

海带中丰富的碘能使孕妈妈和胎宝宝同时受益，让孕妈妈的头发有光泽，让胎宝宝的头发更浓密。

* 海带凉拌、炖汤都很好。

* 凉拌海带时，为保证海带鲜嫩可口，用清水煮约15分钟即可，时间不宜过久。

* 海带不可过多食用，否则会影响胎宝宝的甲状腺发育。

小米

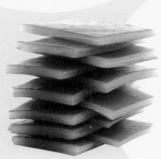

小米中含有丰富的B族维生素，能起到很好的补脾健胃作用。

* 熬小米粥时，要小火慢熬，尽量熬煮的时间长一些。

* 清洗小米时不要用手搓，也不宜长时间浸泡或用热水淘洗。

* 煮小米粥时不宜太稀薄，否则煮不出粥油，影响孕妈妈对营养的吸收。

奶酪

奶酪中的钙容易被人体吸收，有利于孕妈妈骨骼健康，也有利于胎宝宝骨骼硬化。

* 奶酪直接食用，营养价值最高。

* 将奶酪加入菜肴中，增加口感的同时，还能使菜中的营养更全面。

* 奶酪不可食用过多，否则会使孕妈妈体重增长太快。

孕 4 月饮食宜忌

宜全面摄取营养

孕 4 月孕妈妈的孕吐症状减轻，孕妈妈可以解放自己，全面地摄取各种营养，吃各种平时喜欢但因为担心发胖而不敢吃的东西。不过，再好吃、再有营养的食物都不要一次吃得过多、过饱，以免造成胃胀或其他不适。一连几天大量食用同一种食品，这也是不可取的，会导致营养摄入的单一化，不利于胎宝宝健康成长。

富含铁的补血食物	动物肝脏、红枣、菠菜
富含维生素 D 及钙的食物	牛奶、豆腐、鱼、虾皮、芥菜、西蓝花、芝麻酱
富含碘的食物	海产品
富含叶酸的食物	动物肝脏、绿叶蔬菜、香蕉
富含 B 族维生素和锌的食物	小麦胚芽、黄豆、花生、黑米、鸡肝、鱼类、虾、贝及海藻类

宜用食物预防妊娠斑

约 1/3 的孕妈妈会产生妊娠斑，但没必要太担心，等宝宝出生后会自然淡化、消失的。妊娠斑防治的好方法就是适时补充维生素。含有丰富维生素的水果如猕猴桃、西红柿、草莓及富含维生素 B_6 的奶制品等对于预防妊娠斑都较为有效。

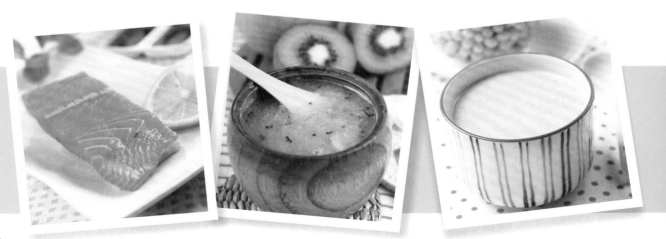

宜适量吃点大蒜

大蒜有较强的杀菌作用，孕妈妈常吃可以预防感冒的发生。

感冒是孕期需预防的重要疾病之一，因为感冒时，致病菌有可能随血液侵入胎盘，给胎宝宝的健康带来危害。患病严重时，孕妈妈服用的药物也会进入到胎宝宝体内，影响胎宝宝的发育。如果孕中期或孕晚期患上严重感冒，则有可能导致流产、早产现象的发生。所以在饮食中适量添加一些大蒜，有助于孕妈妈抵抗外来细菌的侵袭。

孕妈妈不要拒绝吃蒜，可将大蒜捣成蒜碎，在用餐时佐餐食用。

大蒜虽好，但也不能吃得太多，吃多了会刺激孕妈妈的肠胃，对身体和胎宝宝都不利。

宜经常喝点孕妇奶粉

怀孕以后，孕妈妈的身体和心理都要经受一场考验，即使孕妈妈平常的膳食结构比较合理、平衡，还是有可能出现不能满足身体需要的情况，如锌、铜、维生素 D、叶酸等缺乏。而孕妇奶粉中几乎含有了孕妈妈需要的所有营养素。如果孕期补充一定量的奶粉，基本上能够满足孕妈妈对各种营养素的需求。

一般来说，孕妇奶粉的产品说明上都会建议孕妈妈每天喝 1 杯。孕妈妈不要擅自增加饮用量，否则可能造成某些营养素摄入超标。

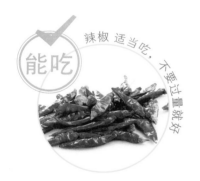

能吃 辣椒 适当吃，不要过量就好

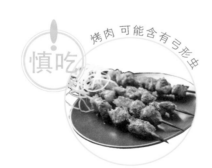

慎吃 烤肉 可能含有弓形虫

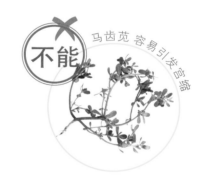

不能 马齿苋 容易引发营缩

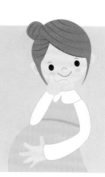

孕妈妈进入了比较安全、愉快的孕中期。现在是胎宝宝的长牙期，对钙的需求量增加，豆腐、奶制品等都是很好的钙质来源。

平衡饮食，防止肥胖或体重增加超标

孕4月后，体重增加迅速，如果此时对饮食不加节制致使体重超标的话，对孕妈妈和胎宝宝都不利。所以此时要注意平衡饮食，不可暴食，防止肥胖。

日常饮食主要是控制摄入糖类食物和脂肪含量高的食物，米饭、面食等粮食均不宜超过每日标准供给量。动物性食物可多选择含脂肪量相对较低的，如鸡肉、鱼肉、虾、蛋、奶，少选择含脂肪量相对较高的，如猪肉、牛肉、羊肉等。另外，可适当增加一些豆类，这样既可以保证蛋白质的供给，又能控制脂肪量。要少吃油炸食物及奶油类食物、糕点等，坚果的摄入量不可过多，这类食物脂肪含量也较高。

不宜过量吃水果

不少孕妈妈喜欢吃水果，甚至还把水果当蔬菜吃。有的孕妈妈为了生个健康、漂亮、皮肤白净的宝宝，就在孕期拼命吃水果，认为这样既可以充分地补充维生素，又可以使将来出生的宝宝皮肤好，其实这种观点是片面的、不科学的。

虽然水果和蔬菜都有丰富的维生素，但是二者还是有本质区别的。水果中的膳食纤维成分并不高，但是蔬菜里的膳食纤维成分却很高。过多地摄入水果，而不吃蔬菜，直接减少了孕妈妈膳食纤维的摄入量。另外，有的水果中糖分含量很高，孕期食用糖分过高的食物，还可能引发孕妈妈肥胖或血糖过高等问题。

不宜吃未成熟的西红柿

未成熟的西红柿含有大量的有毒番茄碱，孕妈妈食用后，会出现恶心、呕吐、全身乏力等中毒症状，对胎宝宝的发育有害。所以，孕妈妈一定要吃熟透的西红柿。

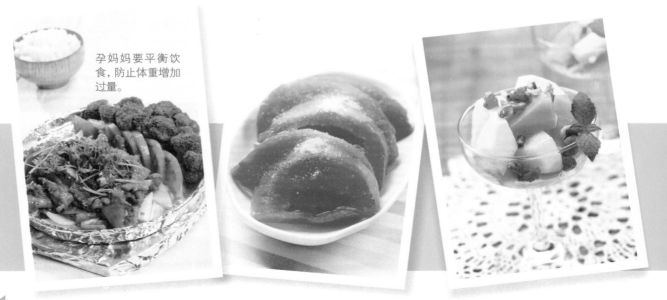

孕妈妈要平衡饮食，防止体重增加过量。

不宜多吃火锅

大家在吃火锅时，习惯把鲜嫩的肉片放到煮开的汤料中稍稍一烫即进食，这种短暂的加热不能杀死寄生在肉片细胞内的弓形虫幼虫，进食后幼虫可在肠道中穿过肠壁随血液扩散至全身。孕妈妈受感染时多无明显不适，或仅有类似感冒的症状，但幼虫可通过胎盘传染胎宝宝，严重者可发生流产、死胎，或影响胎宝宝大脑的发育而发生小头、大头（脑积水）或无脑儿等畸形。

因此，孕妈妈最好不吃火锅，如果特别想吃，肉片一定要煮熟，而且尽量避免用同一双筷子取生食物及进食。

不宜过量补钙

孕妈妈缺钙可诱发手足抽筋，胎宝宝也易得先天性佝偻病和缺钙抽搐。但是如果孕妈妈补钙过量，胎宝宝可能患高血钙症，不利于胎宝宝发育，且有损胎宝宝颜面美观。一般来说，孕妈妈在孕早期每日需钙量为 800 毫克，孕中后期，增加到 1100 毫克。这并不需要特别补充，只要从日常的鱼、肉、蛋、奶等食物中合理摄取即可。

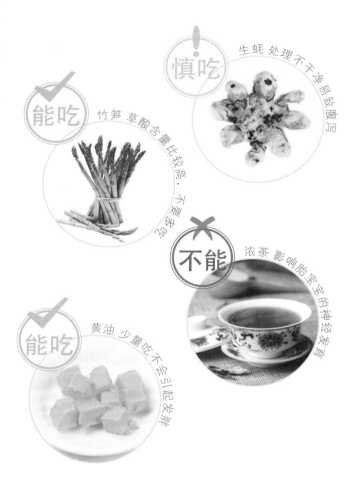

能吃 竹笋 草酸含量比较高，不要多吃

慎吃 生蚝 处理不干净易致腹泻

不能 浓茶 影响胎宝宝的神经发育

能吃 黄油 少量吃不会引起发胖

吃自己喜欢吃的东西，

但不要过量。

注意保证营养的均衡与全面。

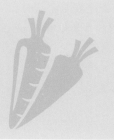

第13周 黄金营养餐

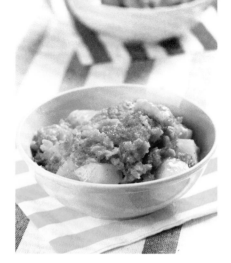

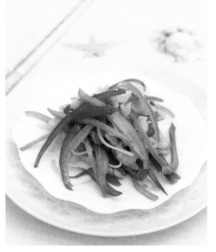

胎宝宝在长：此时的胎宝宝身长 6 厘米，重约 15 克。虽然胎宝宝的耳朵大约要到 24 周时才会完全发育成形，但此时已经可以通过皮肤的震动来感受声音。

孕妈妈这样补：现在是胎宝宝长牙根的时期，继续补充钙和维生素 D，对胎宝宝拥有一口好牙极其重要，同时也有利于骨骼发育。孕妈妈补钙要多吃黑芝麻、紫菜、海鱼、牛奶、豆制品、鸡蛋、海带等。

专家建议：

胎宝宝的生长开始加快，孕妈妈的胃口也好了起来，但是也不能想吃多少就吃多少。要知道，孕期的营养贵在合理和平衡，如果过度肥胖就会危及胎宝宝和自身的健康。

粉蒸排骨

原料：猪排 450 克，红薯 200 克，豆瓣酱、老抽、蒜末、白糖、盐、蒸肉米粉各适量。

做法：①将猪排洗净，斩成段；红薯洗净，削皮，切小块。②将豆瓣酱、老抽、蒜末、白糖、盐加入猪排段中，腌制 20 分钟，再倒入蒸肉米粉，使猪排段均匀地裹上米粉。③取蒸笼，下面垫上一层切好的红薯块，将猪排段铺上，大火蒸 50 分钟即可。

营养功效：猪排富含蛋白质、脂肪，适合本周孕妈妈食用，以满足胎宝宝生长需要。

海蜇拌双椒

原料：海蜇皮 1 张，青椒、红椒各 1 个，姜丝、盐、白糖、香油各适量。

做法：①海蜇皮洗净、切丝，温水浸泡后沥干；青椒、红椒分别洗净、切丝备用。②青椒丝、红椒丝拌入海蜇丝，加姜丝、盐、白糖、香油拌匀即可。

营养功效：海蜇含碘丰富，有助于胎宝宝甲状腺的健康发育，进而促进其中枢神经系统和大脑的发育。

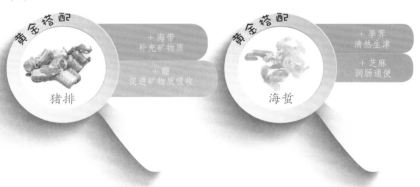

黄金搭配　猪排　+海带 补充矿物质　+醋 促进矿物质吸收

黄金搭配　海蜇　+荸荠 清热生津　+芝麻 润肠通便

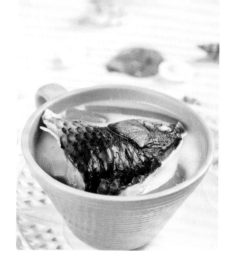
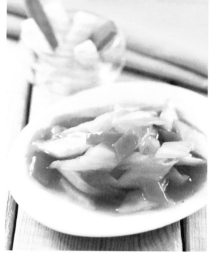
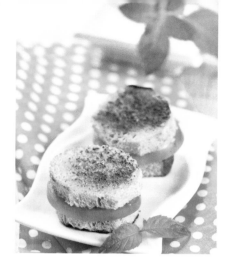

鲫鱼丝瓜汤

原料：鲫鱼1条，丝瓜100克，姜片、盐各适量。

做法：①鲫鱼去鳞、去鳃、去内脏，洗净，切小块。②丝瓜去皮，洗净，切成段。③锅中放入清水，把丝瓜段和鲫鱼块一起放入锅中，再放入姜片，先用大火煮沸，后改用小火慢炖至鱼熟，加盐调味即可食用。

营养功效：丝瓜富含B族维生素和维生素C，有利于保护胎宝宝视力；鲫鱼富含蛋白质，可为胎宝宝神经元的形成和发育提供营养。

糖醋白菜

原料：白菜200克，胡萝卜半根，淀粉、白糖、醋、酱油各适量。

做法：①白菜、胡萝卜洗净，斜刀切片。②将淀粉、白糖、醋、酱油搅拌均匀，当作糖醋汁，备用。③油锅烧热，放入白菜片煸炒，然后放入胡萝卜片，炒至熟烂。④倒入糖醋汁，翻炒几下即可。

营养功效：这道糖醋白菜味道酸甜，脆嫩爽口，糖醋汁的味道能够很好地渗入到白菜片中，让孕妈妈食欲大振。

奶酪三明治

原料：全麦面包2片，奶酪1片，西红柿2个，黄油适量。

做法：①不粘锅预热，放入黄油。②将黄油溶化后，放入第1片全麦面包，然后放入奶酪和第2片全麦面包。③煎30秒后，如果全麦面包已经变成金黄色，翻面，将另一面也煎成金黄色。④西红柿洗净，切片，夹在全麦面包中即可。

营养功效：奶酪含有丰富的维生素A，能增强孕妈妈的抗病能力，还能让孕妈妈和胎宝宝的眼睛明亮动人。

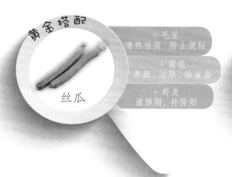

黄金搭配

+毛豆
清热祛痰，防止便秘

+菊花
养颜，洁肤，除雀斑

+虾皮
滋肺阴，补肾阳

丝瓜

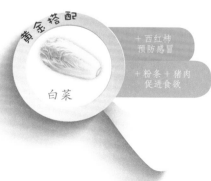

黄金搭配

+西红柿
预防感冒

+粉条+猪肉
促进食欲

白菜

黄金搭配

+核桃
防止衰老

+开心果
有助于机体排毒

面包

第14周
黄金营养餐

胎宝宝在长： 胎宝宝的眼睑仍然紧闭着，肝脏开始工作，肾脏功能日益完善和发达，血液循环开始进行，甲状腺开始起作用。最神奇的是，胎宝宝的手指上已经长出指纹了。

孕妈妈这样补： 胎宝宝的甲状腺开始工作，对碘的需求量增加。孕妈妈要适当多吃一些海带、紫菜、虾等含碘丰富的食物，同时还要注重维生素D、脂肪和膳食纤维的补充。

专家建议：

除了虾、海鱼、海带等海产品外，碘盐是补碘的另一种方式。对于不常吃海产品的孕妈妈而言，更要坚持食用碘盐。但也不要为了补碘而多吃碘盐，这样会增加肾脏负担，加重水肿症状。

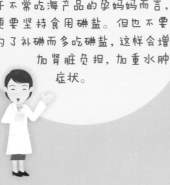

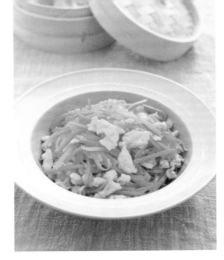

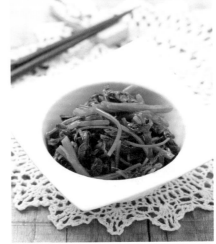

胡萝卜炒鸡蛋

原料： 胡萝卜1根，鸡蛋1个，盐适量。

做法： ①鸡蛋磕入碗中，打散；胡萝卜洗净，切丝。②锅中放油，油热后下入鸡蛋液，翻炒至鸡蛋定形，盛出备用。③锅中倒适量油，油热后下入胡萝卜丝，炒三四分钟后倒入炒过的鸡蛋，加适量盐翻炒均匀即可。

营养功效： 此菜含有的β-胡萝卜素，能够保护孕妈妈和胎宝宝的皮肤细胞和组织健全。

凉拌空心菜

原料： 空心菜150克，蒜末、盐、香油各适量。

做法： ①将空心菜洗净，切段。②水烧开，放入空心菜段，滚三滚后捞出沥干。③蒜末、盐与少量水调匀后，再浇入热香油，再和空心菜段拌匀即可。

营养功效： 空心菜中膳食纤维含量极为丰富，可为孕妈妈轻松排毒，同时富含胡萝卜素，能够促进胎宝宝视力发育。

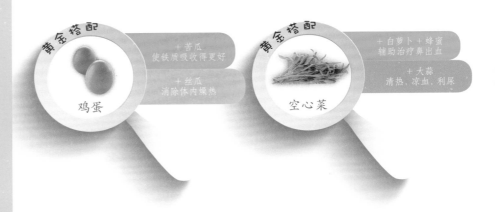

黄金搭配

+苦瓜
使铁质吸收得更好

+丝瓜
消除体内燥热

鸡蛋

黄金搭配

+白萝卜+蜂蜜
辅助治疗鼻出血

+大蒜
清热、凉血、利尿

空心菜

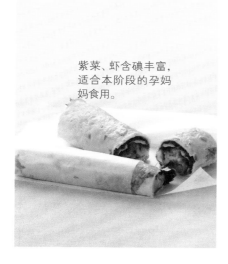

紫菜、虾含碘丰富，适合本阶段的孕妈妈食用。

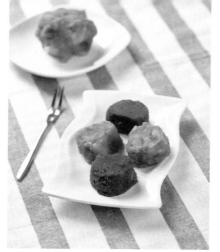

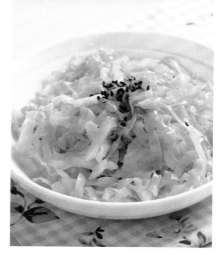

如意蛋卷

原料：虾仁 10 只，鸡蛋 3 个，草鱼肉 100 克，蒜薹 50 克，紫菜、盐、水淀粉各适量。

做法：①草鱼肉与虾仁剁成肉茸，加盐、水淀粉，顺同一方向搅拌至起胶。②将蒜薹焯烫沥干；鸡蛋打散后入油锅制成蛋皮。③蛋皮上铺紫菜，将肉茸均匀地铺于紫菜上。④蒜薹各放在一边，分别卷起来。⑤蛋卷汇合处抹少许水淀粉，用细绳绑住，上锅蒸熟，切开即可。

营养功效：此主食能补充胎宝宝此阶段发育所需的蛋白质、钙、碘及多种维生素。

紫薯山药球

原料：紫薯、山药各 100 克，炼奶适量。

做法：①紫薯、山药分别洗净，去皮，蒸烂后压成泥。②在山药泥中混入适量蒸紫薯的紫水，然后和紫薯泥一起分别拌入炼奶混合均匀。③揉成球形即可。

营养功效：山药含有氨基酸、胆碱、维生素 B_2、维生素 C 及钙、磷、铜、铁、碘等多种营养素，能满足胎宝宝本周身体发育所需。

芝麻圆白菜

原料：圆白菜 200 克，黑芝麻 10 克，盐适量。

做法：①用小火将黑芝麻不断翻炒，炒出香味时出锅；圆白菜洗净，切粗丝。②锅置火上，放油烧热，放入圆白菜，翻炒几下，加盐调味，炒至圆白菜熟透发软即可出锅盛盘，撒上黑芝麻拌匀。

营养功效：圆白菜富含叶酸，芝麻含有丰富的蛋白质、碳水化合物和维生素 E、维生素 B_1 等，孕期可常吃。

黄金搭配

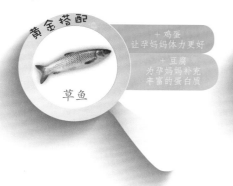

+ 鸡蛋
让孕妈妈体力更好

+ 豆腐
为孕妈妈补充丰富的蛋白质

草鱼

黄金搭配

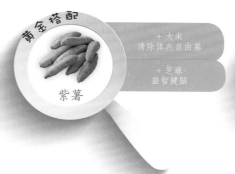

+ 大米
清除体内自由基

+ 芝麻
益智健脑

紫薯

黄金搭配

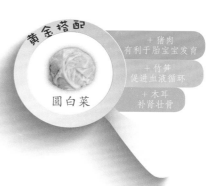

+ 猪肉
有利于胎宝宝发育

+ 竹笋
促进血液循环

+ 木耳
补肾壮骨

圆白菜

第15周
黄金营养餐

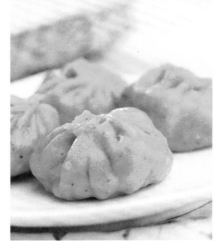

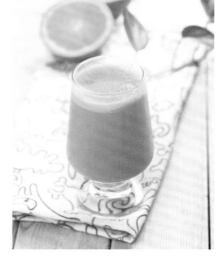

胎宝宝在长：胎宝宝身上长出了胎毛，可辅助协调体温，眉毛和头发也在零星地生长。这时的胎宝宝会做许多小动作：握拳、皱眉头、吸吮大拇指等，这些小动作可以促进胎宝宝的大脑发育。

孕妈妈这样补：到了孕中期，胎宝宝进入快速发育阶段，对热量的需求在增加，牙根和骨骼的发育对钙和多种维生素的需求量也在增加。孕妈妈要多吃些高热量、高钙食物。

专家建议：

此时进食有一个原则：再好吃、再有营养的食物都不要一次吃得过多、过饱，或一连几天大量食用同一种食物。要知道，孕期营养贵在平衡与合理，并不是多多益善。

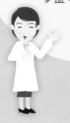

南瓜包

原料：南瓜 500 克，糯米粉 200 克，鲜香菇、藕粉、竹笋、酱油、白糖各适量。

做法：① 南瓜洗净，蒸熟，压碎；鲜香菇、竹笋洗净，切丁，备用。② 藕粉用热水搅拌均匀，然后和糯米粉、南瓜碎、油揉成面团。③ 将香菇丁、竹笋丁放入锅中，加酱油、白糖炒香，当馅备用。④ 将面团分成若干份，捏成包子皮状，包入适量的馅。⑤ 将南瓜包放入蒸笼，蒸熟即可。

营养功效：南瓜含有丰富的胡萝卜素，利于胎宝宝眼睛的发育。

橙黄果蔬汁

原料：苹果 1 个，胡萝卜 1 根，芒果、橙子各半个。

做法：① 苹果、芒果洗净，去皮，去核。② 橙子洗净，去皮，去子；胡萝卜洗净，去皮。③ 将所有材料切成小块，放入榨汁机。④ 加水至上下水位线之间，榨汁后倒出即可。

营养功效：这款果蔬汁能补充多种维生素和抗氧化成分，消除孕妈妈体内的自由基，提高免疫力，缓解身体疲劳，让孕妈妈神采奕奕。

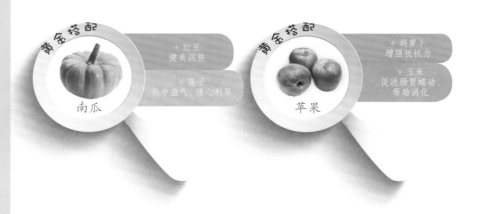

黄金搭配 南瓜
+ 红豆 健美润肤
+ 莲子 补中益气，清心利尿

黄金搭配 苹果
+ 胡萝卜 增强抵抗力
+ 玉米 促进肠胃蠕动，帮助消化

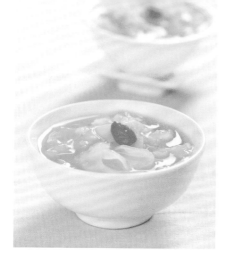
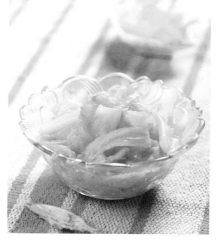
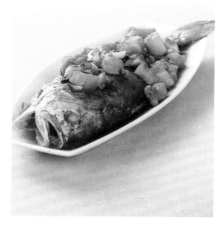

荸荠银耳汤

原料：荸荠 4 个，银耳 1 朵，高汤、枸杞子、冰糖、盐各适量。

做法：①将荸荠去皮洗净，切薄片，放清水中浸泡 30 分钟，取出沥干备用。②银耳用温水泡开，洗去杂质，用手撕成小块；枸杞子泡软，洗净。③锅置火上，放入高汤、银耳、冰糖煮 30 分钟，加入荸荠片、枸杞子和盐，用小火煮 10 分钟，撇去浮沫。

营养功效：不爱吃肉的孕妈妈可从银耳中摄取维生素 D，以促进钙的吸收。

虾仁娃娃菜

原料：娃娃菜 1 棵，虾仁 4 只，清汤、盐、香油各适量。

做法：①娃娃菜洗净，切段，焯水过凉；虾仁洗净备用。②锅内倒入适量清汤，大火烧开后放入娃娃菜，开锅后加入虾仁，大火滚煮片刻，加入适量盐。③最后淋上香油即可。

营养功效：虾含丰富的优质蛋白质、维生素 A、维生素 B_1、维生素 B_2，有利于胎宝宝此阶段各个器官的快速发育。

干烧黄花鱼

原料：黄花鱼 1 条，鲜香菇 2 朵，五花肉 50 克，葱段、蒜片、姜片、料酒、酱油、白糖、盐各适量。

做法：①黄花鱼去鳞及内脏，洗净；鲜香菇洗净，切小丁；五花肉洗净，按肥瘦切成小丁。②油锅烧热，放入黄花鱼，一面呈微黄色时翻面。③另起油锅烧热，放入肥肉丁和姜片，用小火煸炒，再放入其他食材和调料，加水烧开，转小火，15 分钟后，加适量盐调味。

营养功效：黄花鱼中富含蛋白质和 B 族维生素，可促进胎宝宝生长。

黄金搭配

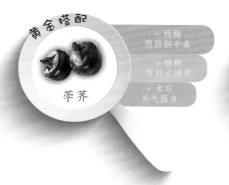

荸荠

+杨梅
预防铜中毒

+核桃
有利于消化

+木耳
补气强身

黄金搭配

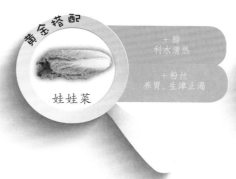

娃娃菜

+醋
利水清热

+粉丝
养胃、生津止渴

黄金搭配

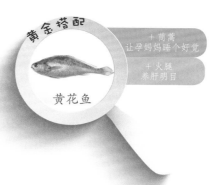

黄花鱼

+茼蒿
让孕妈妈睡个好觉

+火腿
养肝明目

第16周黄金营养餐

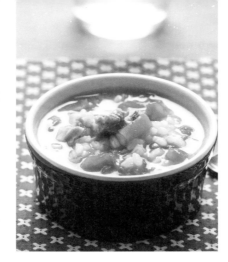
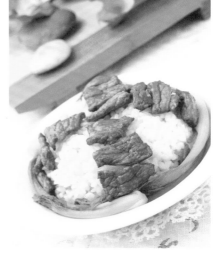

胎宝宝在长：第16周的胎宝宝越来越有小模样了，胳膊和腿已经长成，手指甲已经形成，关节也能灵活活动了。现在已经可以通过B超分辨出胎宝宝的性别了。

孕妈妈这样补：本周孕妈妈要多摄取优质蛋白质、维生素C、铁、锌等营养物质。营养全面、清淡的饮食是本周的首选，要做到荤素搭配、粗细搭配、生熟搭配、干稀搭配、口味搭配等。

专家建议：

富含维生素C的蔬菜应该先洗后切，烹炒时速度要快，这样能减少维生素C的流失。孕妈妈只要常吃新鲜的水果和蔬菜，一般不会缺乏维生素C。

西红柿猪骨粥

原料：西红柿2个，猪骨300克，大米100克，盐适量。

做法：①猪骨剁成块；西红柿洗净，切块；大米洗净，浸泡。②锅置火上，放入猪骨块和适量水，大火烧沸后改小火，熬煮1个小时。③放入大米、西红柿块，继续熬煮成粥。待粥熟时，加盐即可。

营养功效：此粥黏糯适口，含有丰富的蛋白质、脂肪、碳水化合物和钙、胡萝卜素等，孕妈妈常喝可预防宝宝软骨病的发生。

牛肉焗饭

原料：牛肉、大米、菜心各100克，姜丝、盐、酱油、料酒各适量。

做法：①牛肉洗净切片，用盐、酱油、料酒、姜丝腌制；菜心洗净，焯烫；大米淘洗干净。②大米放入电饭煲中，加适量水，开火煮饭，待饭将熟时，调成微火，放入牛肉片，10分钟后，把菜心围在边上即成。

营养功效：牛肉富含铁、蛋白质等营养成分，孕妈妈常吃能增强体力。

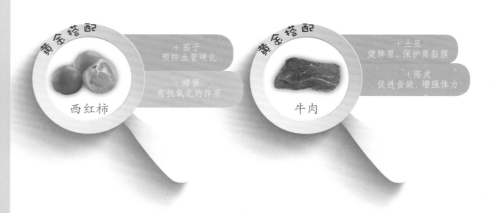

黄金搭配
+茄子 预防血管硬化
+蜂蜜 有抗氧化的作用
西红柿

黄金搭配
+土豆 健脾胃，保护胃黏膜
+陈皮 促进食欲，增强体力
牛肉

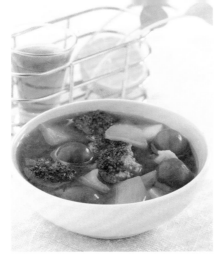
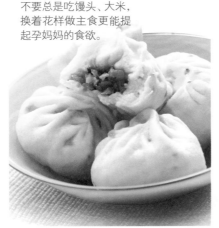

不要总是吃馒头、大米，换着花样做主食更能提起孕妈妈的食欲。

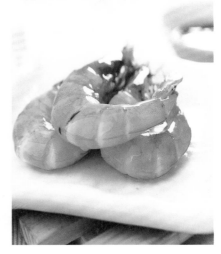

咖喱蔬菜鱼丸煲

原料： 洋葱、土豆、胡萝卜、鱼丸、西蓝花各 100 克，盐、白糖、酱油、高汤、咖喱各适量。

做法： ①将洋葱、土豆、胡萝卜分别去皮洗净，切块；西蓝花洗净切块。②将洋葱块、土豆块、胡萝卜块与咖喱一起炒熟后，加高汤煮沸。③放入鱼丸、西蓝花块、盐、白糖、酱油调味即可。

营养功效： 咖喱蔬菜鱼丸煲含丰富的维生素，可为孕妈妈提供充足的维生素。

猪肉酸菜包

原料： 面粉 500 克，猪肉 350 克，酸菜 150 克，猪油 20 克，香油、酱油、盐、葱花、姜末各适量。

做法： ①酸菜洗净，切丝；猪肉切末；炒锅放猪油烧热后，将肉末翻炒断生，加酱油、盐炒匀，出锅加葱花、姜末、香油及酸菜丝拌匀成馅。②面粉加水和面团，饧发片刻，取出面团揉匀，分成 50 克左右 1 个的面团，擀成皮，放入馅，包成包子，最后上笼蒸熟即可。

营养功效： 酸菜能够醒脾开胃，增进食欲，但是食用要适量。

清蒸大虾

原料： 大虾 5 只，葱、姜、料酒、高汤、醋、酱油、香油各适量。

做法： ①将大虾洗净。②葱择洗干净切丝；姜洗净，一半切片，一半切末。③将虾摆在盘内，加入料酒、葱丝、姜片和高汤，上笼蒸 10 分钟左右。拣去葱丝、姜片，然后装盘。④用醋、酱油、姜末和香油兑成汁，供蘸食。

营养功效： 虾能补肾健胃，有利于胎宝宝各个器官的发育。

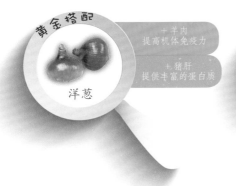

黄金搭配

洋葱

+羊肉
提高机体免疫力

+猪肝
提供丰富的蛋白质

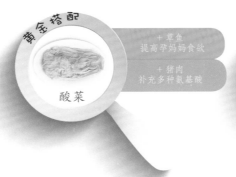

黄金搭配

酸菜

+草鱼
提高孕妈妈食欲

+猪肉
补充多种氨基酸

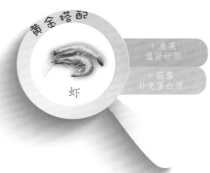

黄金搭配

虾

+韭菜
温肾壮阳

+莴笋
补充蛋白质

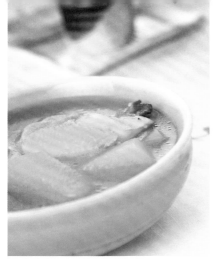
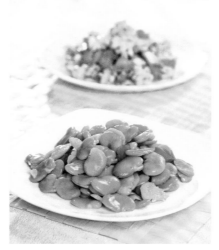
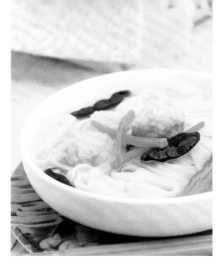

鸭肉冬瓜汤

原料： 鸭 1 只，冬瓜 100 克，姜片、盐各适量。

做法： ①鸭子去内脏，处理干净；冬瓜洗净，去子带皮切小块。②鸭子放冷水锅中大火煮约 10 分钟，捞出，冲去血沫，放入汤煲内，倒入足量清水大火煮开。③放入姜片，略微搅拌后转小火煲 90 分钟，关火前 10 分钟倒入冬瓜，煮软，加盐调味即可。

营养功效： 鸭肉有益于心脏健康，冬瓜有利湿消肿之效，两者搭配，非常适合孕妈妈食用。

清炒蚕豆

原料： 鲜蚕豆 300 克，盐、红椒丁各适量。

做法： ①将油烧至八分热，放一些红椒丁，然后将蚕豆下锅翻炒，炒时火候要大，使蚕豆充分受热。②加水焖煮，一般来说，水量需与蚕豆持平。③当蚕豆表皮裂开后加盐即可，用盐量比炒蔬菜略多些。

营养功效： 蚕豆营养丰富，植物蛋白含量丰富，还含有膳食纤维、钙、磷、铁、B 族维生素等多种有益人体的营养物质。蚕豆还是低热量食物，对孕妈妈来说，是一种健康食物。

什锦面

原料： 面条 100 克，鸡肉 50 克，木耳 20 克，鸡蛋 1 个，胡萝卜、青菜叶、香油、盐、鸡骨头各适量。

做法： ①鸡骨头熬汤，胡萝卜洗净切丝；木耳泡发好备用。②把鸡肉剁成肉末加入鸡蛋清后揉成小丸子，在开水中余熟。③把面条放入熬好的汤中煮熟，放青菜叶、木耳、胡萝卜丝和小丸子煮熟，最后放盐、香油即可。

营养功效： 什锦面营养均衡，易于消化，可为孕妈妈补充体力。

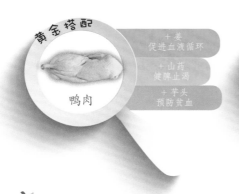

黄金搭配

鸭肉

+ 姜
促进血液循环

+ 山药
健脾止渴

+ 芋头
预防贫血

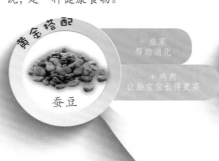

黄金搭配

蚕豆

+ 韭菜
帮助消化

+ 鸡肉
让胎宝宝长得更高

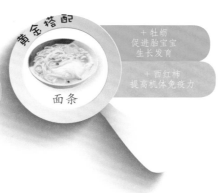

黄金搭配

面条

+ 牡蛎
促进胎宝宝
生长发育

+ 西红柿
提高机体免疫力

鲜奶炖木瓜雪梨

原料： 牛奶 250 毫升，梨 1 个，木瓜 1 个，蜂蜜适量。

做法： ①梨、木瓜分别用水洗净，去皮，去核（瓤），切块。②梨块、木瓜块放入炖盅内，加入牛奶和适量水，盖好盖儿，先用大火烧开，改用小火炖至梨块、木瓜块软烂，加入蜂蜜调味即可。

营养功效： 鲜奶炖木瓜雪梨是孕妈妈补充蛋白质、β - 胡萝卜素和维生素的较好选择，孕妈妈常吃既能提高免疫力，又能美容养颜，而且对胎宝宝的健康发育很有益。

鲜奶炖木瓜雪梨既能补充丰富的营养，又能美容养颜。

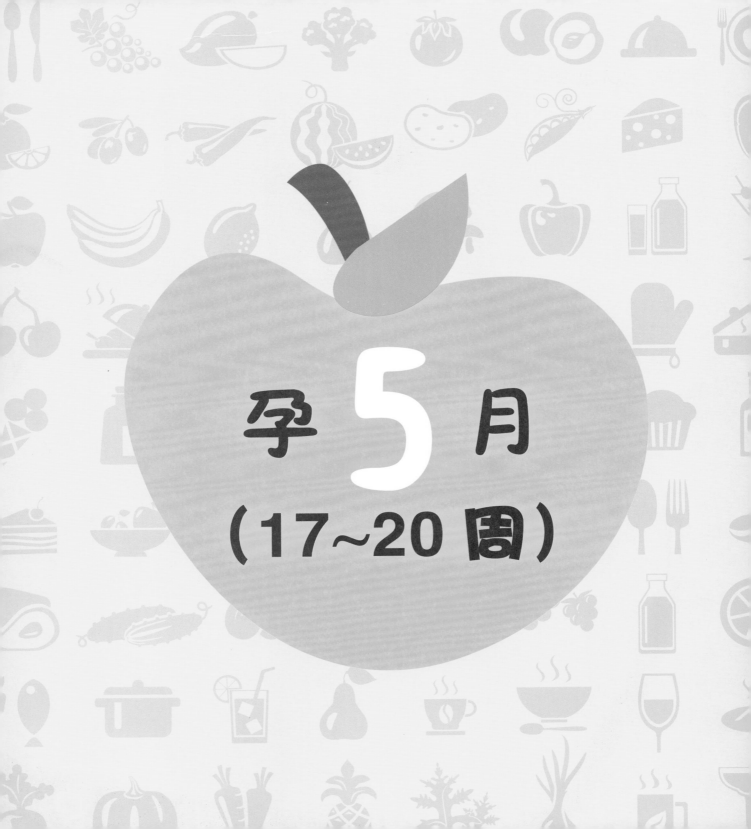

孕 **5** 月
（17~20 周）

胎宝宝：
能听到声音了

这个月开始，胎宝宝的循环系统、尿道开始工作，听力形成，可以听得到孕妈妈的心跳、血流、肠鸣和说话声。胎宝宝身长达到 25 厘米，体重 320 克，皮肤是半透明的，眼睛由两侧向中央集中，骨骼开始变硬，会对光线有所反应，还可以尝到一些味道了。

孕妈妈：
大肚隆起，"孕"味十足

随着孕程进展，孕妈妈的外貌和体形更加具有孕妇特征，下腹隆起明显，子宫底的高度与肚脐平齐，乳房、臀部更加丰满，面部、乳晕、外阴的颜色继续变深，乳房开始分泌黄色的初乳，阴道分泌物继续增多，刷牙时容易牙龈出血。由于关节、韧带的松弛，此时还会感到腰酸背痛。这一时期最重要的收获是孕妈妈能够明显感到胎动了！

本月必吃 7 种食材

饮食多注意，孕期无病痛

腰果

腰果中含有的脂肪，可以起到润肠通便、润肤美容的作用，而且含有的单不饱和脂肪酸利于胎宝宝皮肤的生长。

＊腰果与西芹搭配凉拌食用，具有很高的营养价值。

＊腰果炒熟后，清香美味，孕妈妈可以单独吃。

＊孕妈妈以粥当早点时，可以往粥里加点腰果碎粒，以补充一天所需的能量。

芹菜

孕妈妈食用芹菜不仅能够降压降脂，预防妊娠高血压，还有利于安定情绪，消除烦躁。

＊芹菜可炒、拌、炝或做配料，也可做成馅包饺子。

＊芹菜叶所含的维生素 C 和胡萝卜素都比茎多，因此择菜时不要把嫩叶扔掉。

＊被失眠困扰的孕妈妈，可用芹菜叶做汤，能让孕妈妈做个好梦。

玉米

孕妈妈常吃玉米能调节胎宝宝神经系统的功能，缓解孕妈妈眼睛干涩，还能润肠通便，使孕妈妈皮肤细腻、光滑。

＊烹调使玉米获得了营养价值很高的活性抗氧化剂，所以玉米熟吃更佳。

＊玉米可以与肉类煲汤，也可以熬粥，或吃煮熟的玉米棒。

＊玉米发霉后会产生致癌物，所以发霉玉米绝对不能食用。

带鱼

带鱼中的 DHA 和 EPA, 对于胎宝宝脑部发育, 提高智力有很好的帮助。

* 带鱼腥气较重, 宜红烧、糖醋, 不适合清蒸。

* 眼睛鼓鼓的、肚子鼓鼓的、鱼鳞不脱落或少量脱落的为新鲜带鱼。

* 带鱼洗净后, 切成小段, 抹上少许盐放入冰箱冷冻, 可以保存较长的时间。

猕猴桃

猕猴桃果实肉肥汁多、清香鲜美, 能补血止血, 消除妊娠斑, 还有强化免疫系统的作用。

* 猕猴桃生吃最营养, 也可以榨汁喝。

* 孕妈妈应在饭前或饭后 1~3 个小时吃猕猴桃, 不要空腹吃。

* 每天吃 1 个猕猴桃, 就能满足人体对膳食纤维和维生素 C 的需要。

黄瓜

黄瓜中丰富的维生素 C 和 B 族维生素对滋润皮肤、健脑安神有很好的效果。

* 黄瓜榨汁饮用, 是一道不错的美容饮品。

* 黄瓜最适合生吃和凉拌, 如果孕妈妈身体允许, 可经常吃。

* 吃黄瓜时, 要把黄瓜把儿吃掉, 因为黄瓜把儿含有较多的苦味素, 有抗肿瘤的作用。

* 若孕妈妈水肿, 可在晚饭前吃些煮黄瓜。

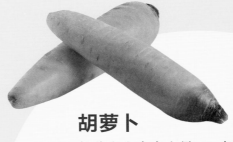

胡萝卜

胡萝卜中含有大量 β - 胡萝卜素, 转变成维生素 A 后, 有补肝明目的作用。

* β - 胡萝卜素是脂溶性物质, 所以胡萝卜最好爆炒。

* 胡萝卜与肉类混合做馅, 动物油脂会提高 β - 胡萝卜素的吸收率。

* 不宜与富含维生素 C 的食物同食, 以免降低营养价值。

孕 5 月饮食宜忌

宜适当吃野菜

　　大多数野菜富含植物蛋白、维生素、膳食纤维及多种矿物质，营养价值高，而且污染少。孕妈妈适当吃些野菜，可预防便秘，还可以预防妊娠糖尿病。常见的野菜有：蕨菜，可清热利尿、消肿止痛；小根葱，可健胃祛痰；荠菜，可凉血止血、补脑明目、治水肿便血。孕妈妈应根据自身身体状况适量食用。

宜控制外出用餐次数

　　孕妈妈一定要注意控制外出用餐次数。大部分餐厅提供的食物，都会是多油、多盐、多糖、多味精的菜肴，不太符合孕妈妈进食的要求。如不得不在外面就餐时，饭前应喝些清淡的汤，减少红色肉类的摄入，用餐时间控制在 1 个小时之内。

宜注意餐次安排

　　随着胎宝宝的生长，孕妈妈胃部受到挤压，容量减少，应选择体积小、营养价值高的食品，要少食多餐，可将全天所需食品分五六餐进食。可在正餐之间安排加餐，当机体缺乏某种营养时可在加餐中重点补充。热能的分配上，早餐的热能占全天总热能的 30%，要吃得好；午餐的热能占全天总热能的 40%，要吃得饱，晚餐的热能占全天总热能的 30%，要吃得少。

宜吃鱼头

　　鱼肉含有丰富的优质蛋白质，还含有两种不饱和脂肪酸，即 DHA、EPA。这两种物质相对集中在鱼头和鱼肚子上。所以，孕期适量吃鱼的这些部位有益于胎宝宝大脑发育。

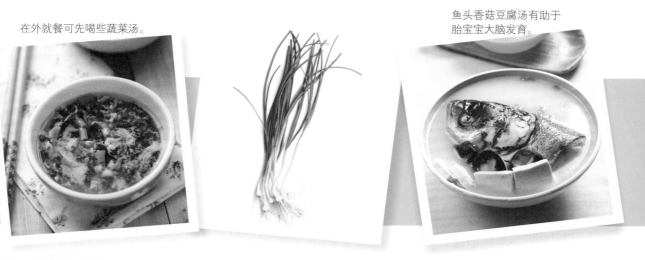

在外就餐可先喝些蔬菜汤。

鱼头香菇豆腐汤有助于胎宝宝大脑发育。

宜食芹菜缓解失眠

有些孕妈妈为了免受失眠的困扰，会选择服用安眠药，但是大多数具有镇静、抗焦虑和催眠作用的药物，对胎宝宝都会产生不利影响，所以这是绝对禁止的。平时可以选择一些具有镇静、助眠作用的食物进行食疗，如芹菜可分离出一种碱性成分，对孕妈妈有镇静作用，有安神、除烦的功效。如果睡眠质量差到忍无可忍，孕期可以适当选用安神的中药，但一定要在医生的指导下服用，同时不可连续服用超过1周。

经常量体重，适当调饮食

从孕4月到孕7月，孕妈妈的体重迅速增长，胎宝宝也在迅速成长。很多孕妈妈的体重会超标，有的孕妈妈还会出现妊娠高血压综合征、妊娠糖尿病的症状。因此，孕妈妈要经常量体重，发现体重增长过快时，要减少高脂、高糖食物的摄入，主食要注意粗细搭配。

宜多喝粥

本月胎宝宝快速增长，由于胎宝宝的压迫，孕妈妈肠胃可能会觉得有点不舒服，此时多喝点软糯的粥，养胃又润肠。煮粥需要较长的时间，粥里的营养物质大部分都会析出，所以，粥不仅营养丰富，还很容易消化、吸收。不过，孕妈妈不能只喝大米粥，最好将大米和小米、绿豆、薏米、玉米这些粗粮一起煮，还可以做成各式蔬菜粥、水果粥、肉粥等，做到营养均衡。

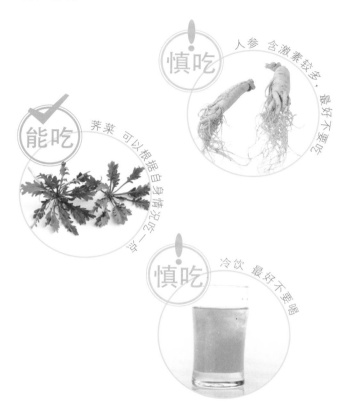

慎吃 人参 含激素较多，最好不要吃

能吃 芹菜 可以根据自身情况吃一些

慎吃 冷饮 最好不要喝

为了顺利分娩，孕妈妈
要合理安排饮食，
每餐最好只吃七八分饱，少吃多餐。

不宜吃过冷的食物

有的孕妈妈感觉身体发热、胸口发慌，特别想吃点凉凉的东西。虽然可以适当吃一点，但如果吃过多过冷的食物，会让腹中的小宝贝躁动不安。这是因为怀孕后孕妈妈的胃肠功能减弱，突然吃进很多冷食物，会使得胃肠血管突然收缩，而5个月的胎宝宝感官知觉非常灵敏，对冷刺激也十分敏感。过冷的食物还可能使孕妈妈出现腹泻、腹痛等症状。

不宜只吃精米、精面

许多孕妈妈把精米、精面当成高级食品，在怀孕期间只吃精细加工后的精米、精面，殊不知这样容易导致营养失衡。长期食用精米或出粉率低的面粉，如富强粉，会造成维生素和矿物质的缺乏，尤其是B族维生素的缺乏，影响孕妈妈的身体健康和胎宝宝的生长发育。

孕妈妈多吃些粗粮，无论对母体还是胎宝宝的发育均有益处。建议日常饮食要做到粗细搭配，精米、精面和粗粮搭配食用，既做到了营养均衡，又可控制体重过快增长。

不宜空腹吃西红柿

很多孕妈妈会通过食用西红柿来预防妊娠斑，但是注意不要空腹吃西红柿。西红柿中含丰富的果胶及多种可溶性收敛成分，如果空腹下肚，容易与胃酸起化学反应，生成难以溶解的硬块状物，引起胃肠胀满、疼痛等症状。

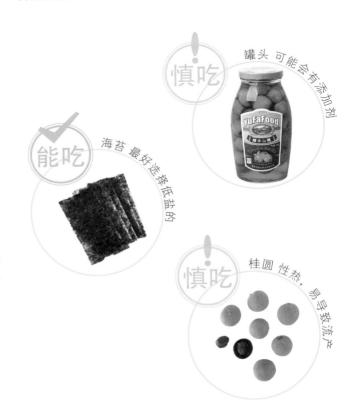

慎吃　罐头 可能会有添加剂

能吃　海苔 最好选择低盐的

慎吃　桂圆 性热，易导致流产

注意营养均衡和搭配。

食材需要丰富多样化，荤素、粗细搭配均匀。

另外应注意饮食不可太咸，以防发生妊娠高血压及水肿。

不宜吃松花蛋和爆米花

如果孕妈妈的血铅水平高，可直接影响胎宝宝的正常发育，甚至造成胎宝宝先天性弱智或畸形，所以，孕妈妈应避免食用含铅高的食品。传统方法制作的松花蛋、爆米花中可能含铅量较高，有些餐具中的内贴花可能含铅，应予以注意。

不宜暴饮暴食

孕期加强营养，并不是说吃得越多越好。摄入过多的食物将会使孕妈妈体内脂肪蓄积过多，导致组织弹性减弱，分娩时易造成滞产或大出血。过于肥胖的孕妈妈还有可能发生妊娠高血压综合征、妊娠合并糖尿病、妊娠合并肾炎等疾病。孕妈妈吃得过多也会给胎宝宝造成伤害。一是容易导致胎宝宝超重，难产率高。二是容易出现分娩时产程延长，影响胎宝宝心跳而发生窒息。胎宝宝出生后，还会由于胎儿期脂肪细胞的大量增加而引起终身肥胖。因此，孕妈妈要合理安排饮食，每餐最好只吃七八分饱，并可由三餐改为五餐，少食多餐。

不宜饮食太咸，以防止孕期水肿

孕妈妈这个时期容易产生水肿，这时应该注意，饮食不宜太咸。要定期产检，监测血压、体重和尿蛋白的情况，注意有无贫血和营养不良，必要时要进行利尿等治疗。

孕妈妈应注意休息，每天卧床休息至少 9 个小时，中午最好平卧休息 1 小时，左侧卧位利于水肿消退。已经有些水肿的孕妈妈，睡觉时把下肢稍垫高可缓解症状。

此外，还要进食足够量的蔬菜、水果。蔬菜和水果中含有人体必需的多种维生素和矿物质，可以提高人体的抵抗力，加快新陈代谢，还有解毒、利尿等作用，所以孕妈妈应每天适量进食蔬菜和水果。

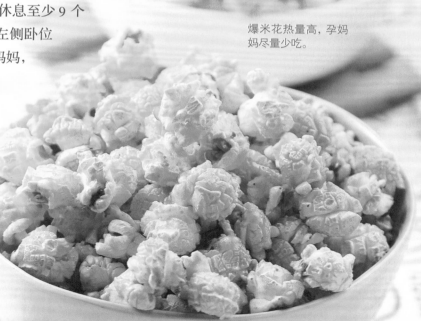

爆米花热量高，孕妈妈尽量少吃。

第17周
黄金营养餐

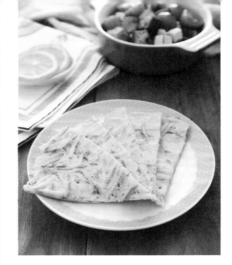

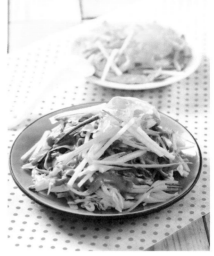

胎宝宝在长： 胎宝宝的身长达到了13厘米左右，看上去就像一只梨，体重也和梨差不多，用听诊器可以听到胎宝宝强有力的心跳声。这时候的胎宝宝非常活跃，会不断地吸入和吐出羊水，还经常用手抓住脐带玩。

孕妈妈这样补： 随着胎宝宝心脏功能的日益强大，孕妈妈补硒就显得更加重要。孕妈妈要适量增加日常饮食中鱼、禽、蛋、瘦肉的摄入量。

专家建议：

随着胎宝宝心脏跳动得越来越有力，孕妈妈每天需要补充50微克硒，来保护胎宝宝心血管和大脑的发育。一般来说，2个鸡蛋能提供30微克的硒，2个鸭蛋则能提供61微克的硒。

西葫芦饼

原料： 西葫芦250克，面粉150克，鸡蛋2个，盐适量。

做法： ①鸡蛋打散，加盐调味；西葫芦洗净，擦丝。②将西葫芦丝和面粉放进蛋液里，搅拌均匀成面糊，如果面糊稀了就加适量面粉，如果稠了就加一个鸡蛋。③锅里放油，将面糊放进去，煎至两面金黄盛盘即可。

营养功效： 西葫芦富含碳水化合物、蛋白质，还可清肝强肾。

麻酱素什锦

原料： 白萝卜、圆白菜、黄瓜、生菜、白菜各50克，芝麻酱30克，盐、酱油、醋、白糖各适量。

做法： ①将各种蔬菜择洗干净，均切成细丝用凉开水浸泡，捞出沥干，放入大碗中。②取适量芝麻酱，加凉开水搅开，再加盐、酱油、醋、白糖搅匀，淋在蔬菜上即可。

营养功效： 蔬菜生吃可最大程度保留营养成分，而且清脆爽口，可以增进孕妈妈的食欲。

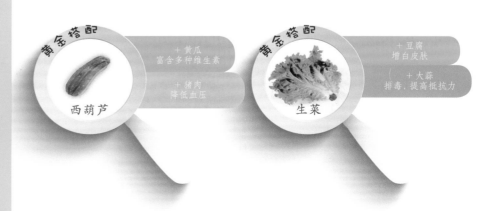

黄金搭配

西葫芦
+黄瓜 富含多种维生素
+猪肉 降低血压

黄金搭配

生菜
+豆腐 增白皮肤
+大蒜 排毒、提高抵抗力

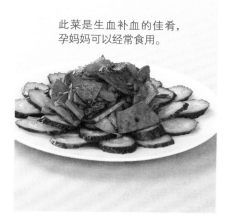

此菜是生血补血的佳肴，孕妈妈可以经常食用。

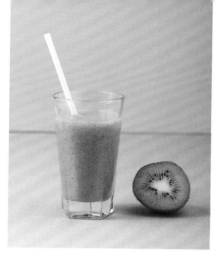

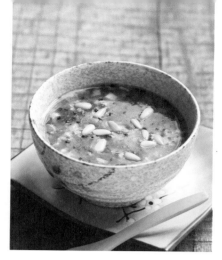

猪肝拌黄瓜

原料：猪肝 50 克，黄瓜半根，香菜末、酱油、醋、香油、盐各适量。

做法：①猪肝洗净，煮熟，切成薄片；黄瓜洗净，切片。②将黄瓜片摆在盘内垫底，放上猪肝片，再淋上酱油、醋、香油、盐，撒上香菜末即可。

营养功效：猪肝含有优质蛋白质、铁、钙、锌和维生素，可增加血液中的铁含量。

猕猴桃橘子汁

原料：猕猴桃 1 个，橘子 1 个。

做法：①猕猴桃洗净，去皮；橘子洗净，去皮，去子。②将猕猴桃、橘子一起放入榨汁机中，加半杯纯净水榨成汁即可。

营养功效：猕猴桃和橘子中丰富的维生素 C 能促进铁的吸收，果汁清甜鲜美，有利于孕妈妈提升食欲。

五仁大米粥

原料：大米 30 克，黑芝麻、碎核桃仁、碎花生、松子仁、葵花子仁、冰糖各适量。

做法：①大米煮成稀粥，加入黑芝麻、碎核桃仁、碎花生、松子仁、葵花子仁。②加入冰糖，煮 10 分钟即可。

营养功效：五仁大米粥中富含硒等矿物质和蛋白质，可补益胎宝宝大脑。

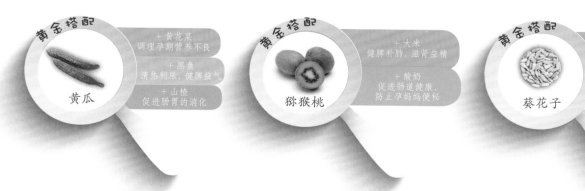

黄金搭配

黄瓜
+ 黄花菜
调理孕期营养不良
+ 黑鱼
清热利尿，健脾益气
+ 山楂
促进肠胃的消化

黄金搭配

猕猴桃
+ 大米
健脾补肺，滋肾益精
+ 酸奶
促进肠道健康，防止孕妈妈便秘

黄金搭配

葵花子
+ 冰糖
有效缓解便秘
+ 黑米
预防贫血，促进胎宝宝成长

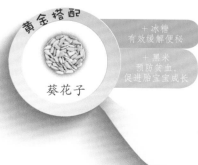

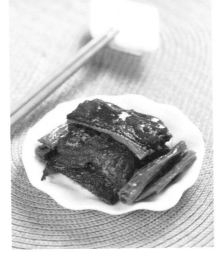

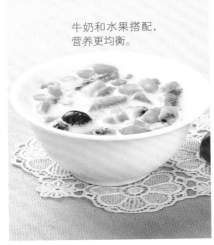

牛奶和水果搭配,
营养更均衡。

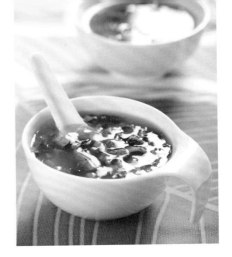

醋焖腐竹带鱼

原料：带鱼 1 条, 腐竹 3 根, 老抽、料酒、醋、盐、白糖各适量。

做法：①带鱼去头尾、内脏, 切成段, 用老抽、料酒腌 1 小时; 腐竹水发后切成斜段。②炒锅放油, 将带鱼段煎至八成熟时捞出。③再倒入油, 放入带鱼段, 倒入醋、适量凉开水, 调入盐、白糖, 放入泡好的腐竹段, 炖至入味, 最后收汁即可。

营养功效：带鱼含不饱和脂肪酸较多, 具有降低胆固醇的作用。

牛奶水果饮

原料：牛奶 250 毫升, 玉米粒、葡萄、猕猴桃、白糖、水淀粉、蜂蜜各适量。

做法：①将猕猴桃、葡萄分别切成小块备用。②把牛奶倒入锅中, 加适量白糖搅拌至白糖化开, 然后开火, 放入玉米粒, 边搅边放入水淀粉, 调至黏稠度合适。③出锅后将切好的水果丁摆在上面, 滴入适量蜂蜜即可。

营养功效：玉米粒和猕猴桃、葡萄可以补充牛奶中膳食纤维的不足, 还可补充维生素C。

三色肝末

原料：猪肝 100 克, 胡萝卜半根, 洋葱半个, 西红柿 1 个, 菠菜 1 棵, 肉汤、盐各适量。

做法：①将猪肝、胡萝卜分别洗净, 切碎; 洋葱剥去外皮切碎; 西红柿用开水烫一下, 剥去外皮, 切丁; 菠菜择洗干净, 用开水烫过后切碎。②分别将切碎的猪肝、洋葱、胡萝卜放入锅内并加入肉汤煮熟, 再加入西红柿丁、菠菜碎、盐, 略煮片刻, 调匀即可。

营养功效：此菜品清香可口, 明目功效显著, 洋葱可补充硒元素, 保护胎宝宝心脑发育。

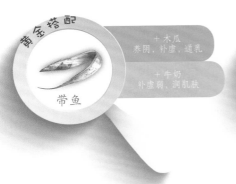

黄金搭配

+ 木瓜
养阴、补虚、通乳

+ 牛奶
补虚弱、润肌肤

带鱼

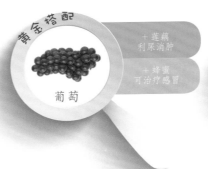

黄金搭配

+ 莲藕
利尿消肿

+ 蜂蜜
可治疗感冒

葡萄

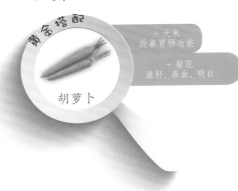

黄金搭配

+ 大米
改善胃肠功能

+ 菊花
滋肝、养血、明目

胡萝卜

鸡蓉干贝

原料：鸡里脊肉 100 克，干贝 1 把，鸡蛋 2 个，盐、高汤各适量。

做法：①鸡里脊肉用刀背砸成蓉泥；干贝洗净，放入碗内，加清水，上笼屉蒸 1.5 小时，取出后用刀面压碎。②鸡蓉碗内兑入高汤，打入鸡蛋，快速搅拌均匀，加入干贝碎、盐拌匀。③油锅烧热，下入鸡蓉干贝，用锅铲不断翻炒，待鸡蛋凝结成形时即可。

营养功效：干贝富含钙和硒，能补充钙质，还能保护这一时期胎宝宝心脏和神经系统的发育。

干贝不易消化，烹调时最好切碎，而且一次不宜多吃。

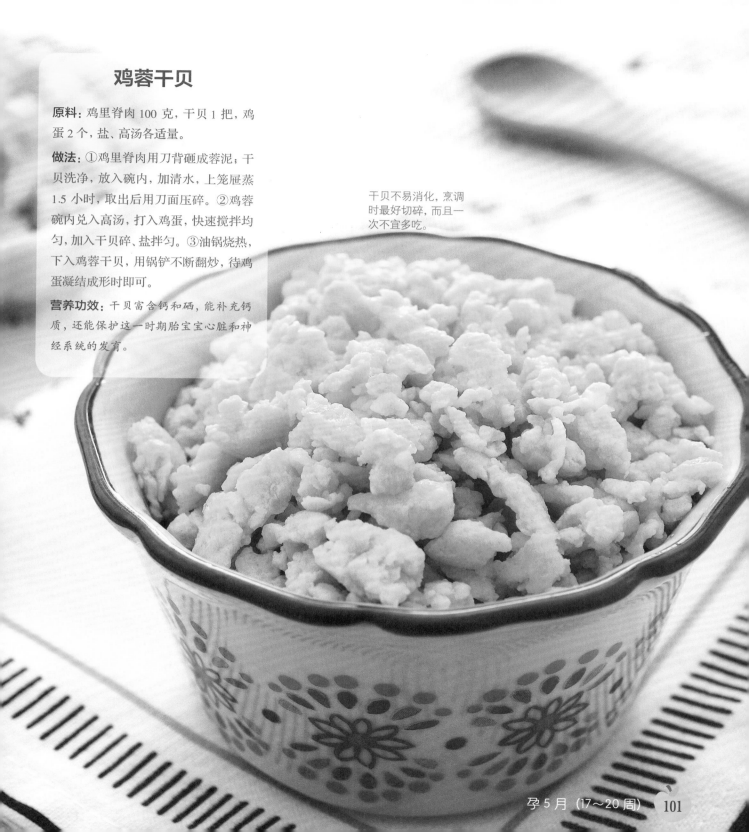

第18周
黄金营养餐

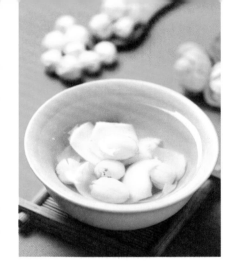

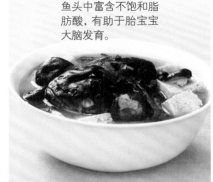

鱼头中富含不饱和脂肪酸，有助于胎宝宝大脑发育。

胎宝宝在长：此时的胎宝宝约有14厘米长，体重约180克，进入活跃期，翻滚、拳打脚踢、皱眉、挤眼睛无所不能，孕妈妈能明显感觉到胎动，这一切是胎宝宝在暗示他（她）发育良好呢。

孕妈妈这样补：随着胎宝宝的日益活跃，除了延续上周的营养计划外，孕妈妈这周可适当吃一些坚果类食品。既能缓解随时出现的饥饿，又能补充"脑黄金"，让胎宝宝更加健壮地发育。

百合莲子桂花饮

原料：百合3朵，莲子1把，桂花蜜、冰糖各适量。

做法：①百合轻轻掰开后用清水洗净，尽量避免用力揉搓；莲子用水浸泡10分钟后捞出。②锅中加适量水，将莲子煮5分钟后捞出，去掉莲子心。③莲子回锅，再次煮开后，加入百合瓣儿，再加入冰糖、桂花蜜至溶化即可。

营养功效：此饮品含有维生素 B_1、维生素 B_2、钙等营养成分，对胎宝宝大脑和皮肤的发育大有裨益。

砂锅鱼头

原料：鱼头1个，冻豆腐200克，香菇3朵，香菜、葱丝、姜丝、盐、料酒各适量。

做法：①鱼头洗净，劈成两半，撒盐腌制；香菇洗净；冻豆腐切块。②油锅烧热，放葱丝、姜丝煸炒，放鱼头，煎至鱼皮呈金黄色，倒入料酒。③锅中加水，以没过鱼头为宜，放香菇、冻豆腐块，大火煮开转小火炖40分钟；调入盐，撒上香菜即可。

营养功效：鱼头中富含鱼油，能促进胎宝宝大脑快速发育。

专家建议：

由于维生素 B_{12} 很难被直接吸收，所以孕妈妈在补充维生素 B_{12} 的时候，和叶酸、钙一起摄取，补充维生素 B_{12} 的效果会更佳。

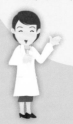

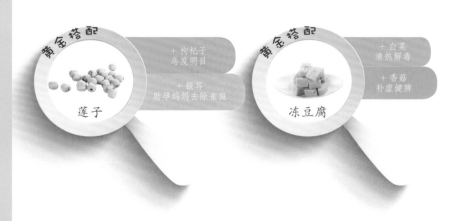

黄金搭配

莲子

+枸杞子
乌发明目

+银耳
助孕妈妈去除雀斑

黄金搭配

冻豆腐

+白菜
清热解毒

+香菇
补虚健脾

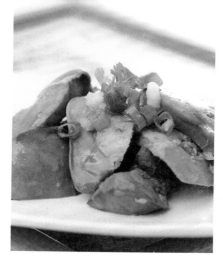
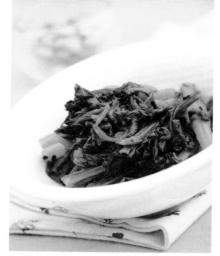
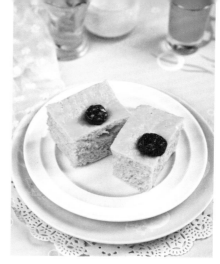

盐水鸡肝

原料：鸡肝 100 克，香菜末、蒜末、葱末、姜片、盐、料酒、醋、香油各适量。

做法：①鸡肝洗净，放入锅内，加适量清水、姜片、盐、料酒，煮 15~20 分钟至鸡肝熟透。②取出鸡肝，放凉，切块，加醋、葱末、蒜末、香油、香菜末，拌匀即可。

营养功效：鸡肝可以补充铁质，而且富含维生素 A、维生素 B$_2$，能增强孕妈妈的免疫功能。

芝麻茼蒿

原料：茼蒿 200 克，黑芝麻 15 克，香油、盐各适量。

做法：①茼蒿洗净，切段，用开水略焯。②油锅烧热，放入黑芝麻过油，迅速捞出。③将黑芝麻撒在茼蒿段上，加香油、盐搅拌均匀即可。

营养功效：对于还在工作岗位上的孕妈妈来说，茼蒿是非常好的食物。它不但含有大量的胡萝卜素，对眼睛很有好处，还有养心安神、稳定情绪、降压补脑、缓解记忆力减退的功效，让孕妈妈保持效率，工作生活两不误。

玉米面发糕

原料：面粉、玉米面各 1/3 碗，红枣、泡打粉、酵母粉、白糖各适量。

做法：①将面粉、玉米面、白糖、泡打粉混合均匀；酵母粉溶于温水后倒入面粉中，揉成均匀的面团。②将面团放入蛋糕模具中，放温暖处饧发至两倍大。③红枣洗净，加水煮 10 分钟；将煮好的红枣嵌入发好的面团表面，入蒸锅。④开大火，蒸 20 分钟，立即取出，取下模具，切成块即可。

营养功效：玉米对胎宝宝智力、视力发育都有好处。

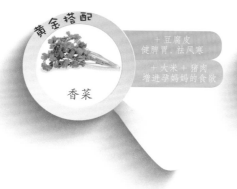
黄金搭配
香菜
+豆腐皮
健脾胃，祛风寒
+大米 + 猪肉
增进孕妈妈的食欲

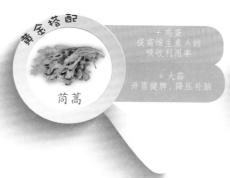
黄金搭配
茼蒿
+鸡蛋
提高维生素 A 的吸收利用率
+大蒜
开胃健脾，降压补脑

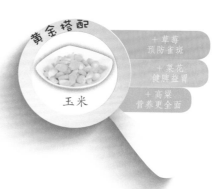
黄金搭配
玉米
+草莓
预防雀斑
+菜花
健脾益胃
+高粱
营养更全面

第19周
黄金营养餐

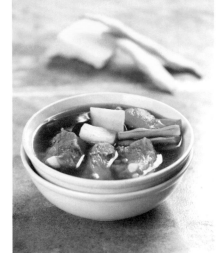

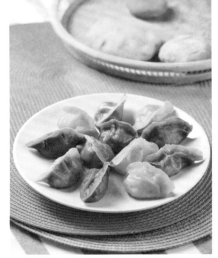

胎宝宝在长：胎宝宝长约 15 厘米，皮肤分泌出一种具有防水作用的胎儿皮脂，以保护浸泡在羊水中的皮肤。胎宝宝的四肢已经与身体其他部分形成合理的比例，动作更加灵活、协调，还会用胎动来回应外界的声音。

孕妈妈这样补：现在孕妈妈应尽量满足胎宝宝及自身营养素存储的需要，避免出现营养不良或缺乏，也要避免摄入含过多脂肪和过分精细的饮食。

专家建议：

由于身体越来越笨重，孕妈妈要休息好，还要学会放松，轻微的失眠可以通过饮食和改变生活习惯来调节。如失眠症状严重，应及时就医。要多吃水果、蔬菜和奶制品，如苹果、牛奶等。

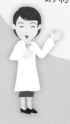

东北乱炖

原料：猪排 150 克，茄子、土豆、豆角、西红柿各 40 克，盐、生抽各适量。

做法：①猪排洗净斩段，汆水沥干；茄子、土豆、西红柿分别洗净，切块；豆角洗净，切段。②锅中倒油，倒入猪排段、土豆块炒匀。③依次倒入茄子块、西红柿块、豆角段翻炒。④注入 2 碗清水，大火煮沸后，改小火慢炖。⑤加入盐和生抽，大火收汁。

营养功效：这道乱炖简单易煮，有荤有素，适合孕妈妈本周滋补之用。

五彩蒸饺

原料：紫薯、南瓜各 1 块，芹菜、菠菜各 50 克，猪肉末 100 克，面粉、葱末、姜末、盐各适量。

做法：①将紫薯、南瓜处理好后蒸熟分别捣成泥；菠菜焯水；芹菜焯水后切成末。②将面粉添加适量清水，和成面。③将紫薯泥、南瓜泥、菠菜水分别与和好的面粉揉成团。④猪肉末、芹菜末、盐、葱末、姜末拌匀，做成馅儿。⑤擀面皮，包成饺子，蒸熟即可。

营养功效：不爱吃蔬菜的孕妈妈对这好看又好吃的五彩蒸饺也会忍不住大快朵颐。

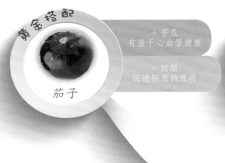

黄金搭配
+ 苦瓜
有益于心血管健康
+ 奶酪
促进钙质的吸收
茄子

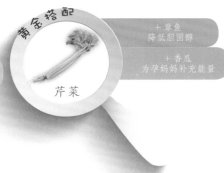

黄金搭配
+ 章鱼
降低胆固醇
+ 香瓜
为孕妈妈补充能量
芹菜

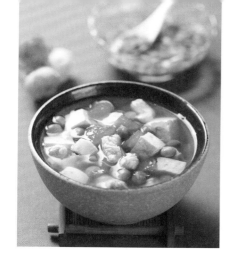

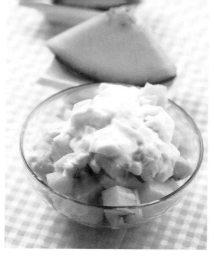

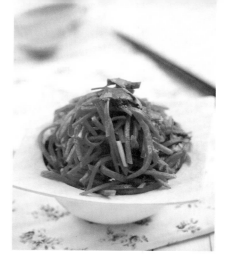

三丁豆腐羹

原料： 豆腐 200 克，鸡胸肉 150 克，西红柿半个，豌豆 50 克，盐、香油各适量。

做法： ①将豆腐切成块，在开水中煮 1 分钟。②将鸡胸肉洗净，西红柿洗净、去皮，分别切成小丁。③将豆腐块、鸡肉丁、西红柿丁、豌豆放入锅中，大火煮沸后，转小火煮 20 分钟。④出锅时加入盐、淋上香油。

营养功效： 此羹含丰富的蛋白质、钙和维生素 C，有助于胎宝宝骨骼、牙齿和大脑的快速发育。

香蕉哈密瓜沙拉

原料： 哈密瓜 200 克，香蕉 1 根，酸奶 100 毫升。

做法： ①将香蕉去皮，取果肉待用。②哈密瓜去皮，果肉切成小块待用。③香蕉切成厚度合适的片状，与哈密瓜块一起放在盘中。④把酸奶倒入盘中，拌匀即可。

营养功效： 哈密瓜中维生素、矿物质含量丰富，孕妈妈常吃可缓解焦躁的情绪。

凉拌萝卜丝

原料： 心里美萝卜 1 个，盐、酱油、醋、白糖、辣椒油、香菜段各适量。

做法： ①将心里美萝卜洗净，去除根部和头部，用刀将萝卜皮片下来，放入清水中浸泡 30 分钟。②取出后沥干水分，切成细丝，放入碗中，调入盐后搅匀，腌制 15 分钟。③腌制后用手挤出萝卜丝里的水分；然后调入酱油、醋、白糖和辣椒油搅匀，最后撒上香菜段即可。

营养功效： 这道酸辣可口的凉拌小菜能为胎宝宝骨骼的快速生长提供钙质。

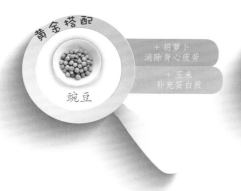

黄金搭配

豌豆

+胡萝卜
消除身心疲劳

+玉米
补充蛋白质

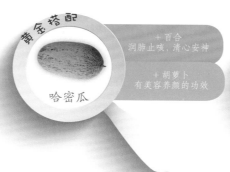

黄金搭配

哈密瓜

+百合
润肺止咳，清心安神

+胡萝卜
有美容养颜的功效

黄金搭配

心里美萝卜

+培根
保护胎宝宝神经系统的发育

+梨+红椒
开胃，消食积

第20周
黄金营养餐

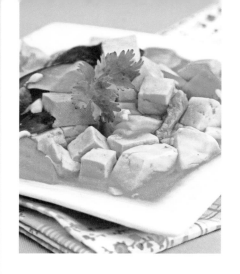

胎宝宝在长：胎宝宝现在开始吞咽羊水了，肾脏已经能制造尿液。这是胎宝宝感觉器官发育的重要时期，味觉、嗅觉、听觉、视觉和触觉的神经细胞已经"入驻"脑部的指定位置。

孕妈妈这样补：孕妈妈要重点补充钙和维生素 D，以促进胎宝宝骨骼的发育。奶和奶制品含钙比较丰富，吸收率也高，孕妈妈要重点补充。另外，虾和坚果也含有较多的钙，孕妈妈可适当增加食用量。

专家建议：

乳类食物摄入充足的孕妈妈，一般不需要额外补充钙。对于不常吃动物性食物和乳制品的孕妈妈，应根据需要补充钙，同时，还要注意补充维生素 D，以保证钙的充分吸收和利用。

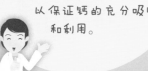

什锦烧豆腐

原料：豆腐 200 克，笋尖 30 克，西红柿半个，香菇 6 朵，猪肉 50 克，料酒、酱油、盐、姜末、香菜叶各适量。

做法：①豆腐、西红柿洗净，切块；香菇、笋尖、猪肉分别洗净，切片。②将姜末和香菇片煸炒出香味，放豆腐块和肉片、笋片，加酱油、料酒炒匀，加清水略煮，放盐调味，撒上香菜叶即可。

营养功效：豆腐含钙量较高，可以为孕妈妈补充钙质，预防和缓解腿抽筋。

凉拌蕨菜

原料：蕨菜 200 克，盐、酱油、醋、蒜末、白糖、香油各适量。

做法：①将蕨菜放入开水中烫熟，捞出切段。②加入蒜末、酱油、香油、盐、醋、白糖拌匀即可。

营养功效：蕨菜含有的膳食纤维能促进胃肠蠕动，具有下气、通便的作用。此外，孕妈妈吃点蕨菜还能清热降气，增强抵抗力。

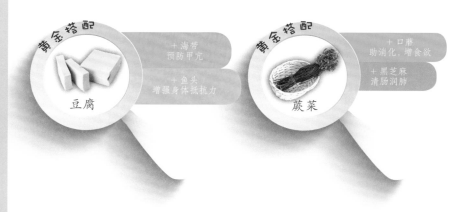

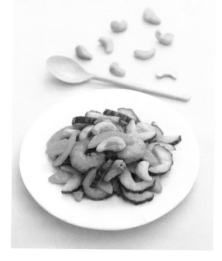
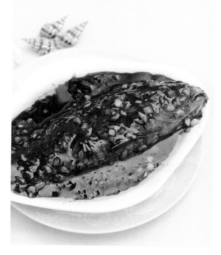
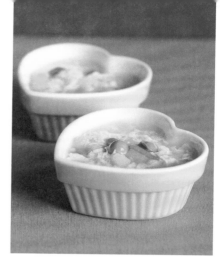

黄瓜腰果虾仁

原料：黄瓜半根，腰果 6 颗，虾仁 4 只，胡萝卜 1/3 根，盐、香油各适量。

做法：①黄瓜、胡萝卜分别用清水冲洗干净，然后切片备用。②锅中加适量油，将腰果炸熟，装盘备用；虾仁用开水汆烫，捞出沥水，备用。③锅内放入底油，倒入黄瓜片、腰果、虾仁、胡萝卜片同炒至熟，加入盐，淋香油，出锅即成。

营养功效：此菜蛋白质、钙、脂肪、维生素 A 含量都很丰富，非常适合在本月胎宝宝骨骼和牙齿发育的关键期食用。

红烧鳜鱼

原料：鳜鱼 1 条，酱油、蒜泥、料酒、水淀粉、盐、姜末、白糖、葱末各适量。

做法：①鳜鱼去鳞、去内脏，洗净，鱼身直划三刀，用盐、料酒、水淀粉腌 10 分钟。②将油锅烧至七成热，放进鱼炸至两面呈黄色，出锅待用。③锅留底油，下入酱油、姜末、蒜泥、盐、葱末、白糖，加点水烧沸，放入鱼烧熟，最后用水淀粉勾芡即可。

营养功效：鳜鱼含有蛋白质、脂肪、维生素等多种营养素，适合孕妈妈食用。

五彩玉米羹

原料：玉米粒 50 克，鸡蛋 1 个，豌豆、枸杞子、菠萝丁、冰糖、水淀粉各适量。

做法：①将玉米粒洗净；鸡蛋打散；豌豆、枸杞子均洗净。②将玉米粒放入锅中，加清水煮至熟烂，放入菠萝丁、豌豆、枸杞子、冰糖，煮 5 分钟，加水淀粉勾芡，使汁变浓。③淋入蛋液，搅拌成蛋花，烧开后即可。

营养功效：五彩玉米羹美味营养，孕妈妈可以常吃。

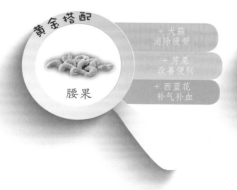

黄金搭配

腰果

+ 大蒜
消除疲劳

+ 芹菜
改善便秘

+ 西蓝花
补气补血

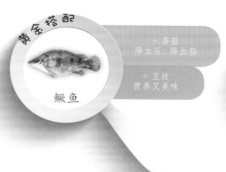

黄金搭配

鳜鱼

+ 香菇
降血压、降血脂

+ 豆豉
营养又美味

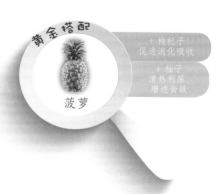

黄金搭配

菠萝

+ 枸杞子
促进消化吸收

+ 柚子
清热利尿、
增进食欲

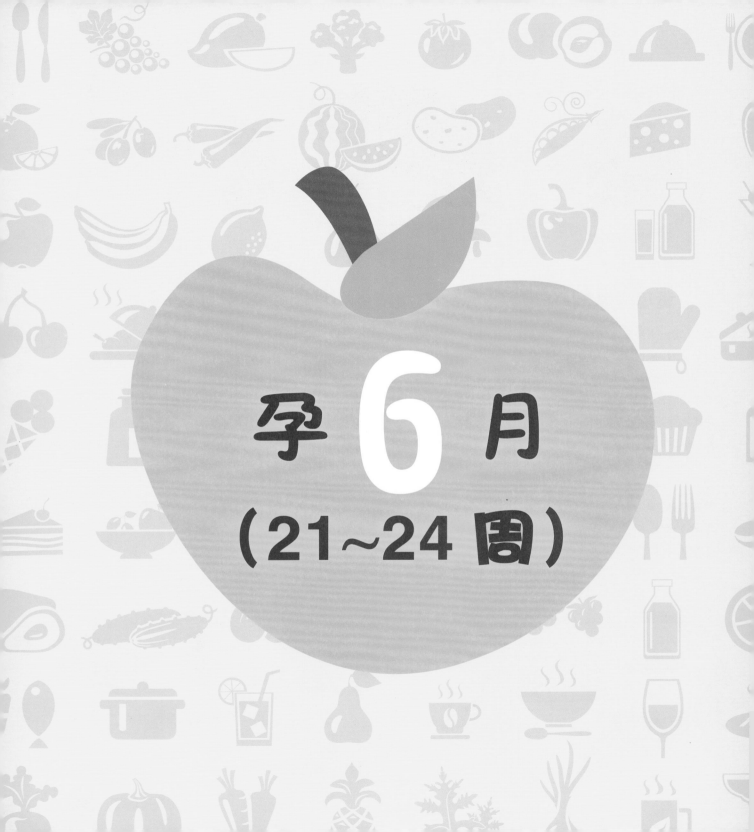

孕**6**月
（21~24周）

胎宝宝：

有模有样的小人儿

胎宝宝的体重在不断地增加，覆盖一层胎脂的小家伙滑溜溜的。此外，他的听觉也变得很灵敏，如果他正在睡觉，外面较大的声音会把他吵醒。当他醒着时听到喜欢的声音，也会做出反应。胎宝宝嘴唇已经完全长好了，犬齿和臼齿也已经形成。如果胎宝宝是个女孩，她的阴道也已经形成了。胎宝宝现在已经是个有模有样的小人儿了，他已经可以听到你的声音了，有时间就和他说说话吧！

孕妈妈：

上楼梯气喘吁吁

孕妈妈可能常常会觉得呼吸急促，特别是上楼梯的时候，走不了几级台阶就会气喘吁吁的。这是因为日益增大的子宫压迫了肺部，而且随着子宫的增大，这种状况将更加明显。另外，由于汗液和油脂分泌比较旺盛，脸上、身上经常油汪汪的，有些孕妈妈容易长出痤疮。不过不用担心，通常这些痤疮会在分娩后自行消失。

本月必吃 8 种食材

保持饮食多样化

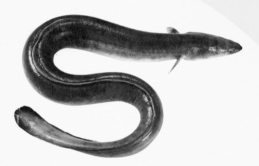

鳗鱼

鳗鱼具有补虚养血、健脑益智、美容养颜、明目亮眼、预防骨质疏松等功效。

＊鳗鱼的油脂含量较多，食用鳗鱼，最好以蒸的方式烹调，以减少脂肪摄入。

＊鳗鱼肉可以用流动的水解冻，也可以放在冰箱冷藏室低温解冻。

＊保存鳗鱼时，温度控制很重要，最好尽早食用，以确保其新鲜的口感。

猪排

猪排可以提供优质蛋白质和必需的脂肪酸，还能补充钙质，并预防缺铁性贫血。

＊猪排不要用热水清洗，否则会丧失很多营养。

＊猪排一定要煮熟再吃，以预防寄生虫感染。

＊在选购猪排时，一定要选择颜色明亮呈红色、用手摸起来感觉肉质紧密、表面微干或略显湿润且不黏手的。

鹌鹑蛋

鹌鹑蛋中所含丰富的卵磷脂和脑磷脂，是高级神经活动不可缺少的营养物质，具有健脑的作用。

＊鹌鹑蛋一般要先煮熟，然后剥掉外壳，再与其他食材搭配做成菜肴。

＊常温下，鹌鹑蛋一般可保存 10 天左右。

＊体质虚弱、营养不良的孕妈妈可经常食用鹌鹑蛋。

红薯

红薯中所含的膳食纤维，对肠道蠕动和防止便秘非常有益，还可以延缓餐后血糖的升高。红薯中的硒元素，可以起到辅助调节血糖的作用。

＊孕妈妈吃蒸红薯时搭配一点咸菜，可以有效抑制胃酸。

＊不宜空腹食用红薯。

梨

梨有润肺消痰、止咳降火的作用，适量食用梨，可以帮助孕妈妈净化肾脏，清洁肠道，预防妊娠高血压和上呼吸道疾病。

＊热性体质和平性体质的孕妈妈可以生吃梨，寒性体质的孕妈妈可以煮梨水吃。

＊雪梨与银耳搭配，做成冰糖银耳雪梨羹，润肺清心功效更强。

＊梨有利尿作用，尿频的孕妈妈睡前忌吃梨。

菠萝

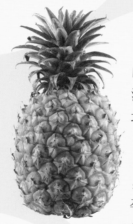

菠萝中的菠萝蛋白酶可分解蛋白质，补充人体内消化酶的不足，使消化不良的孕妈妈恢复正常的消化功能，从而利于胃肠的健康。

＊菠萝果肉用淡盐水浸泡后再食用，可预防口腔过敏。

＊炒饭或做菜时加点菠萝丁，可以提高孕妈妈的食欲。

＊过敏体质的孕妈妈最好不要吃菠萝。

四季豆

经常食用四季豆能健脾利胃，增进食欲，还能强健骨骼，预防缺铁性贫血。

＊四季豆无论是清炒还是和肉类同炖，抑或是凉拌，都很好吃。

＊四季豆属于豆类，吃多了会产气、胀气，所以腹胀的孕妈妈少食用为好。

＊四季豆一定要煮熟后再吃，否则易引起中毒。

彩椒

孕妈妈常吃彩椒可减少妊娠斑，还能补血、消除疲劳，促进新陈代谢，防止脂肪堆积，有强大的抗氧化作用。

＊彩椒生食、拌炒或做沙拉酱都很美味。

＊彩椒丝可以用来做菜品的装饰，以增添美感。

＊新鲜的彩椒大小均匀，色泽鲜亮，闻起来具有瓜果的香味。

孕 6 月饮食宜忌

选对食物预防孕期焦虑

选对食物能够帮助孕妈妈提神，安抚情绪，改善忧郁、焦虑等，孕妈妈不妨多摄取富含 B 族维生素、维生素 C、镁、锌的食物及深海鱼等，通过饮食的调整来达到抗压及抗焦虑的功效。预防孕期焦虑的食物有鱼油、深海鱼、鸡蛋、牛奶、肉类、空心菜、菠菜、西红柿、豌豆、红豆、香蕉、梨、葡萄柚、木瓜、香瓜、坚果类和谷类等。孕 6 月，孕妈妈在日常的生活、工作中，还要多注意休息，多摄取各种营养，并适当运动，这样才能孕育出健康、聪明的宝宝。

宜为宝宝储备营养

现在是胎宝宝发育中期，胎宝宝的生长发育明显加快，孕妈妈也开始进行蛋白质、脂肪、钙等营养素的储备。充足的营养储备，不仅能保证胎宝宝的正常发育，而且能提高孕妈妈的抵抗力，免受疾病困扰。

同时，这个时期胎宝宝要靠吸收铁质来制造血液中的红细胞，如果铁摄入不足，孕妈妈还会出现贫血现象。所以为预防缺铁性贫血的发生，孕妈妈也应该多吃富含铁质的食物。

宜多吃蔬果，缓解胀气

孕妈妈胀气时应多吃蔬菜、水果和适量粗粮，可促进肠胃蠕动；适当运动，补充足量水分，养成每天排便的习惯；避免食用油炸食物、汽水、泡面等易产生胀气的食物；从右下腹开始，以轻柔力道做顺时针方向按摩，每次 10~20 圈，一天两三次，可帮助舒缓腹胀感。

宜喝低脂酸奶

益生菌是有益于孕妈妈身体健康的一种肠道细菌，而低脂酸奶的特点就是含有丰富的益生菌。在酸奶的制作过程中，发酵能使奶质中的糖、蛋白质、脂肪被分解成为小分子，孕妈妈饮用之后，各种营养素的利用率非常高。

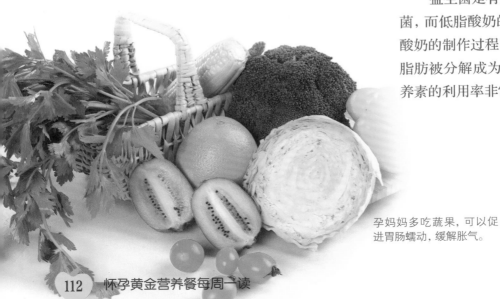

孕妈妈多吃蔬果，可以促进胃肠蠕动，缓解胀气。

保持饮食多样化

孕妈妈的饮食要多样化，多吃海带、芝麻、豆腐等含钙丰富的食物，避免出现腿抽筋的情况。另外，每天喝 1 杯牛奶也是必不可少的。蔬菜和水果中所含的维生素可帮助牙龈恢复健康，缓解牙龈出血，清除口腔中过多的黏膜分泌物及废物。因此要多吃蔬菜水果，如橘子、梨、番石榴、草莓等。

宜吃一些全麦制品

全麦制品可以让孕妈妈保持充沛的精力，还能提供丰富的铁和锌。全麦制品中的水溶性膳食纤维具有黏度高的特点，会与其他一起摄入的食物混合，从而减缓人体对碳水化合物的吸收速度，以此来帮助孕妈妈达到控制体重的目的。

因此，专家建议孕妈妈多吃一些全麦饼干、麦片粥、全麦面包等全麦食品。喜欢吃麦片粥的孕妈妈，还可以根据自己的喜好，在粥里面加入一些葡萄干、花生碎或是蜂蜜来增加口感。

宜多吃瘦肉

人体对牛、羊、猪、鸡、鱼等瘦肉和肝脏中的铁吸收率较高，因为瘦肉中铁的存在形式更易于被人的小肠细胞吸收和利用，而且不受食物中其他成分的影响。孕 6 月，孕妈妈对铁的需要量骤增，适当增加瘦肉、动物肝脏和动物血的摄入，能在较短的时间内提高孕妈妈的血红蛋白水平，改善贫血。

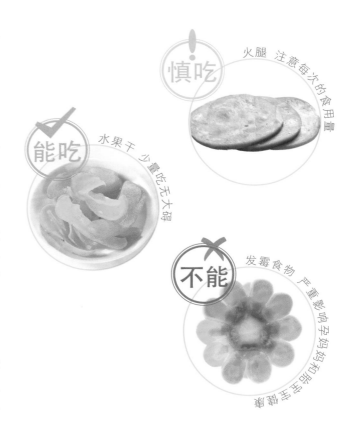

能吃　水果干 少量吃无大碍

慎吃　火腿 注意每次的食用量

不能　发霉食物 严重影响孕妈妈和胎儿的健康

孕妈妈应注意食用润肠食物，
同时适当运动，
以增强胃肠的蠕动。

不宜营养过剩

有些孕妈妈吃得多，锻炼少，认为这样有利于胎宝宝发育。其实这样易使胎宝宝过大，不利于分娩。如果营养过剩，易导致孕妈妈血压偏高和胎宝宝长成巨大儿。如果孕妈妈过胖，易造成产后哺乳困难，不能及时给宝宝喂奶，乳腺管易堵塞，引起急性乳腺炎。因此，在饮食中时时刻刻都要注意预防营养过剩，其方法在于饮食内容注重粗细搭配，分餐进食，细嚼慢咽，每日吃四五餐，每次食量要适度。同时，在身体允许的情况下，多进行有氧保健运动。

不宜吃饭太快

吃饭太快，食物未经充分咀嚼，进入胃肠道之后，与消化液的接触面积就会缩小。食物与消化液不能充分混合，就会影响人体对食物的消化、吸收，使食物中的大量营养不能被人体所用就排出体外。久而久之，孕妈妈就得不到足够多的营养，会形成营养不良，健康势必受到影响。

有些食物咀嚼不够，过于粗糙，还会加大胃的消化负担或损伤消化道。所以，孕妈妈为了自己和胎宝宝的健康考虑，要改掉吃饭时狼吞虎咽的坏习惯，做到细细嚼，慢慢咽，让每一种营养都能够充分地为身体所用。

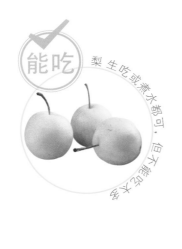

能吃 梨 生吃或煮水都可，但不能吃太多

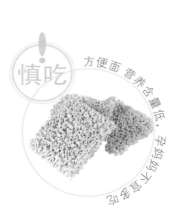

慎吃 方便面 营养含量低，孕妈妈不宜多吃

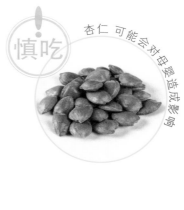

慎吃 杏仁 可能会对母婴造成影响

孕6月，孕妈妈比之前更容易感觉到饿，除了正餐要吃好之外，加餐的质量也要重视。

不宜用开水冲调营养品

研究证明，滋补饮料加温至 60~80℃ 时，其中大部分营养成分会发生分解变化。如果用刚刚烧开的水冲调营养品，会因温度较高而大大降低其营养价值。不宜用开水冲调的营养品有：孕妇奶粉、多种维生素、葡萄糖等滋补营养佳品。

不宜喝长时间熬制的骨头汤

不少孕妈妈爱喝骨头汤，而且认为骨头汤熬制的时间越长越好，这样不但味道更好，对滋补身体也更为有效。其实这是错误的观念。

动物骨骼中所含的钙质是不易分解的，不论经过多高的温度，也不能将骨骼内的钙质溶化，反而会破坏骨头中的蛋白质。因此，熬骨头汤的时间过长，不但没有益处，反而有害。

不宜吃夜宵

有些孕妈妈为了补充营养，喜欢吃夜宵，其实，吃夜宵不仅会影响睡眠质量，还会导致肥胖，增加产后恢复难度。夜晚是身体休息的时间，吃夜宵容易增加肠胃的负担，让肠胃在夜间无法得到充分的休息，而且也可能会影响孕妈妈的睡眠质量，因此孕妈妈吃夜宵要谨慎。

不宜过量吃鱼肝油

鱼肝油富含维生素 D，可以强壮骨骼，并可预防、治疗佝偻病，对胎宝宝的骨骼发育有诸多好处。但是鱼肝油切勿滥用，国外研究表明，滥用鱼肝油的孕妈妈，产下畸形儿的概率较高。

维生素 D 补充过多确实会有一定的危害：孕妈妈体内的维生素 D 含量过多，会引起胎宝宝主动脉的硬化，对其智力发育造成不良影响，还会导致肾损伤及骨骼发育异常，使胎宝宝出现牙滤泡移位，出生不久就有可能萌出牙齿，导致宝宝早熟。

所以孕妈妈不宜过量服用鱼肝油，可经常到户外晒晒太阳，在紫外线的照射下，自身制造的维生素 D 就可以保证胎宝宝的正常发育，而且健康又自然。

骨头汤并非熬的时间越长越有营养，最好不要超过 2 个小时。

第21周
黄金营养餐

胎宝宝在长： 胎宝宝的身长可达18厘米左右，体重也达到290克左右。胎宝宝的感觉器官发育日新月异，味蕾已经形成，还能吸吮自己的拇指；消化系统也更为完善，肾脏系统也开始发挥作用。

孕妈妈这样补： 胎宝宝的感觉器官不断发育完善，对铁、锌、维生素的需求继续增加，孕妈妈应多吃一些瘦肉、鸡蛋、动物肝脏、鱼及强化铁质的谷类食品。

专家建议：

在孕中期，孕妈妈的新陈代谢加快，胎宝宝血液和组织细胞日益增长，铁的需要量逐渐增大。另外，孕妈妈自身也要储备铁，以备分娩和产后需要。所以孕妈妈应多食用含铁质丰富的食物，如动物肝脏、菠菜、红枣等。

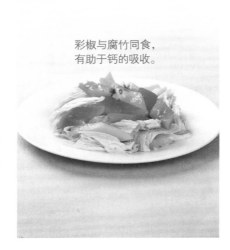

彩椒与腐竹同食，有助于钙的吸收。

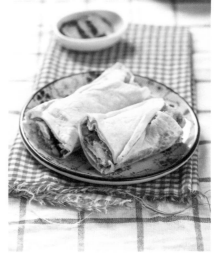

彩椒炒腐竹

原料： 黄椒1个，红椒1个，腐竹1根，葱末、盐、香油、水淀粉各适量。

做法： ①黄椒、红椒洗净，切菱形片；腐竹泡水后斜刀切成段。②锅中倒油烧热，放入葱末煸香，再放入黄椒片、红椒片、腐竹段翻炒。③放入水淀粉勾芡，出锅时加盐调味，再淋上香油即可。

营养功效： 腐竹含钙丰富，黄椒和红椒富含的维生素则能促进钙的吸收，此菜能极好地配合胎宝宝此时乳牙牙胚的发育。

老北京鸡肉卷

原料： 面团100克，鸡肉条80克，胡萝卜丝、黄瓜条、生菜各40克，葱丝、蚝油、生抽、老抽、料酒、甜面酱各适量。

做法： ①鸡肉条用蚝油、生抽、老抽、料酒腌制20分钟；生菜洗净。②热锅倒油，放入腌好的鸡肉条，煎至两面金黄盛出。③将面团擀成薄面皮，烙熟。④饼上摆生菜、鸡肉条、胡萝卜丝、黄瓜条、葱丝、甜面酱，卷起。

营养功效： 鸡肉富含蛋白质，对胎宝宝各个器官的发育均有好处。

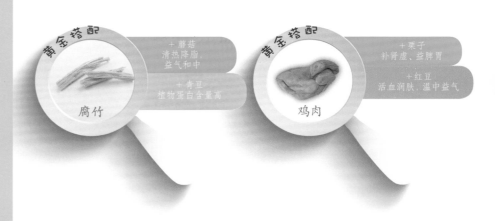

黄金搭配

腐竹

+蘑菇 清热降脂、益气和中

+青豆 植物蛋白含量高

黄金搭配

鸡肉

+栗子 补肾虚、益脾胃

+红豆 活血润肤、温中益气

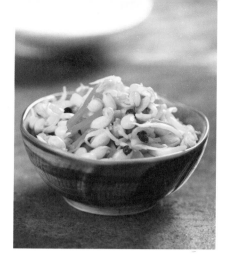
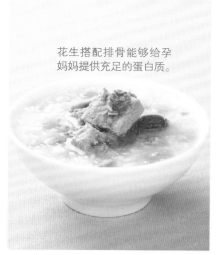

花生搭配排骨能够给孕妈妈提供充足的蛋白质。
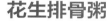

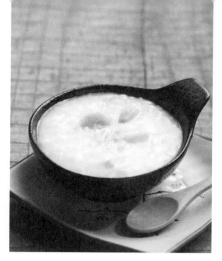

炝拌黄豆芽

原料： 黄豆芽150克，胡萝卜半根，盐、花椒油、香油各适量。

做法： ①黄豆芽洗净；胡萝卜洗净，去皮切丝。②黄豆芽焯水，捞出后再放入胡萝卜丝焯水，捞出沥干。③将黄豆芽、胡萝卜丝倒入大碗中，调入盐、香油拌匀。用勺子烧热花椒油，浇在上面，搅拌均匀即可。

营养功效： 黄豆芽中维生素B_2含量是黄豆的2~4倍，在本月胎宝宝快速增长时期，孕妈妈补充维生素B_2能有效避免胎宝宝发育迟缓。

花生排骨粥

原料： 大米50克，排骨200克，花生20克，盐、香油、香菜末各适量。

做法： ①大米洗净，泡2小时；排骨斩块，余水沥干。②汤锅置于火上，放足量的水，放入大米、排骨块、花生，大火烧开后改用小火煮1小时，要不断搅动。③煮至米烂成粥，排骨酥软，加入盐，搅拌均匀。④食用时淋上香油，撒上香菜末即可。

营养功效： 花生能提供充足的能量，与排骨同煮，还能促进蛋白质的吸收。

椰味红薯粥

原料： 大米200克，花生50克，椰子1个，红薯1个，白糖适量。

做法： ①大米洗净；红薯洗净、去皮、切块。②先将花生泡透，然后放入清水煮熟；大米与红薯块一同放入锅中，煮至熟透。③椰子取肉，切成丝，再将椰子丝揉搓出椰奶汁来；把椰子丝、椰奶汁与熟花生一起倒入红薯粥里，放适量白糖搅拌均匀。

营养功效： 红薯含有丰富的膳食纤维，可促进肠道蠕动。但要注意，食用红薯要适量，吃多了可能会出现胃灼热、打嗝、排气等不适。

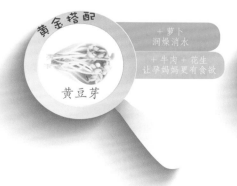

黄金搭配

黄豆芽

+萝卜
润燥消水

+牛肉+花生
让孕妈妈更有食欲

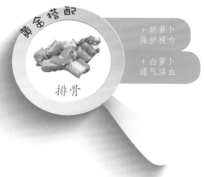

黄金搭配

排骨

+胡萝卜
保护视力

+白萝卜
通气活血

黄金搭配

椰子

+石榴
去火，补气

+鸡肉
补气健脾，宁心安神

+燕窝
适合孕妈妈补益身体

第22周 黄金营养餐

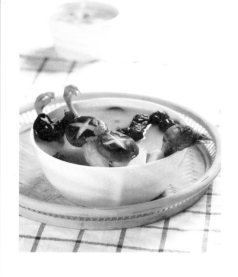

胎宝宝在长: 胎宝宝的指甲完全形成并且越长越长,体重开始大幅度增加,胎宝宝的血管清晰可见,皮肤上有了汗腺,但皮下脂肪尚未产生,皮肤依然是皱巴巴、红红的,脸上布满了纤细柔软的胎毛。

孕妈妈这样补: 胎宝宝的体重开始大幅增加,皮下脂肪需要生长,这时期需要丰富的脂肪摄入量做支撑。在这周,孕妈妈应注重热量的摄入,适量吃些富含油脂的食物。

专家建议:

孕中期的孕妈妈每天摄入的热量要比孕前增加836焦,如果孕妈妈摄入热量不足,蛋白质和脂肪氧化产生能量,会影响维生素、矿物质等营养素的吸收和利用,不利于胎宝宝的健康。

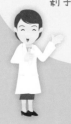

香菇炖乳鸽

原料: 乳鸽1只,香菇、木耳各2朵,山药半根,红枣4颗,枸杞子、葱段、姜片、盐各适量。

做法: ①香菇洗净;木耳泡发后洗净;山药削皮,切块。②水烧开,将乳鸽放入,去血水去沫,捞出。③砂锅放水烧开,放入姜片、葱段、红枣、香菇、乳鸽,小火炖1小时;放入枸杞子、木耳,炖20分钟。④放入山药块,小火炖至山药块酥烂,加盐调味。

营养功效: 香菇炖乳鸽是孕妈妈很好的滋补品。

烤鱼青菜饭团

原料: 米饭100克,熟鳗鱼肉(鳗鱼肉用微波炉烤脆而成)150克,鲜青菜叶50克,盐适量。

做法: ①将熟鳗鱼肉用盐抹匀,切碎;青菜叶洗净切丝。②青菜丝、熟鳗鱼肉末拌入米饭中。③取适量米饭,根据喜好捏成各种形状的饭团。④平底锅放适量油烧热,将捏好的饭团稍煎,口味更佳。

营养功效: 烤鱼青菜饭团富含蛋白质、脂肪、钙、磷等营养素,是孕妈妈的美味佳肴。

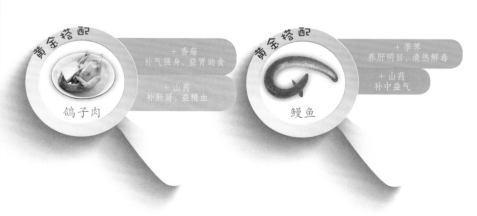

黄金搭配

鸽子肉
+香菇 补气强身,益胃助食
+山药 补肝肾,益精血

黄金搭配

鳗鱼
+荸荠 养肝明目,清热解毒
+山药 补中益气

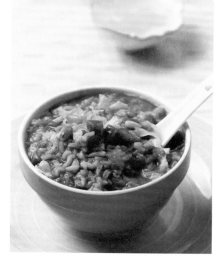

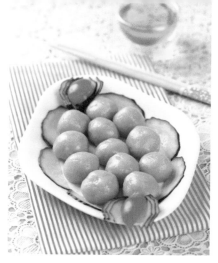

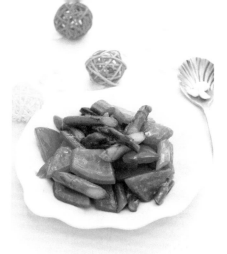

紫薯银耳松子粥

原料： 大米 30 克，松子 5 克，银耳 4 朵，紫薯 2 个，蜂蜜适量。

做法： ①用温水泡发银耳，撕小朵；将紫薯去皮，切成小方丁。②锅中加水，将淘洗好的大米放入其中，大火烧开后，放入紫薯丁，再烧开后改小火。③往锅中放入泡发的银耳。④待大米开花时，撒入松子。⑤放凉至 60℃ 以下后，调入蜂蜜即可。

营养功效： 此粥具有润肠通便的功效，能帮助孕妈妈预防便秘。

糯米麦芽团子

原料： 糯米粉、小麦芽各 100 克，黄瓜片、小西红柿块各适量。

做法： ①将小麦芽洗净，晾干，然后磨成粉。②将糯米粉、小麦芽粉加水和成面团，捏成大小适宜的团子，蒸熟装盘，摆上黄瓜片、小西红柿块装饰即可。

营养功效： 小麦芽富含维生素 E、亚油酸、亚麻酸等优质营养素，对促进胎宝宝生长发育十分有益。

芦笋西红柿

原料： 芦笋 6 根，西红柿 2 个，盐、香油、葱末、姜片各适量。

做法： ①西红柿洗净，切片；芦笋去硬皮、洗净，放入锅中焯 10 分钟后捞出，切下芦笋的嫩尖，剩下的部分切成小段。②锅中倒油烧热，煸香葱末和姜片，放入芦笋段、西红柿片一起翻炒。③翻炒至八成熟时，加适量盐、香油，翻炒均匀即可出锅。

营养功效： 此菜富含维生素 C，能促进胎宝宝对铁的吸收，还能让胎宝宝皱巴巴的皮肤变细腻。

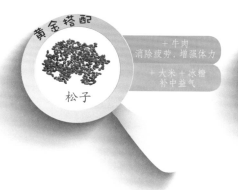

黄金搭配

松子

＋牛肉
消除疲劳，增强体力

＋大米＋冰糖
补中益气

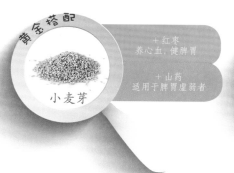

黄金搭配

小麦芽

＋红枣
养心血，健脾胃

＋山药
适用于脾胃虚弱者

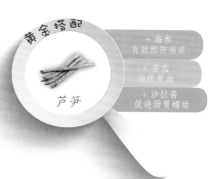

黄金搭配

芦笋

＋海参
有效预防癌症

＋苦瓜
治疗贫血

＋沙拉酱
促进肠胃蠕动

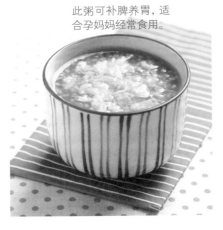

此粥可补脾养胃，适合孕妈妈经常食用。

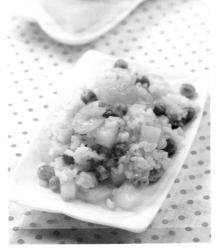

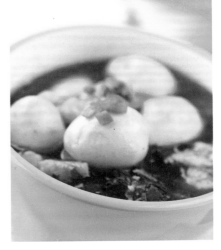

小米鸡蛋粥

原料：小米 50 克，鸡蛋 2 个，红糖适量。

做法：①将小米淘洗干净；鸡蛋打散。②将小米放入锅中，加适量清水，大火煮开，转小火煮至将熟，淋入蛋液，调入红糖，稍煮即可。

营养功效：小米的营养价值很高，含有蛋白质、脂肪及维生素、膳食纤维等营养成分，可温补脾胃，保证孕妈妈在孕期有个好胃口，也保证了胎宝宝的营养需求。

菠萝虾仁烩饭

原料：虾仁 10 只，豌豆 50 克，米饭 200 克，菠萝半个，蒜末、盐、香油各适量。

做法：①虾仁洗净；菠萝取果肉切小丁；豌豆洗净，入沸水焯烫。②油锅烧热，爆香蒜末，加入虾仁炒至八成熟，加豌豆、米饭、菠萝丁快炒至饭粒散开，加盐、香油调味。

营养功效：开胃又营养，孕妈妈通过吃这道菠萝虾仁烩饭可获得充足的维生素和能量。

鹌鹑蛋烧肉

原料：鹌鹑蛋 5 个，猪瘦肉 200 克，酱油、白糖、盐、葱花各适量。

做法：①猪瘦肉氽水 5 分钟后洗净，切块；鹌鹑蛋煮熟剥壳，入油锅中炸至金黄，捞出。②再起油锅将肉炒至变色，加酱油、白糖、盐调味，加清水没过猪肉块，待汤汁烧至一半时，加入鹌鹑蛋。③汤汁收浓时，撒上葱花，出锅装盘即可。

营养功效：鹌鹑蛋中含有丰富的卵磷脂，瘦肉含铁且吸收率较高，此菜具有健脑和补血的功效。

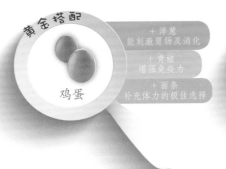

黄金搭配

鸡蛋

+ 洋葱
能刺激胃肠及消化

+ 青椒
增强免疫力

+ 面条
补充体力的极佳选择

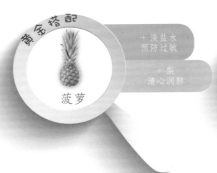

黄金搭配

菠萝

+ 淡盐水
预防过敏

+ 梨
清心润肺

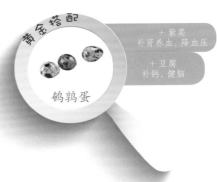

黄金搭配

鹌鹑蛋

+ 紫菜
补肾养血，降血压

+ 豆腐
补钙，健脑

豆浆莴笋汤

原料： 莴笋 100 克，豆浆 200 毫升，蒜末、盐各适量。

做法： ①莴笋洗净去皮，切成条。②油锅烧热，放蒜末、莴笋条、盐，大火炒至断生。③倒入豆浆，大火煮 5 分钟即可。

营养功效： 莴笋含有丰富的铁、锌，其中的铁很容易被人体吸收。孕妈妈常吃新鲜莴笋，可以防治缺铁性贫血。

孕妈妈如果不喜欢豆浆的味道，换成牛奶也可以。

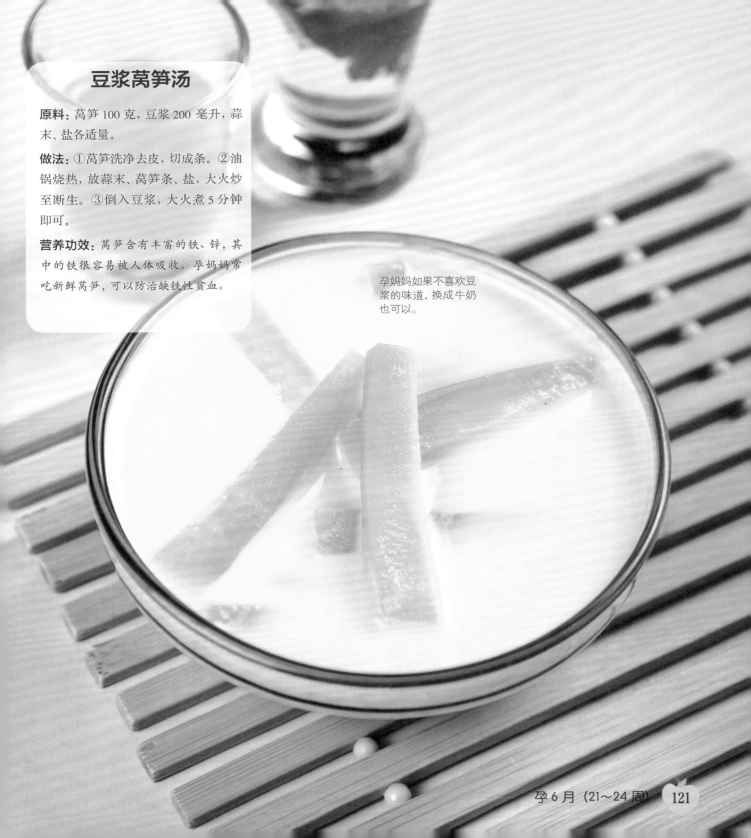

第23周
黄金营养餐

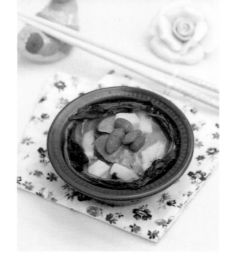 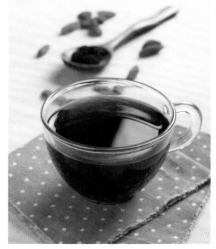

胎宝宝在长： 现在胎宝宝的身长大概有 20 厘米，体重会达到 450 克。肺部组织和血管正在发育，为出生后的呼吸做准备。视网膜已形成，具备微弱的视觉，会对外界光源做出反应。

孕妈妈这样补： 胎宝宝的视觉在发育，孕妈妈应注意对 β- 胡萝卜素的摄入。此外孕妈妈要注意饮食搭配均衡，粗粮、细粮搭配食用，午餐和晚餐可多选用豆类或豆制品，同时，多选用牛肉、香菇、西红柿等。

专家建议：

由于孕中期基础代谢加强，对糖的利用增加，应在孕前基础上增加能量。每天主食摄入量应达到或高于 400 克，并且精细粮与粗杂粮搭配食用，热能增加的量可视孕妈妈体重的增长情况、运动强度进行调整。

鸡肝枸杞汤

原料： 鸡肝 4 个，菠菜 50 克，竹笋 2 根，枸杞子 5 克，高汤、料酒、盐、藕粉各适量。

做法： ①竹笋洗净、切片；菠菜择洗干净，焯水后捞起，切段；鸡肝洗净，切片。②在高汤内加入枸杞子，煮 30 分钟，再放鸡肝片和笋片同煮。③大约煮 15 分钟，加藕粉使之成胶黏状，并加适量盐和料酒，最后加入菠菜段即可。

营养功效： 鸡肝和枸杞子可以很好地为孕妈妈补血，以备胎宝宝发育所需。

桑葚汁

原料： 桑葚 100 克，冰糖适量。

做法： ①桑葚洗净后放入锅中，倒入 3 倍的水，大火煮开后转中小火；煮的过程中，用勺子或铲子碾碎果肉。②根据个人口味，加几块冰糖同煮 5~10 分钟。

营养功效： 桑葚汁色泽红艳，酸甜可口，消食开胃，增进食欲，可帮助孕妈妈和胎宝宝摄入更多的营养素并顺利消化、吸收。

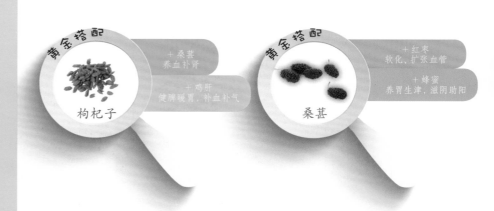

黄金搭配

枸杞子

+桑葚
养血补肾

+鸡肝
健脾暖胃，补血补气

黄金搭配

桑葚

+红枣
软化、扩张血管

+蜂蜜
养胃生津，滋阴助阳

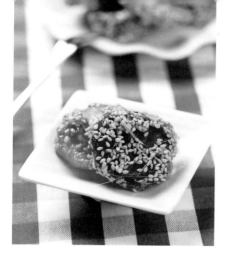
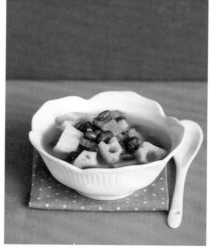
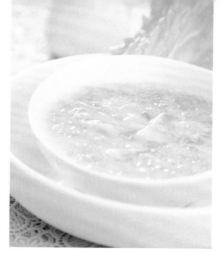

蜜烧双薯丁

原料： 红薯、紫薯各 80 克，冰糖、芝麻、淀粉各适量。

做法： ①红薯、紫薯分别洗净去皮，切块，裹上淀粉。②油锅烧热，放红薯块、紫薯块慢煎至焦黄盛出。③锅洗净，放入冰糖，并加入一点水，煮至冰糖溶化冒泡，糖色开始变黄后，转小火，并倒入煎好的红薯块和紫薯块，晃动锅，使糖汁裹匀，撒上芝麻即可。

营养功效： 此菜富含膳食纤维，可保持孕妈妈消化系统的健康，为胎宝宝提供充足的营养。

牛腩炖藕

原料： 牛腩 150 克，莲藕 100 克，红豆、姜片、盐各适量。

做法： ①牛腩洗净，切大块，汆烫，过冷水，洗净沥干；莲藕去皮洗净，切成大块。②将牛腩块、莲藕块、姜片、红豆放入锅中，加适量水，大火煮沸，转小火慢煲 3 小时，出锅前加盐调味。

营养功效： 莲藕含有较为丰富的碳水化合物，又富含维生素 C 和胡萝卜素，对孕妈妈十分有益。

牛奶梨片粥

原料： 大米 20 克，牛奶 250 毫升，鸡蛋 1 个，梨 1 个，柠檬、白糖各适量。

做法： ①将梨去皮去核，切成厚片，加白糖蒸 15 分钟。②取柠檬汁，淋在梨片上，拌匀。③将牛奶烧沸，放入大米和适量水，烧沸后用小火焖成稠粥，打入鸡蛋，搅散，熟后离火。④盛入碗中，粥面放梨片即可。

营养功效： 此粥不仅营养丰富，还可以补气血、润肠通便，能帮助孕妈妈预防便秘，提升孕妈妈的免疫力。

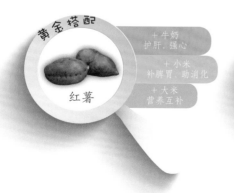

黄金搭配

+ 牛奶
护肝、强心

+ 小米
补脾胃、助消化

+ 大米
营养互补

红薯

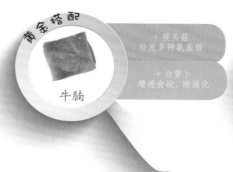

黄金搭配

+ 猴头菇
补充多种氨基酸

+ 白萝卜
增进食欲、助消化

牛腩

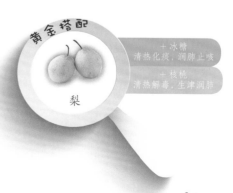

黄金搭配

+ 冰糖
清热化痰、润肺止咳

+ 核桃
清热解毒、生津润肺

梨

第24周
黄金营养餐

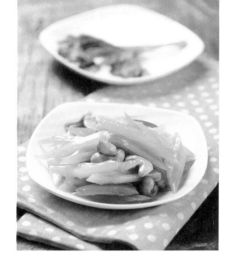

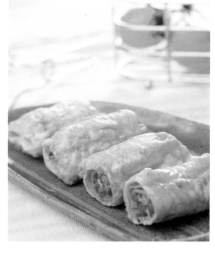

胎宝宝在长：胎宝宝的身长可达26厘米左右，体重接近500克。孕妈妈的说话声、心跳声、肠胃蠕动声他都能听到，对于较大的噪声还会表现出明显的不安。虽然胎宝宝现在还有些瘦，不过很快就要长脂肪了。

孕妈妈这样补：孕妈妈现在的胃口比较好，对各类营养素的摄取量要有所增加，重点是铁元素和维生素C的摄入量要增加。孕妈妈要多吃瘦肉、动物肝脏、鱼虾、乳制品、豆制品和新鲜的蔬菜和水果。

专家建议：

此时，孕妈妈摄入足够的膳食纤维，能增强自身的免疫力，保持消化系统的健康。建议孕妈妈每天膳食纤维的摄入量以20~30克为宜。孕妈妈可以多吃一些全麦面包、麦麸饼干、红薯等。

腰果百合炒芹菜

原料：百合50克，芹菜200克，红椒半个，腰果40克，盐、白糖各适量。

做法：①将百合洗净，切去头尾分开数瓣；芹菜洗净，切段；红椒洗净，切片。②锅内放油，开小火马上放入腰果炸至酥脆捞起放凉。③油倒出一半，烧热后放入红椒片及芹菜段，大火翻炒。④放入百合、盐、白糖，大火翻炒后盛出，撒上腰果。

营养功效：孕妈妈适当摄入一些坚果，有利于胎宝宝大脑的发育，芹菜补铁又富含膳食纤维。

荠菜黄鱼卷

原料：荠菜25克，油皮50克，黄鱼肉100克，干淀粉、料酒、盐、蛋清各适量。

做法：①荠菜择洗干净，切末；用部分蛋清与干淀粉调成稀糊备用。②黄鱼肉切细丝，同荠菜末、剩下的蛋清、料酒、盐混合成肉馅。③将馅料包于油皮中，卷成长卷，抹上稀糊，切小段，放入油锅中煎熟即成。

营养功效：这道菜富含蛋白质和膳食纤维，是孕妈妈的滋补佳肴。

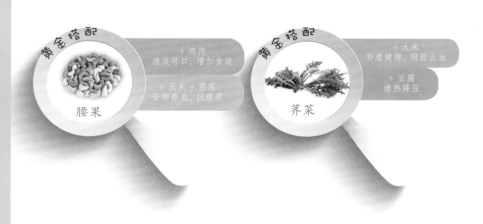

黄金搭配

腰果

+鸡肉
清淡可口，增加食欲

+玉米+芹菜
安神养血，抗疲劳

黄金搭配

荠菜

+大米
补虚健脾，明目止血

+豆腐
清热降压

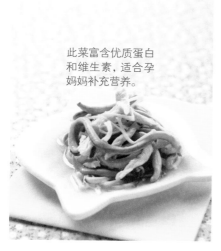

此菜富含优质蛋白和维生素，适合孕妈妈补充营养。

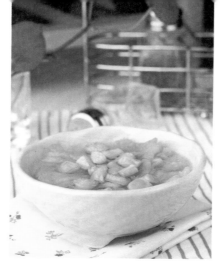

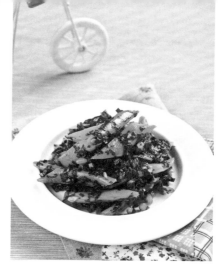

双鲜拌金针菇

原料： 金针菇、鲜鱿鱼、熟鸡胸肉各100克，姜片、盐、高汤、香油各适量。

做法： ①金针菇洗净，去根，入沸水锅中氽熟后捞出，沥去水，盛碗内。②将鲜鱿鱼去净外膜，切成细丝，与姜片一并下沸水锅氽熟，捞起，拣去姜片，放入金针菇碗内。③将熟鸡胸肉切成细丝，下沸水锅氽热，捞出后沥去水，也放入金针菇碗内。④往碗中加高汤、盐、香油拌匀，装盘即成。

营养功效： 金针菇有低热量、低脂肪、高蛋白、多糖、多维生素的特点，还有促进胎宝宝智力发育的作用。

芥菜干贝汤

原料： 芥菜250克，干贝1把，高汤、香油、盐、葱末、姜末、蒜末各适量。

做法： ①将芥菜洗净切段；用温水将干贝浸泡，再用清水煮软后捞出。②锅中加高汤，放入芥菜段、干贝肉、葱末、姜末、蒜末，稍煮入味，最后放入香油、盐调味即可。

营养功效： 芥菜富含维生素，干贝富含蛋白质，且味道鲜美。此汤具有开胃消积、生津降压的功效，可增强孕妈妈的食欲。

橄榄菜炒四季豆

原料： 四季豆400克，橄榄菜50克，葱花、盐、香油各适量。

做法： ①将四季豆洗净，掐成段；橄榄菜切碎。②油锅烧热，爆香葱花，下入四季豆和橄榄菜碎翻炒。③快要炒熟时，用盐、香油调味即可。

营养功效： 四季豆富含膳食纤维，可促进孕妈妈肠胃蠕动，起到清胃涤肠的作用。此菜很适合便秘的孕妈妈食用。

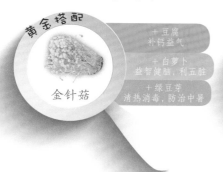

黄金搭配

金针菇

+豆腐
补钙益气

+白萝卜
益智健脑，利五脏

+绿豆芽
清热消毒，防治中暑

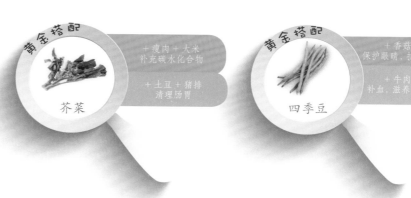

黄金搭配

芥菜

+瘦肉+大米
补充碳水化合物

+土豆+猪排
清理肠胃

黄金搭配

四季豆

+香菇
保护眼睛，抗老化

+牛肉
补血，滋养脾胃

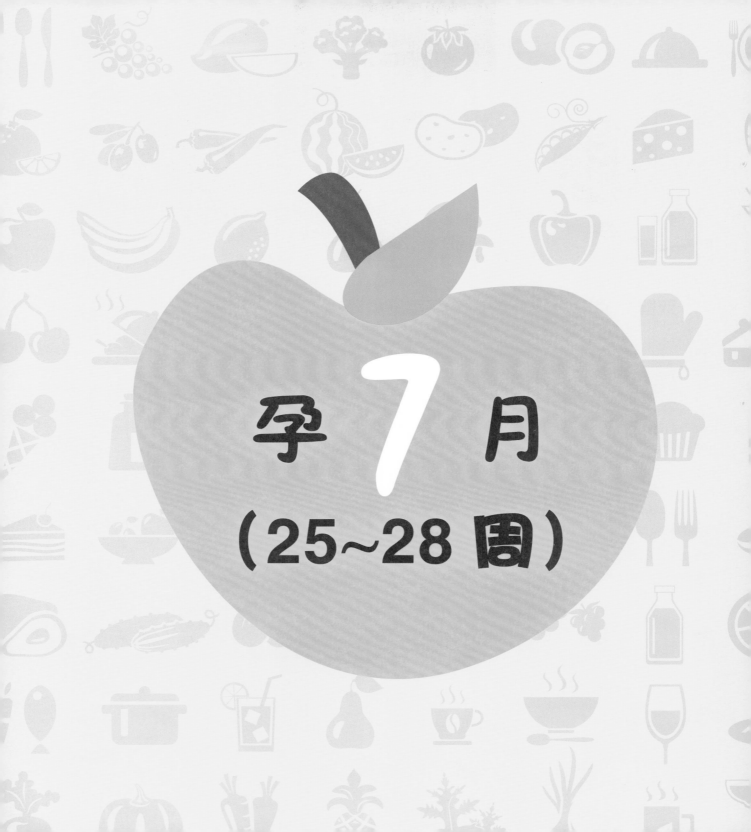

孕**7**月
（25~28周）

胎宝宝：
像个粉色的小老头儿

这个月末小家伙长到 37 厘米,体重约 1000 克,有一个柚子那么大了。头发约有 0.5 厘米长,手指甲和脚趾甲都出现了。胎宝宝每天都在羊水里呼吸,锻炼他还没有发育成熟的肺叶。视网膜的发育完全形成,已能够区分明暗。现在胎宝宝的皮肤褶皱更多,像个粉红色的小老头儿。

孕妈妈：
越发紧绷的大肚子

孕妈妈挺着大肚子"孕"味十足,为了保持平衡,走路呈现出特有的姿态。宫高范围在 21~24 厘米,子宫肌肉对外界的刺激开始敏感,如用手稍微刺激腹部,可能会出现较微弱的宫缩。孕妈妈间断有腹部的紧绷感,用手触摸感觉腹部发硬,持续几秒就会消失。这个时候大部分孕妈妈的妊娠纹会越发明显,其大小和范围也有明显的个体差异。

由于腹部向前凸出,孕妈妈重心不稳,所以在上下楼梯时必须十分小心。这段时间,如果母体受到外界的过度刺激,会有早产危险,应避免剧烈的运动,不宜做压迫腹部的姿势。如果心理负担过重或精神不好,会导致血压升高而引起头痛,孕妈妈记得要时常保持愉快的心情。

本月必吃 8 种食材

均衡摄取各种营养素

樱桃

樱桃含铁量高，常食樱桃可促进血红蛋白再生，既可防治缺铁性贫血，又可增强体质，健脑益智。

* 煮粥时，加点樱桃果肉，有利于促进铁的吸收。

* 孕妈妈一次生吃 10 个左右的樱桃即可，每天最多吃 2 次。

* 紫色樱桃抗氧化作用最大，深红色樱桃次之，浅红色樱桃再次，孕妈妈最好吃紫色樱桃。

紫米

紫米有滋阴补肾、健脾暖肝、明目活血等作用。

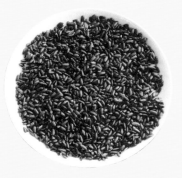

* 紫米一定要煮烂，这样营养素才能溶出。

* 消化不良的孕妈妈不要吃未煮烂的紫米，多食后易引起急性肠胃炎。

* 紫米浸泡一夜后再煮，更容易煮烂。

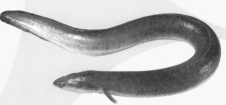

鳝鱼

鳝鱼中含有丰富的 DHA 和卵磷脂，经常摄取卵磷脂，可提高孕妈妈的记忆力，也可补脑健身。

* 鳝鱼最好现杀现烹，不要吃不新鲜的。

* 鳝鱼肉紧，用刀背从头至尾拍打一遍，这样可使烹调时受热均匀，更易入味。

* 鳝鱼要挑选大的、肥的、体色为灰黄色的活鳝。

松子

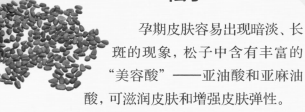

孕期皮肤容易出现暗淡、长斑的现象，松子中含有丰富的"美容酸"——亚油酸和亚麻油酸，可滋润皮肤和增强皮肤弹性。

*松子以炒食、煮食为宜，炒熟、煮熟后还可以做菜肴或粥中的一种营养添加剂。

*松子与蔬菜搭配食用，当配料，可起到营养互补的作用。

*松子油性较大，且属于高热量食品，孕妈妈不要吃太多，每天食用 20~30 克为宜。

鲫鱼

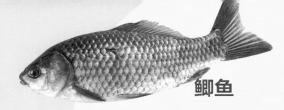

孕妈妈在孕期易出现脾胃虚弱、水肿等症状，鲫鱼可以健脾利湿、温中下气，对此症状有很好的改善作用。

*鲫鱼肉嫩味鲜，可做粥、汤、菜、小吃等，尤其适合做汤。

*清蒸鲫鱼营养效果好。烹制时不用加太多调味料，以免掩盖鲫鱼自身的鲜味。

莴笋

莴笋中含有丰富的矿物质、铁、锌等，孕妈妈经常食用新鲜莴笋，可以防治缺铁性贫血，并能保证胎宝宝身体对铁的需要。

*莴笋适合凉拌、炒食或放粥中当配料。

*莴笋叶的营养价值很高，可将其焯水后加入调味料凉拌食用。

红豆

红豆有健脾胃、利水湿、润肠通便、健美减肥的作用，还能增强机体免疫功能。

*红豆利尿，尿频的孕妈妈不要吃。

*红豆比较难煮，最好提前浸泡几个小时再煮。

*将红豆装进密封的盒子中，放置在阴凉干燥处，可保存较长时间。

海带

海带中含有丰富的钙，可促进胎宝宝的骨骼发育。丰富的碘也能使母婴同时受益，让孕妈妈的头发有光泽，让胎宝宝的头发更浓密。

*凉拌海带时，为保证海带鲜嫩可口，用清水煮约15分钟即可，时间不宜过久。

*海带不可过多食用，否则会影响胎宝宝的甲状腺发育。

孕 7 月饮食宜忌

宜科学地喝孕妇奶粉

喝孕妇奶粉时首先要控制量,不能既喝孕妇奶粉,又喝其他牛奶、酸奶,或者吃大量奶酪等奶制品,这样会增加肾脏负担,影响肾功能。其次,挑选的时候要看厂家、挑口味、看保质期,最好选择大厂家的品牌孕妇配方奶粉。当然,回家后别忘记在奶粉桶盖上贴一张小条,记下开盖日期,因为开盖后保质期仅 3 周。

消斑宜吃的几种食物

各类新鲜水果、蔬菜含有丰富的维生素 C,具有消褪色素的作用,如柠檬、猕猴桃、西红柿、土豆、圆白菜、菜花、冬瓜、丝瓜。牛奶有改善皮肤细胞活性、增强皮肤张力、刺激皮肤新陈代谢、保持皮肤润泽细嫩的作用。谷皮中的维生素 E,能有效抑制过氧化脂质产生,从而起到干扰黑色素沉着的作用。适量吃些糙米,补充营养的同时又能预防斑点的生成。

健康孕妈妈也要预防贫血

贫血的预防应从多方面入手,注意不要挑食、偏食,膳食要合理。注意孕期营养,多吃新鲜蔬菜、水果和瘦肉,以增加铁、叶酸和维生素的摄入。

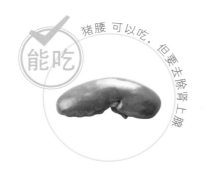

能吃 猪腰 可以吃,但要去除肾上腺

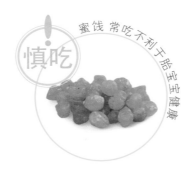

慎吃 蜜饯 常吃不利于胎宝宝健康

不能 人造奶油 对孕妈妈和胎宝宝都不利

孕妈妈多吃膳食纤维丰富的糙米和果蔬,每顿饭至少含有 2 种以上的蔬菜,可有效缓解便秘带来的痛苦。

多吃含钙食品防抽筋

从怀孕第 5 个月起就要增加对钙质的摄入量，每天 1000 毫克左右。钙质摄入不足有可能引起抽筋。饮食要多样化，多吃海带、芝麻、豆类等含钙丰富的食物，每天喝一杯牛奶，均可有效地预防抽筋。

除此之外，还应该适当进行户外活动，多进行日光浴，但忌强烈阳光直射；睡觉时调整好睡姿，采用左侧卧位；伸懒腰时注意两脚不要伸得过直，并且注意下肢的保暖；注意不要让腿部肌肉过度劳累，不要穿高跟鞋；睡前对腿脚部进行按摩。

孕妈妈不要刻意节食

有些年轻孕妈妈怕孕期吃得太胖影响形体，或担心胎宝宝太胖，出现分娩困难等，为此常常节制饮食，其实这种做法对自身和胎宝宝都十分不利。女性怀孕以后，新陈代谢变得旺盛起来，与妊娠有关的组织和器官也会发生变化，女性孕期要比孕前增重 11 千克左右。所以孕妈妈体重增加是必然、合理的，大可不必过分担心和控制。

孕妈妈要合理安排饮食，讲究荤素搭配、营养均衡，不要暴饮暴食，也不要节食。

缓解便秘的良方

多吃蔬果杂粮，如绿叶菜、萝卜、瓜类、苹果、香蕉、梨、燕麦、杂豆、糙米等。定时进食，切勿暴饮暴食。

早晨定时排便，对健康有益。

起床后先空腹饮一杯温开水或蜂蜜水，长期坚持就会形成早晨排便的好习惯。

多饮水，不要等渴了再喝水。每天在固定的时间里饮水，要勤喝水但不是暴饮。

每天坚持活动身体。适量的运动可以增强孕妈妈的腹肌收缩力，促进肠道蠕动，预防或减轻便秘。

保持身心愉快。不妨多做一些感兴趣的事，尽量回避不良的精神刺激。

"糖妈妈"应多摄取膳食纤维

在可摄取的分量范围内，多摄取含膳食纤维高的食物，如以五谷米饭取代白米饭，增加蔬菜的摄取量，用新鲜水果代替果汁等，如此可延缓血糖的升高，也比较有饱腹感。但要注意千万不可无限量地吃水果。

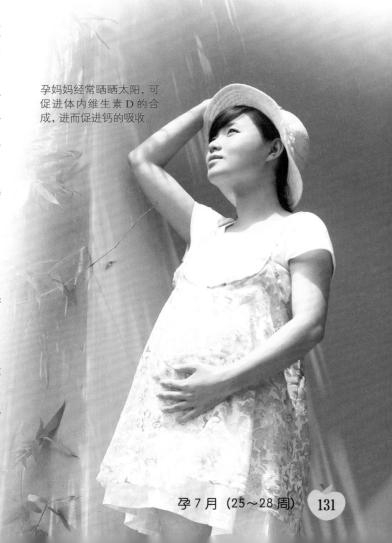

孕妈妈经常晒晒太阳，可促进体内维生素 D 的合成，进而促进钙的吸收。

宜适量吃冬瓜

孕妈妈有时候会出现足部水肿，可能是因为摄食过多盐分或者饮用过多的水导致的。假如休息后水肿仍不消退，孕妈妈可选择食疗方法，冬瓜就是最好的选择。冬瓜鱼汤、冬瓜烧海米等有止渴利尿的功效，可以减轻孕妈妈的下肢水肿。

宜保证充足的饮水量

孕妈妈负担着母子二人的代谢任务，新陈代谢旺盛，主要表现为心跳加速、呼吸急促、容易出汗、排泄增加等，机体的物质消耗量大大增加，因此不能忽略饮水。多饮水还有助于保持泌尿系统洁净，并且可以预防便秘。孕妈妈每日饮水量为1200~1600毫升，每天6~8杯水。孕妈妈可以根据季节及自身情况加以调整。

宜适量增加植物油的摄入

本月胎宝宝机体和大脑发育速度加快，对脂质及必需脂肪酸的需求增加，需及时补充。因此，孕妈妈可适当增加烹调所用植物油，如豆油、花生油、菜子油等。孕妈妈还可吃些花生、核桃、葵花子、芝麻等油脂含量较高的食物，但每周体重的增加要控制在350克左右，以不超过500克为宜。

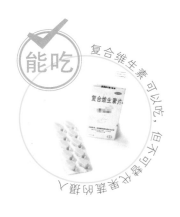

能吃 复合维生素可以吃，但不可替代孕期蔬菜的摄入

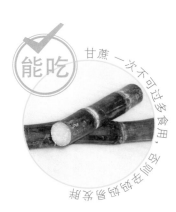

能吃 甘蔗 一次不可过多食用，否则会引发血糖的骤升

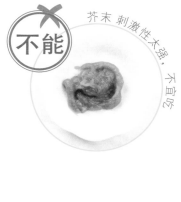

不能 芥末 刺激性太强，不宜吃

孕妈妈不宜只吃一种油，花生油、玉米油、大豆油等可以轮换着吃，或者食用橄榄油，更有利于健康。

不宜轻视加餐

进入孕7月的时候，胎宝宝通过胎盘吸收的营养是初孕时的五六倍，孕妈妈比之前更容易感觉到饿，除了正餐要吃好之外，加餐的质量也要给予重视。少食多餐是这一时期饮食的明智之举。

不宜体重增长过快

孕13~28周是孕妈妈体重迅速增长、胎宝宝迅速成长的阶段，多数孕妈妈体重增长会超标，这时期也是妊娠高血压、妊娠糖尿病的高发期。此时孕妈妈的主食最好是米面和杂粮搭配，副食则要全面多样、荤素搭配。孕29~40周的孕晚期阶段，胎宝宝生长速度最快，很多孕妈妈体重仍会急剧增加。这个阶段除正常饮食外，可以适当减少米、面等主食的摄入量，不要吃太多水果，以免自身体重增长过快和胎宝宝长得过大。

不宜常吃刺激性食物

怀孕7个月已接近孕晚期，胎宝宝发育迅速，若此时孕妈妈常吃芥末、辣椒、咖喱等刺激性食物，容易给胎宝宝带来不良刺激。此外在妊娠期间孕妈妈本身就大多呈血热阳盛状态，孕妈妈再常吃这些辛辣食物的话，会加重血热阳盛、口干舌燥、心情烦躁等症状。

不宜喝糯米甜酒

米酒和一般酒一样，都含有一定比例的酒精。与普通白酒的不同之处是，糯米甜酒含酒精的浓度不如烈性酒高。但即使是微量酒精，也可以毫无阻挡地通过胎盘进入胎宝宝体内，使胎宝宝大脑细胞的分裂受到阻碍。所以，孕妈妈不宜喝糯米甜酒。

不宜太贪嘴

不要因为嘴馋而吃一些不干净的食品，以免引起细菌感染，影响胎宝宝正常发育。平时孕妈妈要避免吃下列食物：太甜的食物及人工甜味剂和人造脂肪，包括白糖、糖浆、阿斯巴甜糖果及朱古力、可乐或人工添加甜味素的果汁饮料、罐头水果、人造奶油、冰冻果汁露、含糖花生酱等。

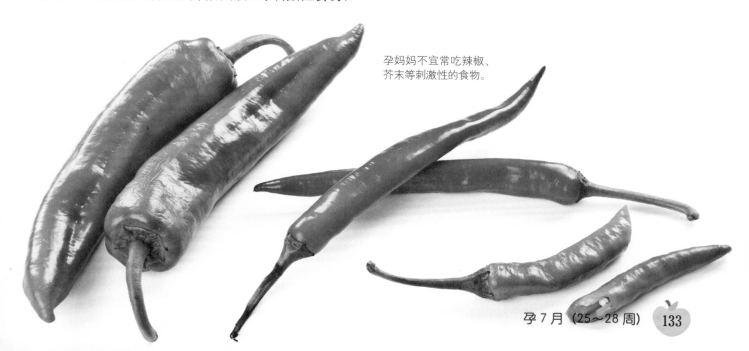

孕妈妈不宜常吃辣椒、芥末等刺激性的食物。

第25周
黄金营养餐

胎宝宝在长： 现在胎宝宝的体重稳定增长，皮肤变得舒展了许多，也变得饱满了，全身覆盖着一层细细的绒毛。胎宝宝的大脑神经发育又一次进入高峰期，大脑细胞迅速增殖分化，体积增大。

孕妈妈这样补： 为了预防妊娠高血压，孕妈妈日常饮食以清淡为佳，不宜多吃动物性脂肪，减少盐分的摄入量，忌吃咸菜、咸蛋等盐分高的食品。同时，要保证充足、均衡的营养。

专家建议：

孕中晚期，孕妈妈容易发生妊娠高血压综合征，尤其是营养不良的孕妈妈属于高危人群。因此加强孕中晚期营养，尤其是钙、维生素、叶酸、铁剂的补充，对妊娠高血压综合征有一定预防和治疗作用。

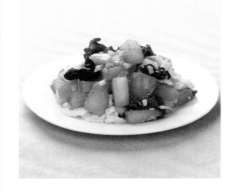

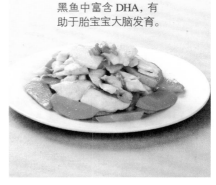

黑鱼中富含 DHA，有助于胎宝宝大脑发育。

炒馒头

原料： 馒头 1 个，木耳 5 朵，西红柿、鸡蛋各 1 个，盐、葱末各适量。

做法： ①将馒头切成小块；木耳泡发、洗净、切小块；西红柿洗净、切小块；鸡蛋打散。②将锅加热，刷油，将馒头块倒入锅中用小火烘至外皮微黄酥脆，盛出备用。③油锅烧热，放入木耳块翻炒，倒入打散的鸡蛋液，再加西红柿块和少许水（以免粘锅），最后加盐和馒头块翻炒均匀，撒上葱末即可。

营养功效： 木耳和鸡蛋富含铁，可有效满足胎宝宝发育对铁的需求。

熘苹果鱼片

原料： 黑鱼 1 条，苹果半个，胡萝卜 1 根，鸡蛋 1 个，料酒、盐、姜末、葱花各适量。

做法： ①黑鱼洗净，去骨取肉，去皮切片，加料酒浸泡，洗净后，打 1 只蛋清，加盐、姜末，给鱼片上浆，腌 10 分钟。②将苹果、胡萝卜分别洗净，切成片。③锅里倒油，至六分热下鱼片滑熟，盛出。④留底油下胡萝卜片翻炒，放入苹果片炒匀，最后放入鱼片翻炒，加盐调味，撒上葱花即可。

营养功效： 在胎宝宝大脑发育的关键期，此菜能帮助胎宝宝提升智力。

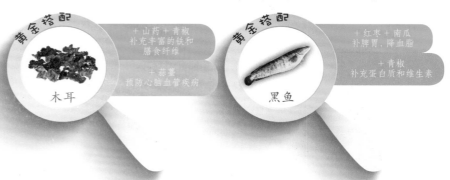

黄金搭配

+山药+青椒
补充丰富的铁和膳食纤维

+蒜薹
预防心脑血管疾病

木耳

黄金搭配

+红枣+南瓜
补脾胃、降血脂

+青椒
补充蛋白质和维生素

黑鱼

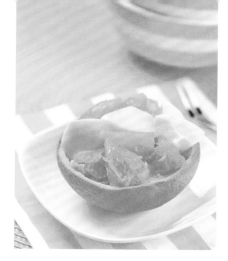
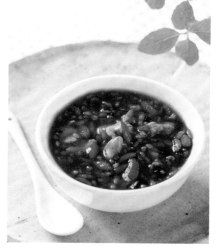
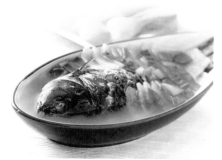

冬瓜有利尿作用，尿频的孕妈妈可以把冬瓜换成豆腐。

橙香奶酪盅

原料： 橙子 1 个，奶酪布丁 1 盒。

做法： ①在橙子 2/3 处切一横刀，用小勺挖出果肉。②果肉去筋去膜，撕碎备用。③在橙子内填入奶酪布丁与撕碎的橙肉，拌匀即可。

营养功效： 奶酪被称为"浓缩的牛奶"，蛋白质和钙的含量十分丰富，对胎宝宝此时呼吸系统的发育和听力的发展十分有利。

核桃仁枸杞紫米粥

原料： 紫米、核桃仁各 50 克，枸杞子 10 克。

做法： ①紫米洗净，浸泡 30 分钟；核桃仁拍碎；枸杞子拣去杂质，洗净。②将紫米放入锅中，加适量清水，大火煮沸，转小火继续煮 30 分钟。③放入核桃仁碎与枸杞子，继续煮至食材熟烂即可。

营养功效： 核桃富含蛋白质、维生素 E 等营养素，孕妈妈常吃有助于健康。

青菜冬瓜鲫鱼汤

原料： 鲫鱼 1 条，青菜 50 克，冬瓜 100 克，盐适量。

做法： ①鲫鱼处理干净；冬瓜洗净，去皮、瓤，切片。②油锅烧热，下鲫鱼煎炸至微黄，放入冬瓜片，加适量清水煮沸。③青菜洗净切段，放入鲫鱼汤中，煮熟后加盐调味即可。

营养功效： 此汤富含卵磷脂，能为胎宝宝的大脑发育提供必需营养素。

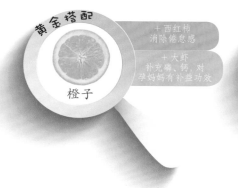

黄金搭配

+ 西红柿
消除倦怠感

+ 大虾
补充磷、钙，对孕妈妈有补益功效

橙子

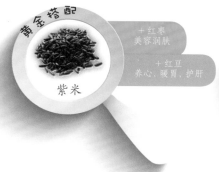

黄金搭配

+ 红枣
美容润肤

+ 红豆
养心、暖胃、护肝

紫米

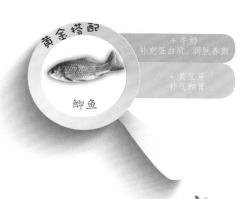

黄金搭配

+ 牛奶
补充蛋白质，润肤养颜

+ 黄豆芽
补气和胃

鲫鱼

第26周 黄金营养餐

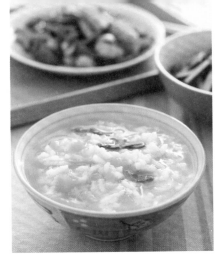

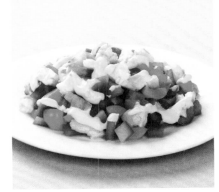

胎宝宝在长： 胎宝宝已经会吸气和呼气，眼睛已经形成，听觉也很敏锐，能随着音乐而移动，还能对触摸有反应。如果趴在孕妈妈的腹部仔细听，还能听到胎宝宝的心跳声。

孕妈妈这样补： 由于胎宝宝大脑再次快速发育，所以对B族维生素和脂肪的需要进一步增加。孕妈妈可适当增加对植物油的摄入，如大豆油、花生油、菜油等。

南瓜油菜粥

原料： 大米50克，南瓜100克，油菜、盐各适量。

做法： ①南瓜去皮，去瓤，洗净切成小丁；油菜洗净，切丝；大米淘洗干净。②锅中放大米、南瓜丁，加适量水熬煮，待粥成时，加入油菜丝，最后加盐调味即可。

营养功效： 南瓜中的硒和类胡萝卜素以及油菜中的钙、铁等营养物质，能促进胎宝宝视觉、骨骼和心脏的发育，减少孕妈妈孕期因缺钙、贫血造成的腿部抽筋、头晕失眠等症状。

樱桃虾仁沙拉

原料： 樱桃6颗，虾仁4只，青椒半个，沙拉酱适量。

做法： ①樱桃、青椒洗净，切丁；虾仁洗净，切丁。②虾仁丁、青椒丁分别放入开水中汆熟捞出，以冷水冲凉。③虾仁丁、樱桃丁及青椒丁放入盘中拌匀，淋上沙拉酱即可。

营养功效： 樱桃含铁量丰富，是水果中的冠军，虾仁是高铁、高钙食物。此菜补益效果绝佳，也能适应胎宝宝味觉的发展，防止宝宝出生后偏食、挑食。

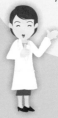

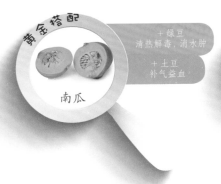

黄金搭配

＋绿豆
清热解毒，消水肿

＋土豆
补气益血

南瓜

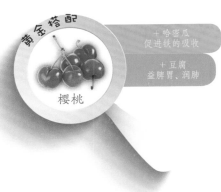

黄金搭配

＋哈密瓜
促进铁的吸收

＋豆腐
益脾胃、润肺

樱桃

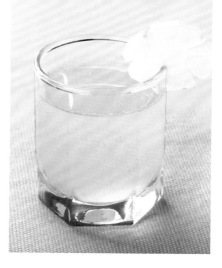

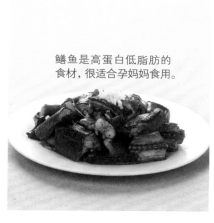

鳝鱼是高蛋白低脂肪的
食材，很适合孕妈妈食用。

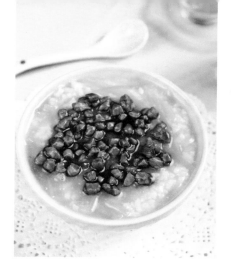

冬瓜蜂蜜汁

原料： 冬瓜 200 克，蜂蜜适量。

做法： ①冬瓜洗净，去皮和瓤，切块，放锅中煮 3 分钟，捞出，放榨汁机中加适量温开水榨成汁。②加入蜂蜜调匀即可。

营养功效： 冬瓜能有效缓解孕妈妈的水肿症状，且具有出色的美白效果，可以帮助孕妈妈淡化色斑。

红烧鳝鱼

原料： 鳝鱼 1 条，蒜蓉、葱花、酱油、盐各适量。

做法： ①鳝鱼去内脏、洗净，切成 3 厘米长的段。②起油锅，油烧热后，先入蒜蓉，随即倒入鳝鱼段，翻炒 3 分钟，再焖炒 3 分钟。③加盐、酱油、冷水 1 大碗，继续焖烧 20~30 分钟，至汤汁快干时，撒入葱花，盛出即可。

营养功效： 鳝鱼含有丰富的氨基酸、卵磷脂、钾、钙、锌等营养素，这些是胎宝宝发育的必要物质，尤其是对胎宝宝本月大脑的第二个发育高峰大有助益。

莴笋猪肉粥

原料： 莴笋、大米各 50 克，猪肉 100 克，酱油、盐、香油各适量。

做法： ①莴笋去皮、洗净，切细丝；大米淘洗干净；猪肉洗净，切成末，放入碗内，加少许酱油、盐，腌 10~15 分钟。②锅中放入大米，加适量清水，大火煮沸，加入莴笋丝、猪肉末，改小火煮至米烂时，加盐、香油搅匀即可。

营养功效： 莴笋含莴苣素、乳酸、维生素 C、蛋白质、膳食纤维、钾、钙、磷、铁等，具有通便利尿的功效。

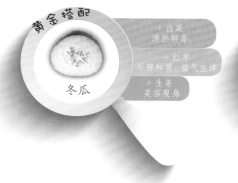

黄金搭配

冬瓜

+白菜
清热解毒

+红枣
补脾和胃，益气生津

+生姜
美容瘦身

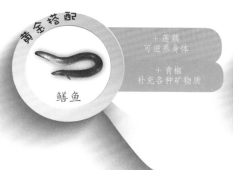

黄金搭配

鳝鱼

+莲藕
可滋养身体

+青椒
补充各种矿物质

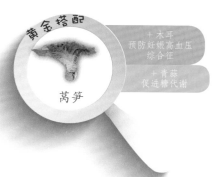

黄金搭配

莴笋

+木耳
预防妊娠高血压综合征

+青蒜
促进糖代谢

第 *27* 周
黄金营养餐

胎宝宝在长： 到本周，胎宝宝的身长可以达到 30 厘米左右，体重也接近 900 克。大脑活动异常活跃，大脑皮层表面开始出现沟回，脑组织也快速增长，头上已经长出了短短的胎发，眼睛已经可以睁开和闭合了。

孕妈妈这样补： 饮食多样化，一般可保证维生素的均衡摄取。绿叶菜多采用凉拌、快炒等方式，可减少维生素在烹饪过程中的流失。烹饪口味要清淡，不要摄入过多的盐分。

专家建议：

这一时期是妊娠高血压、妊娠糖尿病的高发期，孕妈妈合理控制脂肪、碳水化合物等的摄入量。饮食上尽可能荤素搭配，避免因偏食而导致的某些营养素缺乏。

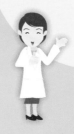

苦菊清爽可口，但寒性体质的孕妈妈要少吃，以免引起肠胃不适。

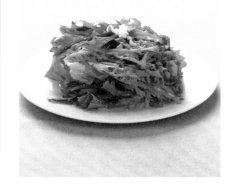

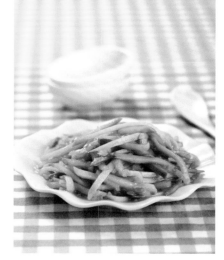

芝麻酱拌苦菊

原料： 苦菊 200 克，芝麻酱、盐、醋、白糖、蒜泥各适量。

做法： ①苦菊洗净后沥干水。②芝麻酱用少许温开水化开，加入盐、白糖、蒜泥、醋搅拌成糊状。③把芝麻酱倒在苦菊上，拌匀即可。

营养功效： 芝麻酱含有健康的植物性脂肪，可加速本时期胎宝宝大脑细胞的增殖分化，有助于提升胎宝宝智力水平；苦菊则是孕妈妈清热降火的美食佳品。

糖醋西葫芦丝

原料： 西葫芦 1 根，蒜末、花椒粒、盐、醋、白糖、淀粉各适量。

做法： ①将西葫芦洗净，去子，切丝。②锅内放油，放入花椒粒，炸至变色，捞出花椒。③油锅里放入蒜末，煸香，倒入西葫芦丝翻炒。④将盐、白糖、醋、淀粉和水调成汁，沿锅边淋入锅里，翻炒均匀。

营养功效： 西葫芦含有多种 B 族维生素，可保持细胞的能量充沛，让胎宝宝健康又漂亮。

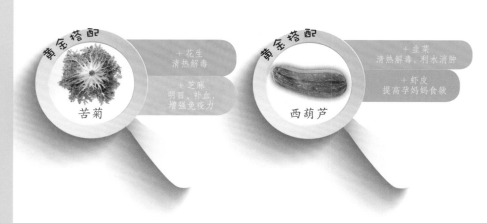

黄金搭配

苦菊

+花生
清热解毒

+芝麻
明目、补血、增强免疫力

黄金搭配

西葫芦

+韭菜
清热解毒，利水消肿

+虾皮
提高孕妈妈食欲

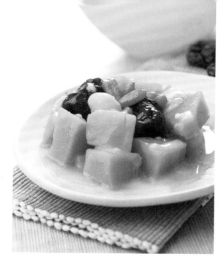
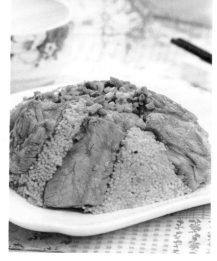
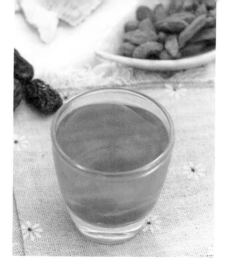

蜜汁南瓜

原料： 南瓜 300 克，红枣、白果、枸杞子、蜂蜜、白糖、姜片各适量。

做法： ①南瓜去皮、洗净、切丁；红枣、枸杞子用温水发开，待用。②切好的南瓜丁整齐放入盘里，加入红枣、枸杞子、白果、姜片，入蒸笼蒸 15 分钟。③取出，去掉姜片。④锅洗干净，上火放少许油，加适量水、白糖和蜂蜜，小火熬制成汁，浇在南瓜上即可。

营养功效： 南瓜含有丰富的膳食纤维、维生素及碳水化合物，是预防妊娠高血压的好食材。

小米蒸排骨

原料： 猪排 400 克，小米 100 克，料酒、冰糖、豆瓣酱、盐、葱末、姜末各适量。

做法： ①猪排洗净，斩段；豆瓣酱剁细；小米淘洗干净后用水浸泡待用。②猪排加豆瓣酱、冰糖、料酒、盐、姜末拌匀，装入蒸碗内，加入小米，上笼锅用大火蒸熟，取出扣入圆盘内，撒上葱末即可。

营养功效： 小米富含铁和膳食纤维，是孕妈妈的补益佳品。

芪枣枸杞茶

原料： 黄芪 2 片，红枣 6 颗，枸杞子 10 克。

做法： ①将黄芪、红枣洗净，放入锅中加水煮开，改小火再煮 10 分钟，取出红枣。②加入枸杞子，再煮一两分钟，滤出茶汁即可。

营养功效： 孕妈妈食用芪枣枸杞茶，可以适应胎宝宝本月肝脏的发育，也能补肾健脾，增强孕妈妈的免疫力。

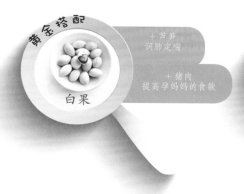

黄金搭配

+芦笋
润肺定喘

+猪肉
提高孕妈妈的食欲

白果

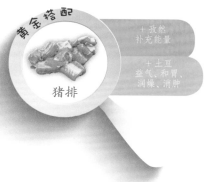

黄金搭配

+孜然
补充能量

+土豆
益气、和胃、润燥、消肿

猪排

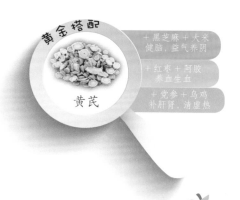

黄金搭配

+黑芝麻 +大米
健脑，益气养阴

+红枣 +阿胶
养血生血

+党参 +乌鸡
补肝肾，清虚热

黄芪

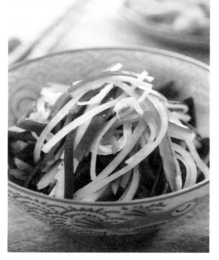

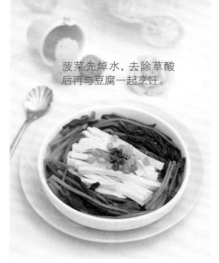
菠菜先焯水,去除草酸后再与豆腐一起烹饪。

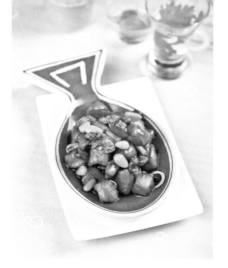

海米海带丝

原料: 海带丝 200 克,海米 10 克,红椒、土豆、姜片、盐、香油各适量。

做法: ①红椒、土豆洗净,切丝;姜片洗净,切细丝。②油锅烧热,将红椒丝以微火略煎一下,盛起。③锅中加清水烧沸,将海带丝、土豆丝煮熟软,捞出装盘,待凉后将姜丝、海米及红椒丝撒入,加盐、香油拌匀。

营养功效: 此菜含有丰富的矿物质,对胎宝宝大脑发育有一定的辅助作用。

翡翠豆腐

原料: 豆腐 200 克,菠菜 100 克,盐、葱末、花椒各适量。

做法: ①将豆腐上屉蒸一下,去掉水分,切成条,然后用凉水过凉,沥干水。②菠菜洗净,切成八分长的段,放入沸水中焯一下,捞出,放入凉水中过凉,沥干水。③将豆腐丝和菠菜段装入盘内,浇上热花椒油,放盐调味,撒上葱末即可。

营养功效: 此菜中豆腐鲜嫩、汤汁鲜美,具有补气生血、健脾益肺、润肌护肤的功效,非常适合孕妈妈滋补之用。

枸杞松子爆鸡丁

原料: 鸡肉 150 克,松子仁 15 克,核桃仁 2 颗,枸杞子 8 克,鸡蛋 1 个(取蛋清)、姜末、葱末、盐、酱油、料酒、水淀粉、鸡汤各适量。

做法: ①鸡肉洗净,切丁,用蛋清、水淀粉抓匀,将鸡丁炒一下,沥油。②核桃仁、松子仁分别炒熟;将所有调料和鸡汤调成汁。③锅置火上,放调料汁,倒入鸡丁、核桃仁、松子仁、枸杞子翻炒均匀。

营养功效: 松子对胎宝宝本月大脑皮层沟回的出现和脑组织的快速增殖有极好的促进作用。

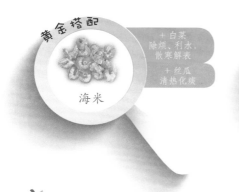

黄金搭配

+ 白菜
除烦、利水、
散寒解表

+ 丝瓜
清热化痰

海米

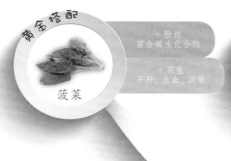

黄金搭配

+ 粉丝
富含碳水化合物

+ 花生
平肝、止血、润燥

菠菜

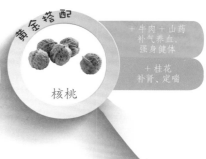

黄金搭配

+ 牛肉 + 山药
补气养血、
强身健体

+ 桂花
补肾、定喘

核桃

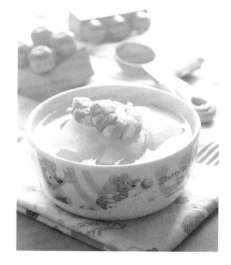
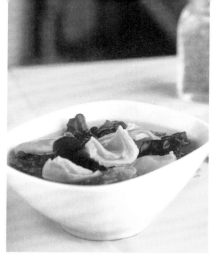
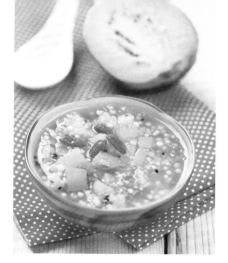

虾肉冬瓜汤

原料： 鲜虾 6 只，冬瓜 150 克，鸡蛋 1 个（取蛋清），姜片、盐、白糖、香油各适量。

做法： ①鲜虾处理干净，隔水蒸 8 分钟，取出虾肉。②冬瓜洗净，切小块，放入锅中与姜片同煲。③ 放入虾肉，加盐、白糖、香油略煮，淋入蛋清即可。

营养功效： 此汤不仅补钙，还有预防下肢水肿的作用，可有效缓解孕期水肿症状。

槐花猪肚汤

原料： 猪肚半个，木耳 2 朵，槐花 4 朵，盐、香油各适量。

做法： ①猪肚用盐擦洗，除去黏液，冲洗干净，切块；木耳泡发，去蒂；槐花洗净后煮水，去渣留汁。②将猪肚块与 5 杯清水一起放入锅内，煮开后加木耳、槐花汁，煮至猪肚块软熟，加盐调味，淋上香油即可。

营养功效： 猪肚是滋补的佳品，还能补脑益智，在胎宝宝大脑发育的第二个高峰期食用最合适不过。

西米猕猴桃糖水

原料： 西米 100 克，猕猴桃 2 个，枸杞子、白糖各适量。

做法： ①西米洗净，用清水泡 2 小时。②将猕猴桃去皮切成粒，枸杞子洗净。③锅里放适量水烧开，放西米煮 10 分钟，加猕猴桃、枸杞子、白糖，用小火煮透即可。

营养功效： 西米猕猴桃糖水香甜可口，可为孕妈妈补充能量和维生素，是孕期很不错的一道营养加餐。

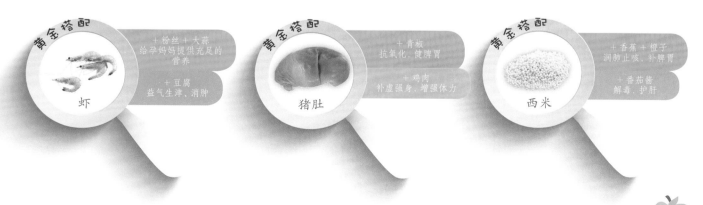

黄金搭配

虾
+粉丝+大蒜
给孕妈妈提供充足的营养
+豆腐
益气生津、消肿

猪肚
+青椒
抗氧化、健脾胃
+鸡肉
朴虚强身、增强体力

西米
+香蕉+橙子
润肺止咳、补脾胃
+番茄酱
解毒、护肝

第28周
黄金营养餐

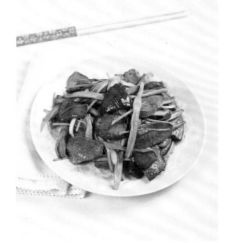

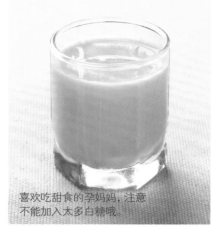

喜欢吃甜食的孕妈妈，注意不能加入太多白糖哦。

胎宝宝在长：本周胎宝宝的体重增加到 1000 克以上，脂肪继续积累，占到胎宝宝体重的 2%~3%。睫毛已经完全长出来了，虽然肺叶还没发育完全，但胎宝宝已经在练习呼吸了。

孕妈妈这样补：胎宝宝进入快速增长的阶段，孕妈妈的膳食应多样化，不偏食。应在前期基础上，适当增加热量、蛋白质和必需脂肪酸的摄入。孕妈妈可以多吃些鲤鱼、鲫鱼、黑豆等食品，以缓解水肿症状。

专家建议：

在现阶段，孕妈妈每天所需的铁量为 20~30 毫克，孕妈妈只要常吃含铁丰富的食物，一般就不会缺铁。补铁的同时应注意维生素 C 的摄入，这样有利于铁的吸收。

黄花菜炒鹅肝

原料：鹅肝 1 个，青椒半个，黄花菜 30 克，葱丝、姜丝、盐各适量。

做法：①将青椒、黄花菜、鹅肝分别洗净，青椒切块，黄花菜切段，鹅肝切片。②锅中放油，放姜丝和葱丝煸香，放入青椒块。③炒至青椒块成虎皮色后，将黄花菜段倒入锅中一起煸炒。④最后将鹅肝片倒入锅中翻炒，临出锅时加盐即可。

营养功效：黄花菜和鹅肝同食，能增强胎宝宝大脑的活跃程度，对胎宝宝本月眼睛的发育也极有好处。

酸奶草莓露

原料：草莓 4 个，酸奶 1 袋（250 毫升），白糖适量。

做法：①草莓洗净、去蒂，放入榨汁机中，加入酸奶，一起搅打成糊状。②放入适量白糖即可。

营养功效：草莓含有丰富的维生素 C、胡萝卜素、镁、膳食纤维，搭配酸奶，对孕妈妈和胎宝宝的皮肤有很好的润泽作用，同时还能为胎宝宝的快速发育提供钙质。

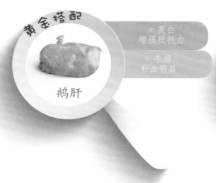

黄金搭配

+ 茭白
增强抵抗力

+ 牛排
补血明目

鹅肝

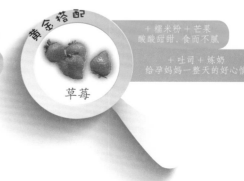

黄金搭配

+ 糯米粉 + 芒果
酸酸甜甜，食而不腻

+ 吐司 + 炼奶
给孕妈妈一整天的好心情

草莓

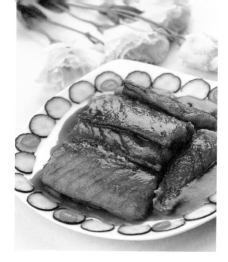
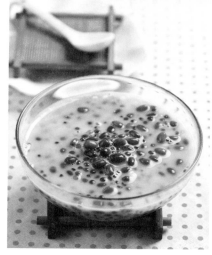
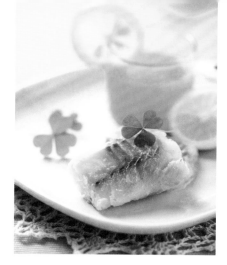

香肥带鱼

原料：带鱼 1 条，牛奶 150 毫升，番茄酱、盐、干淀粉、黄瓜片、辣椒圈各适量。

做法：①带鱼处理干净，切成长段，然后用盐拌匀，腌制 10 分钟，再拌上干淀粉。②油锅烧热，将带鱼段入锅，炸至金黄色时捞出。③锅内加适量水，再放入牛奶，待汤汁烧开时放盐、番茄酱，不断搅拌。④将炸好的带鱼段装盘，盘周摆上黄瓜片和辣椒圈装饰，将熬好的汤汁浇在带鱼上即可。

营养功效：带鱼中 α-亚麻酸含量丰富，对孕妈妈有很好的补益作用。

红豆西米露

原料：红豆 50 克，牛奶 200 毫升，西米、白糖各适量。

做法：①红豆提前泡一晚上。②锅中放水煮沸，放入西米，煮到西米中间剩下个小白点，关火焖 10 分钟。③过滤出西米，加入牛奶放冰箱中冷藏半小时；红豆加水煮开，直到红豆变软，煮好的红豆沥干水分，加入白糖拌匀。④把做好的红豆和牛奶西米拌匀，香滑的红豆西米露就做好了。

营养功效：红豆因为其铁质含量相当丰富，具有很好的补血功能。

柠檬煎鳕鱼

原料：鳕鱼肉 1 块，柠檬 1 个，鸡蛋清、盐、水淀粉各适量。

做法：①将鳕鱼肉清洗干净，加入盐腌制片刻，挤入适量柠檬汁。②将腌制好的鳕鱼块裹上鸡蛋清和水淀粉。③油锅烧热，放入鳕鱼煎至两面金黄，即可出锅装盘。

营养功效：鳕鱼中 DHA、维生素 D 含量相当高，是有利于胎宝宝脑发育的益智食品，加入适量的柠檬汁，能提高孕妈妈的食欲。

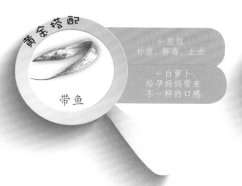

黄金搭配

带鱼

+豆豉
补虚，解毒，止血

+白萝卜
给孕妈妈带来
不一样的口感

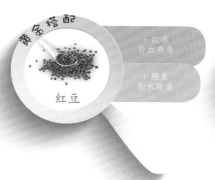

黄金搭配

红豆

+红枣
补血养身

+鲤鱼
利水除湿

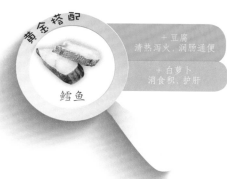

黄金搭配

鳕鱼

+豆腐
清热泻火，润肠通便

+白萝卜
消食积，护肝

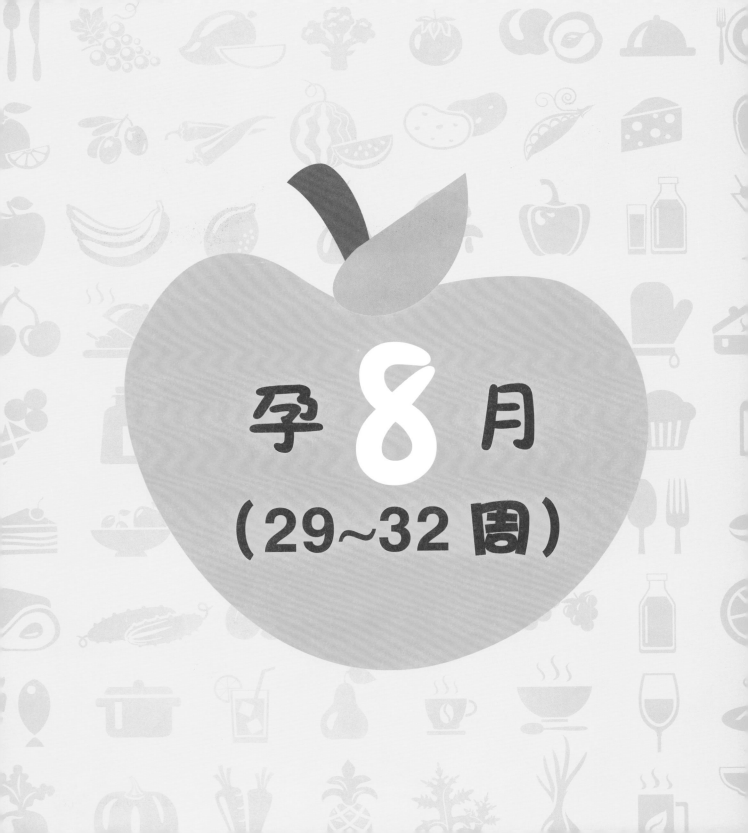

孕**8**月
（29~32周）

胎宝宝：

追着光"跑"呢

胎宝宝在妈妈的肚子里继续长大，现在身长约 40 厘米，体重约 1700 克，相当于 8 个橙子那么重。皮肤颜色变深，身体显得胖乎乎的，脸部仍布有皱纹，大脑增大，更为活跃，感觉器官已经发育成熟，能够自行调节体温和呼吸了，而且视觉发育已经相当完善，如果有光透过子宫壁照射进来，胎宝宝会睁开眼睛并把头转向光源。

因为个子变大，胎宝宝在子宫内的活动空间减少了。现在胎宝宝在子宫内的位置大多数转成头部朝下，为将来的出生做好准备。

孕妈妈：

孕期不适又来了

到这个月，孕妈妈行动越来越吃力。因为子宫上升到了横膈膜处，呼吸受压迫，时常喘不上气来。吃完东西之后有"顶"的感觉，食欲下降。这个月的胎动感觉明显减少，肚子偶尔会一阵阵发硬发紧，这是不规则宫缩的表现，不必过分担心。此外，由于增大的子宫压迫了胃部、心脏和肺部，带来胃痛和心口堵的感觉，影响了孕妈妈的食欲和睡眠质量。

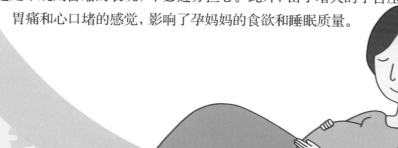

本月必吃 **7** 种食材

多吃利尿消肿的食物

冬瓜

冬瓜中含维生素 C 较多, 且钾盐含量高, 钠含量较低, 孕妈妈常食, 能起到清热利尿、消水肿的作用。

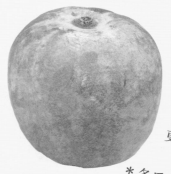

* 冬瓜煮熟软后吃, 更入味, 口感更好。

* 冬瓜连皮一起煮汤, 清热利尿效果更明显。

* 用冬瓜做菜时, 不宜放醋, 否则会降低营养价值。

* 冬瓜与猪肉搭配食用, 做冬瓜丸子汤, 既能补充蛋白质、矿物质, 还可预防便秘。

丝瓜

丝瓜可保护皮肤, 消除斑块, 防止皮肤老化, 是孕妈妈护肤美颜不可多得的佳品, 同时也是利尿消肿的佳品。

* 丝瓜汁水丰富, 宜现切现做, 以免营养成分随汁水流走。

* 烹制丝瓜时应注意尽量保持清淡, 这样才能保持丝瓜香嫩爽口的特点。

* 丝瓜性寒凉, 不宜多食。

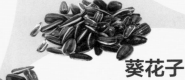

葵花子

葵花子中含有丰富的不饱和脂肪酸、优质蛋白、矿物质等, 可促进胎宝宝神经器官的发育, 并有助于提高孕妈妈的免疫力。

* 葵花子生吃营养高, 炒熟吃口感好。

* 将葵花子磨烂, 与大米或小米一起熬粥喝, 利于营养的吸收。

* 用葵花子油炒菜吃, 更利于孕妈妈对不饱和脂肪酸的吸收。

* 葵花子一次不宜吃得太多, 以免上火, 引发口舌生疮。

黑豆

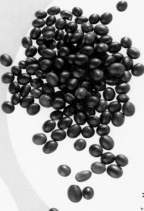

黑豆中的维生素E能够成为体内防止氧化的保护层；黑豆种皮释放的红色花青素，可清除体内自由基，抗氧化活性好。

＊黑豆可作为粮食直接煮食，也可磨成豆粉食用。

＊黑豆可用多种烹调方法制作出多种口味，还可制成各种小吃，如炒货、点心等。

香蕉

香蕉内含丰富的钾，可帮孕妈妈将过多的钠离子排出体外，起到控制血压的作用，是预防妊娠高血压的良好食物。香蕉还能刺激肠胃蠕动，防止便秘。

＊香蕉直接食用，口感好，营养高。

＊孕晚期，孕妈妈需要能量较多，可常吃香蕉。

＊香蕉热量高，本月体重超标的孕妈妈最好不要吃香蕉。

土豆

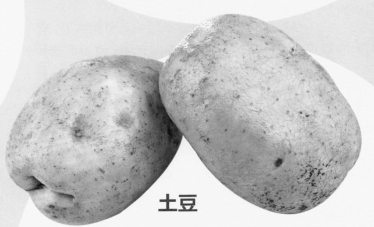

孕妈妈容易受抑郁、焦虑不安、紧张等负面情绪的困扰，土豆富含的维生素和矿物质能帮助孕妈妈改善精神状态，放松心情，快乐度过孕期。

＊孕妈妈一定不要食用发芽的土豆。

＊土豆与肉类或其他蔬菜同炖，营养互补，易于孕妈妈消化吸收。

＊烹调土豆时要煮熟，尽量用煮、炖等健康的烹调方法烹调土豆，这样才能吃得健康。

板栗

板栗能供给孕妈妈较多的热能，并能帮助脂肪代谢，具有益气健脾、厚补胃肠的作用。

＊板栗蒸着吃最营养，营养成分流失最少。

＊孕妈妈每天吃5~7个板栗即可，不要吃太多，吃时应细细咀嚼。

＊孕妈妈最好在两餐之间把板栗当零食吃，或放在饭菜里吃，而不要饭后大量食用。

＊生吃板栗补肾，熟吃板栗健脾养胃，孕妈妈胃口不好时，可拿板栗与小米熬粥喝。

孕 8 月饮食宜忌

宜多吃利尿、消水肿的食物

本月由于胎宝宝增大，压迫孕妈妈的下肢静脉，引起下肢静脉回流受阻，有些孕妈妈在这一时期已经开始出现水肿。本月孕妈妈可以多吃一些利尿、消水肿的食物，这些食物既可以提供各种营养素，同时又不会对孕妈妈和胎宝宝产生不利的因素。

孕妈妈每天坚持进食适量的蔬菜和水果，就可以提高机体抵抗力，加强新陈代谢，因为蔬菜和水果中含有人体必需的多种维生素和矿物质，有利于减轻妊娠水肿的症状。冬瓜、西瓜、荸荠以及鲫鱼、鲤鱼都有利尿消肿的功效，经常食用能改善妊娠水肿。

宜时刻预防营养过剩

孕期，由于母体要为胎宝宝的生长发育、生产和哺乳做准备，因此激素的调节使生理上发生很大变化，对营养物质的需要量比孕前增加，食欲剧增，尤其在孕中晚期，但孕妈妈一定要注意营养不宜过剩。孕期热能和某些营养素的过剩，会对孕妈妈及胎宝宝产生不利的影响。

孕期营养过剩，尤其热能及脂肪摄入过多，可导致胎宝宝巨大和孕妈妈患肥胖症，这会使孕妈妈患妊娠高血压及难产的概率增加。因此，孕期营养要保持合理、平衡状态，使体重保持理想状态。孕妈妈应每周称一次体重，以便及时调整饮食方案。

宜吃紫色蔬菜

紫色蔬菜中含有一种特别的物质——花青素。花青素除了具备很强的抗氧化能力、预防高血压、减缓肝功能障碍等作用之外，还有改善视力、预防眼部疲劳等功效。

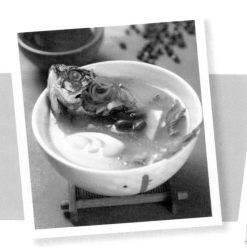

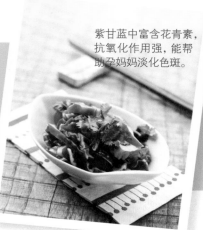

紫甘蓝中富含花青素，抗氧化作用强，能帮助孕妈妈淡化色斑。

孕晚期宜均衡饮食

孕晚期，胎宝宝的体重增加很快，如果营养不均衡，孕妈妈往往会出现贫血、水肿、高血压等并发症。要想达到均衡多样的营养，孕妈妈就要注意平衡膳食。孕妈妈所吃的食物品种应多样化、荤素搭配、粗细粮搭配、主副食搭配，且这种搭配要恰当。副食可以选择牛奶、鸡蛋、豆制品、禽肉类、瘦肉类、鱼虾类和蔬果类。

总之，孕妈妈不能挑食，还要适当补充铁，预防贫血；补充钙、磷，可帮助胎宝宝骨骼及脑组织发育。补充钙质可经常吃些牛奶、豆制品、骨头汤和虾皮等。

葵花子可促进胎宝宝大脑发育

大脑的充分发育，离不开胎儿时期的良好营养。孕妈妈多吃补脑食品，可以让大脑正处于发育之中的胎宝宝受益。

常食葵花子有一定的补脑健脑的作用。实践证明，喜食葵花子的人，不仅皮肤红润、细嫩，且脑子灵活，记忆力强，言谈有条不紊，反应较快。但吃过多葵花子易上火，便秘的孕妈妈还是少吃为宜。

宜多吃谷物和豆类

从现在到分娩，应该增加谷物和豆类的摄入量，因为胎宝宝需要更多的营养。富含膳食纤维的谷物和豆类中 B 族维生素的含量很高，对胎宝宝大脑的生长发育有重要作用，而且可以预防便秘。比如：全麦面包及其他全麦食品、豆类食品、粗粮等，孕妈妈都可以多吃一些。

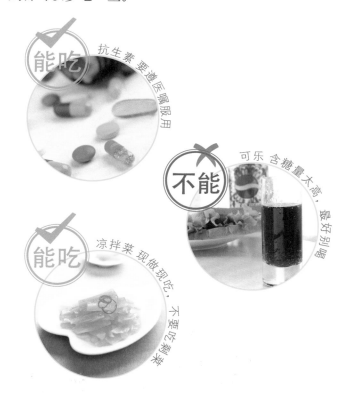

能吃 抗生素 要遵医嘱服用

不能 可乐 含糖量太高，最好别喝

能吃 凉拌菜 现做现吃，不要吃剩菜

本月饮食安排应以含

优质蛋白质、无机盐和维生素

的食品为主，如豆腐、豆浆、海带、紫菜等。

不宜过量食用坚果

坚果多是种子类食品，富含蛋白质、油脂、矿物质和维生素等。多数坚果有益于孕妈妈和胎宝宝的身体健康，但因其油性比较大，而孕期尤其是孕晚期消化功能相对减弱，过量食用坚果很容易引起消化不良。孕妈妈每天食用坚果以不超过30克为宜。

不宜吃高热量的食品

在孕晚期，孕妈妈要注意少吃高热量的食品，以免体重增长过快，造成分娩困难。研究发现，在孕期大量摄取高热量食品的孕妈妈，其下一代体重过重的比例也比其他人要高。孕妈妈体重每周增加350克左右比较合适，不宜超过500克。

不宜用豆浆代替牛奶

有些孕妈妈不喜欢牛奶的味道，不愿意喝牛奶，认为豆制品营养也很丰富，就用豆制品来代替牛奶。其实这种做法是不科学的。虽然鼓励孕妈妈吃豆制品，但是不鼓励用豆制品替换牛奶。牛奶一定要喝够，不仅可以补钙，还可以补充蛋白质。

不宜加热酸奶

酸奶不宜高温加热。高温会杀死酸奶中的活性乳酸菌，降低酸奶的营养价值。有糖尿病的孕妈妈应避免饮用添加蜂蜜、葡萄糖和蔗糖的酸奶，最好食用淡酸奶、胡萝卜酸奶或小麦胚芽酸奶。

过量饮用酸奶会使胃酸浓度过高，每日喝酸奶最好不要超过2杯。

不宜完全限制盐的摄入

虽然孕晚期少吃盐可以帮助孕妈妈减轻水肿症状，但是孕妈妈也不宜忌盐。因为孕妈妈体内新陈代谢比较旺盛，特别是肾脏的过滤功能和排泄功能比较强，钠的流失也随之增多，所以容易导致孕妈妈食欲不振，严重时会影响胎宝宝的发育。因此，孕晚期孕妈妈摄入盐要适量，不能过多，也不能一点都不吃。

酸奶与水果是最好的搭配。

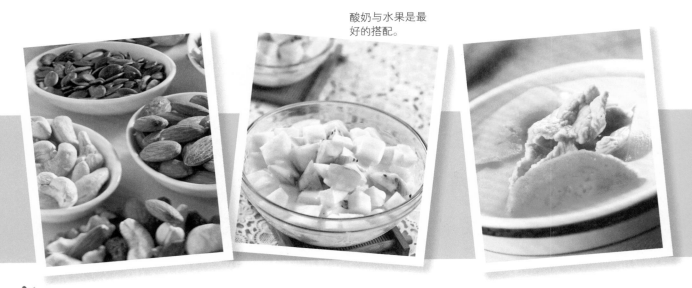

不宜过多食用红枣

红枣可以每天都吃，但是不能一次吃得过多，否则会给消化系统造成负担，引起胃酸过多、腹胀等症，一般一天吃两三个就可以了。如果不注意口腔清洁，吃太多红枣还易引起蛀牙。另外，湿热重、舌苔黄的孕妈妈不适合吃红枣。红枣含糖量高，有妊娠糖尿病的孕妈妈忌吃。

谨慎食用荔枝

从中医角度来说，怀孕之后，体质偏热，阴血往往不足。荔枝同桂圆一样也是热性水果，过量食用容易产生便秘、口舌生疮等上火症状。有先兆早产的孕妈妈更应该谨慎食用。

睡前不要吃胀气的食物

有些食物在消化过程中会产生较多的气体，从而产生腹胀感，会影响孕妈妈正常睡眠。如蚕豆、洋葱、青椒、茄子、土豆、红薯、芋头、玉米、香蕉、面包、橘子类水果和添加木糖醇等甜味剂的饮料及甜点等，孕妈妈要尽量避免晚餐及睡前食用这些食物。

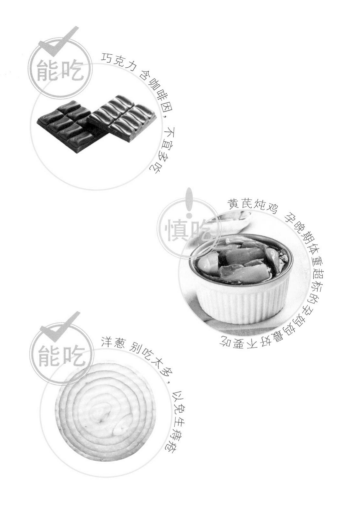

能吃 巧克力含咖啡因，不宜多吃

慎吃 黄芪炖鸡 孕晚期体重超标的孕妈妈不宜多吃

能吃 洋葱 别吃太多，以免生痔疮

本月要谨记少食多餐的饮食原则，睡前喝一杯牛奶，能提高孕晚期因胎宝宝压迫而降低的睡眠质量。

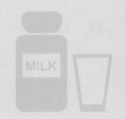

第 **29** 周
黄金营养餐

胎宝宝在长：本周胎宝宝的体重达到 1300 克左右，身长大约有 35 厘米。大脑持续快速发育，头继续增大，由于脑波运动，胎宝宝形成了自己的睡眠周期，甚至能够做梦了。

孕妈妈这样补：孕晚期是胎宝宝在肝脏和皮下储存糖原和脂肪的关键时期，碳水化合物和脂肪的摄入是孕妈妈饮食的重点。如果体重增加过多，孕妈妈要少摄入淀粉或脂肪，多吃蛋白质、维生素含量高的食物。

专家建议：

进入孕晚期，胎宝宝的体重增加很快，如果营养跟不上，孕妈妈往往会出现贫血、水肿、高血压等妊娠并发症。这一时期孕妈妈需要补气、养血、滋阴，营养增加总量为孕前的 20%~40%。

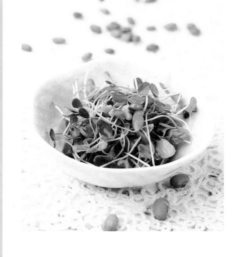
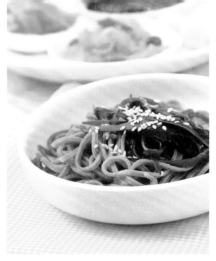

香椿苗拌核桃仁

原料：核桃仁 4 颗，香椿苗 50 克，盐、醋、香油各适量。

做法：① 香椿苗择好后，洗净滤干水分；核桃仁用温开水浸泡后，将皮去掉备用。② 将香椿苗、核桃仁、醋、盐和香油拌匀（如果想吃辣味的可以淋入少许辣椒油）。

营养功效：核桃能有效补充 α - 亚麻酸，可使本月胎宝宝大脑、视网膜的发育更加完善，让胎宝宝脑聪目明。

荞麦凉面

原料：荞麦面 100 克，酱油、细海带丝、醋、白糖、芝麻、盐各适量。

做法：① 荞麦面煮熟，用凉白开过 2 遍水，待面变凉后，加适量水和酱油、白糖、醋、盐，搅拌均匀。② 荞麦面上撒细海带丝和芝麻即可。

营养功效：荞麦不仅能帮助胎宝宝开始在肝脏和皮下储存糖原及脂肪，还能提升胎宝宝智力水平。

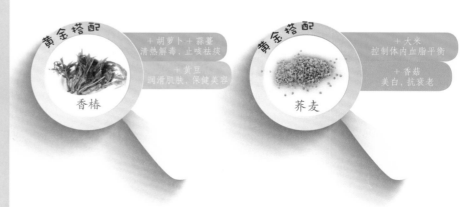

黄金搭配

香椿　　+ 胡萝卜 + 蒜薹
清热解毒，止咳祛痰
+ 黄豆
润滑肌肤，保健美容

荞麦　　+ 大米
控制体内血脂平衡
+ 香菇
美白、抗衰老

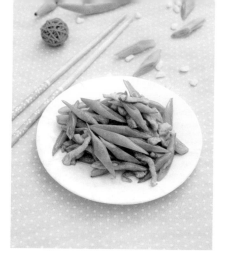

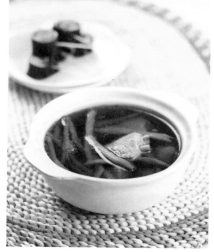

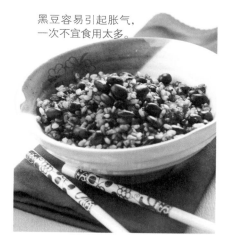

黑豆容易引起胀气，
一次不宜食用太多。

豆角小炒肉

原料：猪瘦肉 100 克（约 1/3 碗），豆角 200 克，姜丝、盐、香油各适量。

做法：①将猪瘦肉切丝；豆角斜切成段。②油锅烧热，煸香姜丝，放入肉丝炒至变色，倒入豆角段。③准备半碗凉水，一边炒，一边点入适量水，可使豆角段保持青翠。④待豆角段将熟，放入盐调味，出锅前淋几滴香油即可。

营养功效：豆角含丰富的 B 族维生素、维生素 C 和植物蛋白质，和瘦肉搭配能补充更多的优质蛋白质，满足胎宝宝体重快速增加的需要。

茶树菇炖鸡

原料：茶树菇 80 克，鸡 1 只，葱段、姜片、料酒、盐各适量。

做法：①茶树菇洗净，冷水浸泡 10 分钟，待泡软后去蒂；鸡处理干净，切成块，汆水捞起备用。②锅内加水，水开后放入茶树菇、鸡块、葱段、姜片、料酒，开锅后再煮 15 分钟，然后转小火煮约 20 分钟，加盐调味即可。

营养功效：鸡肉含优质蛋白质且易消化、吸收，适合孕妈妈食用。

黑豆饭

原料：黑豆 30 克，糙米 50 克。

做法：①黑豆、糙米洗净，放在大碗里泡几个小时。②连米带豆，带泡米水，一起倒入电饭煲焖熟即可。

营养功效：糙米是没有去皮的大米，表皮含有大量的 B 族维生素。这份杂粮主食，孕妈妈可隔一段时间吃一次，做到营养均衡。

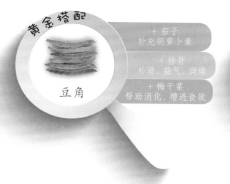

黄金搭配

+ 茄子
补充胡萝卜素

+ 排骨
补肾，益气，润燥

+ 梅干菜
帮助消化，增进食欲

豆角

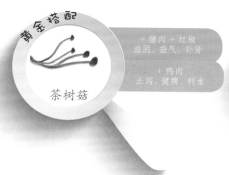

黄金搭配

+ 猪肉 + 红椒
滋阴，益气，补肾

+ 鸭肉
止泻，健脾，利水

茶树菇

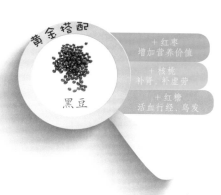

黄金搭配

+ 红枣
增加营养价值

+ 核桃
补肾，补虚劳

+ 红糖
活血行经，乌发

黑豆

第30周 黄金营养餐

胎宝宝在长：胎宝宝的眼睑睁闭更加灵活熟练，已经能辨认和跟踪光源了。大脑继续发育，头部继续增大，头发更浓密了，肺部发育日趋完善，骨髓开始造血，骨骼也开始变硬。

孕妈妈这样补：在孕8月里，胎宝宝的生长速度达到最高峰。孕妈妈除了延续之前的营养补充方案外，本周还要补充 α-亚麻酸、脂肪酸，帮助胎宝宝大脑、视网膜发育得更加完善。

专家建议：

α-亚麻酸通过人体自身不能合成，只有直接食用含有它的食物才能达到补充效果。由于本月是胎宝宝大脑处于迅速成长的特别阶段，建议孕妈妈每天应补充10克左右。

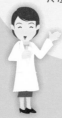

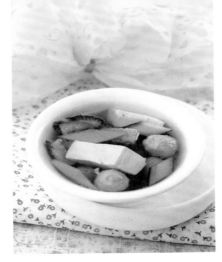

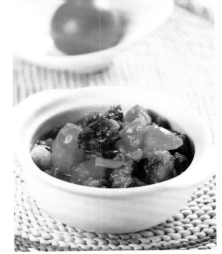

海参豆腐煲

原料：海参2只，肉末80克，豆腐100克，胡萝卜片、黄瓜片、葱段、姜片、盐、酱油、料酒各适量。

做法：①剖开海参腹部，洗净体内腔肠，用沸水加料酒和姜片汆烫，捞起切寸段；肉末加盐、酱油、料酒做成丸子；豆腐切块。②海参段放进锅内，加清水、葱段、姜片、盐、酱油、料酒煮沸，加入丸子和豆腐块，煮至入味，最后加胡萝卜片、黄瓜片稍煮。

营养功效：海参能提供优质的营养素，让胎宝宝更健壮。

西红柿炖牛腩

原料：牛腩100克，西红柿1个，葱段、姜片、蒜瓣、料酒、盐、白糖各适量。

做法：①牛腩、西红柿分别洗净，切块。②牛腩块凉水下锅汆水，捞出、洗净备用。③油锅烧热，煸香葱段、姜片、蒜瓣，放入牛腩块煸炒，并烹入料酒。④锅内加足量开水，大火烧开，转小火炖1小时。⑤放入切好的西红柿块，加盐和白糖调味，炖5分钟直至西红柿块软烂出红油即可。

营养功效：这道菜可促进胎宝宝眼睛的发育，满足胎宝宝造血的需要。

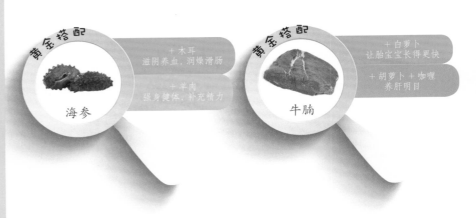

黄金搭配

海参

+木耳
滋阴养血，润燥滑肠

+羊肉
强身健体，补充精力

黄金搭配

牛腩

+白萝卜
让胎宝宝长得更快

+胡萝卜+咖喱
养肝明目

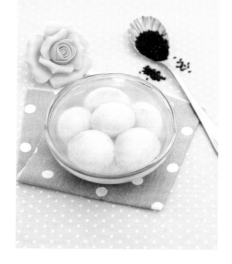
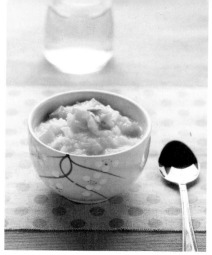
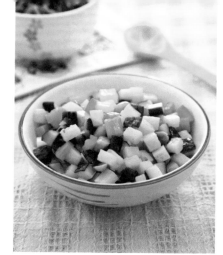

玫瑰汤圆

原料：糯米粉 1 碗，黑芝麻糊 2 小匙，玫瑰蜜 1 小匙，白糖、黄油、盐各适量。

做法：①黑芝麻糊加黄油、白糖、玫瑰蜜、盐搅匀成馅料。②糯米粉加入温水调成面团，揉光，做剂子，包入馅料制成汤圆。③锅里放水烧开，下入汤圆，小火煮至汤圆浮出水面 1 分钟后，捞入碗中即成。

营养功效：本品汤清味甜，口感软糯，有补中益气、安神强心的作用，香甜的味道也很适合胎宝宝的味觉发展。

奶油葵花子粥

原料：南瓜 50 克，熟葵花子 10 克，大米 50 克，奶油适量。

做法：①南瓜洗净，去皮、瓤，切小块；大米洗净，浸泡 30 分钟。②锅中放入大米、南瓜块和适量水，大火烧沸后，改小火熬煮。③待粥快煮熟时，放入葵花子、奶油，搅拌均匀即可。

营养功效：葵花子中含有丰富的不饱和脂肪酸，孕妈妈常吃有助于胎宝宝的大脑发育。

宫保素三丁

原料：土豆 200 克，甜椒、黄瓜各 100 克，花生 50 克，葱末、白糖、盐、香油、水淀粉各适量。

做法：①甜椒、黄瓜、土豆洗净，切丁；将花生、土豆丁分别过油炒熟。②油锅烧热，煸香葱末，放入甜椒丁、黄瓜丁、土豆丁、花生，大火快炒，加白糖、盐调味，用水淀粉勾芡，最后淋香油即可出锅。

营养功效：此菜含碳水化合物、多种维生素、膳食纤维等多种营养素，有利于胎宝宝发育。

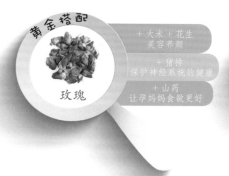

黄金搭配

+ 大米 + 花生
美容养颜

+ 猪排
保护神经系统的健康

+ 山药
让孕妈妈食欲更好

玫瑰

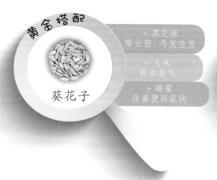

黄金搭配

+ 黑芝麻
降血脂；乌发生发

+ 大米
补血益气

+ 蜂蜜
改善便秘症状

葵花子

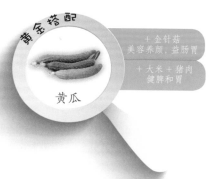

黄金搭配

+ 金针菇
美容养颜；益肠胃

+ 大米 + 猪肉
健脾和胃

黄瓜

第31周
黄金营养餐

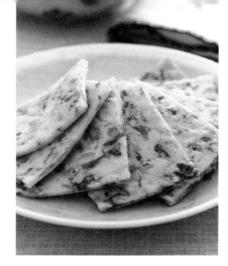

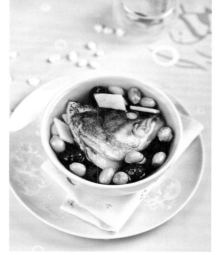

胎宝宝在长：胎宝宝的皮下脂肪更加丰富，皮肤上的皱纹变少了，头部和身体的比例更加合理，由于大脑和神经系统的发育，胎宝宝控制肌肉、四肢的动作更加熟练。

孕妈妈这样补：胎宝宝这周身高增加减慢而体重迅速增加，表明胎宝宝需要更多的蛋白质和脂肪，孕妈妈可适当增加肉类及大豆类食品的摄入。另外，早餐、晚餐、加餐可吃些粥、汤及面条，既易消化，又能提供营养。

专家建议：

与孕中期相比，孕妈妈可适当增加优质蛋白质的摄取量，每天摄取85~100克蛋白质为最佳。除了蛋白质，还必须摄入适量的脂肪、充足的碳水化合物及各种维生素、矿物质。

蛋黄紫菜饼

原料：紫菜30克，鸡蛋2个，面粉50克，盐适量。

做法：①紫菜洗干净切碎，与蛋黄、适量面粉、盐一起搅拌均匀。②油锅烧热，将原料一勺一勺舀入锅，用小火煎成两面金黄，切小块即可。

营养功效：这种饼咸香可口，而且紫菜能增强记忆，防治孕期贫血，对促进胎宝宝骨骼生长也有好处。它还含有一定量的甘露醇，可作为治疗水肿的辅助食品，帮孕妈妈消除孕期水肿。

花生鱼头汤

原料：鱼头1个，花生50克，红枣6颗，姜片、盐各适量。

做法：①鱼头处理干净；红枣洗净，去除枣核备用；花生洗净备用。②油锅烧热，放入姜片爆香，再放入鱼头，煎至两面金黄。③加入适量水，没过鱼头，用大火烧开。④加入花生和红枣，烧开后转小火煲40分钟，加盐调味即可。

营养功效：鱼头营养高、口味好，富含人体必需的卵磷脂和不饱和脂肪酸，对胎宝宝脑部和中枢神经系统发育极为有利。

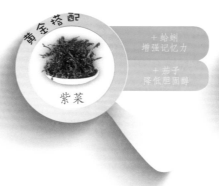

黄金搭配

+蛤蜊
增强记忆力

+茄子
降低胆固醇

紫菜

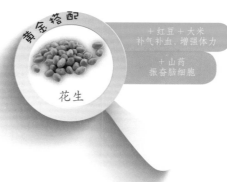

黄金搭配

+红豆+大米
补气补血，增强体力

+山药
振奋脑细胞

花生

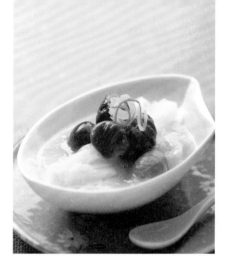
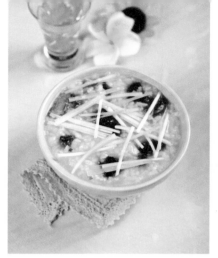
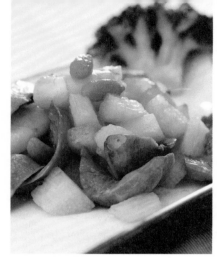

板栗扒白菜

原料：白菜心 1 个，板栗 6 颗，葱花、姜末、彩椒丝、水淀粉、盐各适量。

做法：①白菜洗净，切成小片。②板栗洗净，放入热水锅中煮熟，取出果肉备用。③油锅烧热，放入葱花、姜末炒香，再放入白菜片与板栗，加适量水淀粉，最后加盐调味，加彩椒丝点缀即成。

营养功效：板栗含丰富的维生素和矿物质，不仅能满足孕妈妈的营养需要，还能促进胎宝宝五种感觉器官的完全发育和运转。

乌鸡糯米粥

原料：乌鸡腿 1 只，糯米 150 克，葱白、盐各适量。

做法：①乌鸡腿洗净，切成块，余烫洗净，沥干，葱白切细丝。②乌鸡腿块加水熬汤，大火烧开后转小火，煮 15 分钟，倒入糯米，煮开后转小火煮。③待糯米煮熟后，再加入盐调味，最后放入葱丝焖一下。

营养功效：乌鸡肉脂肪较少，营养丰富，适合孕晚期食用。

软熘虾仁腰花丁

原料：枸杞子 5 克，山药丁 30 克，西蓝花 50 克，虾仁、猪腰各 100 克，蛋清、盐、酱油、料酒、醋、白糖、淀粉、葱末、姜末、蒜末各适量。

做法：①枸杞子用温水浸泡；山药丁炒熟；西蓝花切小块，烫熟；虾仁洗净，去肠线，加淀粉、蛋清上浆；猪腰洗净，切片。②猪腰片炒熟，盛出；锅里留底油，放葱、姜、蒜末炝锅，放入所有原料及调味料，熘炒至熟。

营养功效：此菜鲜嫩润口，色泽美观，可补充钙及维生素，还能滋补脾肾。

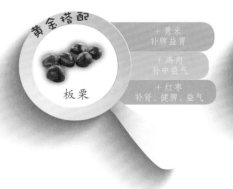

黄金搭配

板栗

+ 薏米
补脾益胃

+ 鸡肉
补中益气

+ 红枣
补肾、健脾、益气

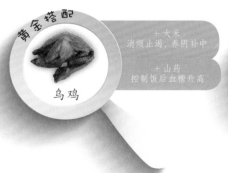

黄金搭配

乌鸡

+ 大米
消烦止渴，养阴补中

+ 山药
控制饭后血糖升高

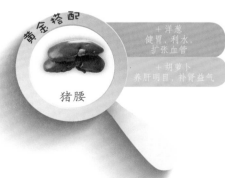

黄金搭配

猪腰

+ 洋葱
健胃、利水，扩张血管

+ 胡萝卜
养肝明目，补肾益气

第32周
黄金营养餐

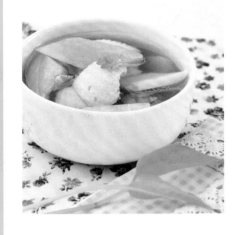

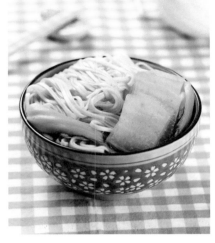

胎宝宝在长： 此时，胎宝宝的内脏器官已经发育成熟，出现了脚趾甲。最重要的是，胎宝宝的五种感觉器官已经完全发育好并开始运转了，他还喜欢转动头部。

孕妈妈这样补： 孕妈妈现在可以多吃一些有养胃作用、易于消化吸收的粥和汤菜。在做这些粥的时候，可以根据自己的口味和具体情况添加配料，或配一些小菜、肉食一起吃。

专家建议：

补铁可改善孕妈妈的睡眠质量。药物补铁应在医师指导下进行，过量的铁将影响锌的吸收利用。牛奶中磷、钙会与体内的铁结合成不溶性的含铁化合物，影响铁的吸收，所以服用补铁剂不宜同时喝牛奶。

老鸭汤

原料： 老鸭1只，酸萝卜150克，姜、花椒、盐、香菜叶各适量。

做法： ①老鸭收拾干净，切块，焯烫；酸萝卜用清水冲洗干净，切片；姜拍烂，备用；把鸭块倒入干锅中翻炒至汤汁收干。②用炖锅把水烧开，然后倒入炒好的鸭块、酸萝卜片、姜、花椒，用小火煨2小时出锅，稍加盐调味，撒上香菜叶即可。

营养功效： 此汤可温胃养颜、清热驱寒、增强人体免疫力，集营养与美味于一身。

红烧冬瓜面

原料： 面条100克，冬瓜80克，油菜、生抽、醋、盐、香油、姜末各适量。

做法： ①冬瓜洗净，切片；油菜洗净，掰开。②锅中倒油，油热后煸香姜末，放入冬瓜片翻炒，加生抽和适量清水，加盖稍煮。③加醋和盐，即可出锅。④面条和油菜一起煮熟，把煮好的冬瓜片连汤一起浇在面条上，再淋点香油。

营养功效： 冬瓜的利水功效很强，可帮助孕妈妈预防和缓解孕晚期水肿。

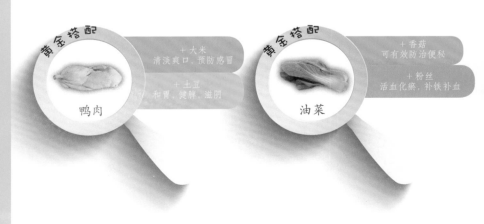

黄金搭配
鸭肉
+大米
清淡爽口，预防感冒
+土豆
和胃、健脾、滋阴

黄金搭配
油菜
+香菇
可有效防治便秘
+粉丝
活血化瘀，补铁补血

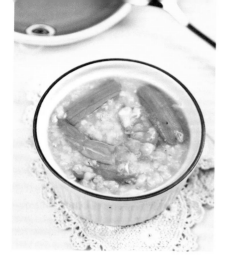
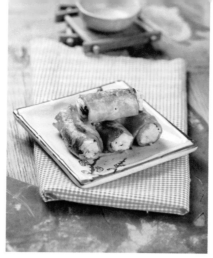
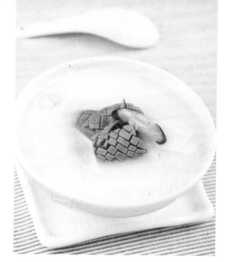

丝瓜虾仁糙米粥

原料： 丝瓜半根，虾仁4只，糙米50克，盐适量。

做法： ①提前将糙米清洗后加水浸泡约1小时。②将糙米、虾仁洗净一同放入锅中。③加入2碗水，用中火煮成粥状。④丝瓜洗净，去皮切段，加到已煮好的粥内，煮一会儿后加盐调味即可。

营养功效： 糙米是粗粮，能为胎宝宝在肝脏和皮下储存糖原及脂肪；虾富含钙和铁，可满足胎宝宝此时脾脏贮存铁的需要。

培根菠菜饭团

原料： 培根1袋，米饭150克，菠菜、香油、海苔碎、盐各适量。

做法： ①菠菜洗净后放入沸水中，加入少许盐略焯，捞出过凉水，挤干水分，切成末。②菠菜末放入碗内，调入香油拌匀，再加入米饭，撒入海苔碎拌匀；取一小团拌好的菜饭捏成椭圆形饭团。③用培根将饭团裹起来，放入不粘锅内小火煎5分钟即可。

营养功效： 菠菜富含铁和胡萝卜素，对胎宝宝眼睛的发育很有好处。

冬瓜淮山药腰片汤

原料： 冬瓜100克，猪腰1对，淮山药、黄芪各20克，香菇6朵，鸡汤、姜末、葱末、盐各适量。

做法： ①冬瓜、淮山药均洗净，冬瓜去瓤，削皮切块；香菇泡软去蒂，猪腰平片成两块，去净油皮和腰臊，然后洗净切花刀，用热水汆烫。②将鸡汤倒入锅中加热，先放姜末和葱末，再放黄芪和冬瓜块，中火煮40分钟，放猪腰、香菇、淮山药，煮熟后加盐调味即可。

营养功效： 冬瓜有清热、消肿、强肾、降压的作用，孕妈妈食用可以有效地预防妊娠高血压。

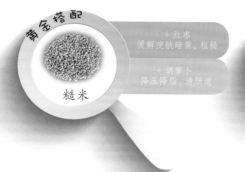

黄金搭配

+ 红枣
缓解皮肤暗黄、粗糙

+ 胡萝卜
降压降脂，清肠道

糙米

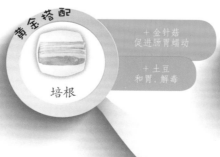

黄金搭配

+ 金针菇
促进肠胃蠕动

+ 土豆
和胃，解毒

培根

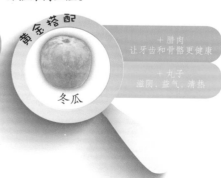

黄金搭配

+ 腊肉
让牙齿和骨骼更健康

+ 丸子
滋阴，益气，清热

冬瓜

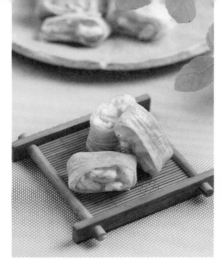
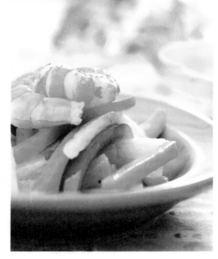
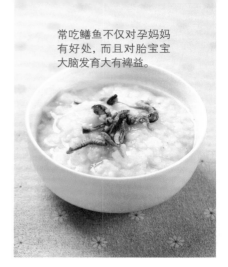

常吃鳝鱼不仅对孕妈妈有好处，而且对胎宝宝大脑发育大有裨益。

素火腿

原料：豆腐皮 150 克，虾仁 10 只，盐、酱油、白糖、高汤、香油各适量。

做法：①豆腐皮先用冷水浸一下，取出待用；将虾仁用盐、酱油、白糖及高汤、香油抓拌。②将虾仁摆在豆腐皮上，卷起，捆紧，在蒸锅中蒸半小时，取出放凉，切成长段，即可食用。

营养功效：此菜形似火腿，咸香味鲜，可帮孕妈妈增加钙质的摄入和吸收。

山药五彩虾仁

原料：山药 200 克，虾仁 5 只，彩椒 50 克，胡萝卜半根，盐、香油、料酒各适量。

做法：①山药、胡萝卜去皮，洗净，切成条，放入沸水中焯烫；虾仁洗净，用料酒腌 20 分钟，捞出；彩椒洗净，切粗丝。②油锅烧热，放入山药条、胡萝卜条、虾仁、彩椒丝同炒至熟，加盐，淋香油。

营养功效：山药五彩虾仁中的蛋白质、维生素含量丰富，为胎宝宝感觉器官的发育成熟提供全面的营养。

鳝鱼大米粥

原料：大米 50 克，鳝鱼肉 80 克，姜末、盐各适量。

做法：①大米洗净；鳝鱼肉洗净，切成段。②锅中加适量水，放入大米，大火烧开，再转小火煲 20 分钟。③放入姜末、鳝鱼肉段煮透后，再放入盐调味即可。

营养功效：此粥含有丰富的蛋白质、维生素和矿物质，有助于满足孕妈妈的营养需求。

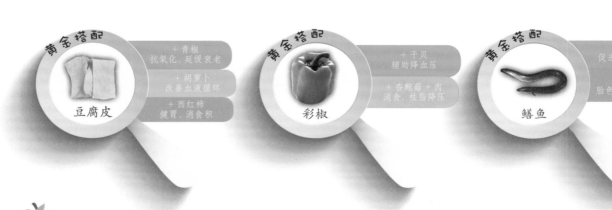

黄金搭配

豆腐皮
+青椒 抗氧化，延缓衰老
+胡萝卜 改善血液循环
+西红柿 健胃，消食积

彩椒
+干贝 辅助降血压
+杏鲍菇+肉 消食，祛脂降压

鳝鱼
+洋葱 促进胎宝宝脑细胞发育
+海米+豆腐 脸色更红润，皮肤更光滑

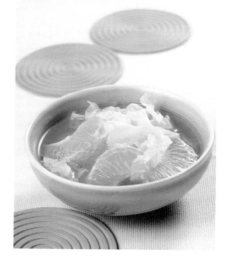
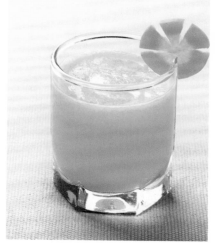
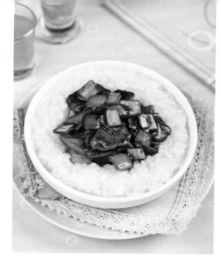

橘瓣银耳羹

原料：银耳 15 克，橘子 1 个，冰糖适量。

做法：①将银耳用清水浸泡，泡发后去掉黄根与杂质，洗净备用。②橘子去皮，瓣成瓣，备用。③将银耳放入锅中，加适量清水，大火烧沸后转小火，煮至银耳软烂。④将橘瓣和冰糖放入锅中，再用小火煮 5 分钟即可。

营养功效：此羹营养丰富，而且具有滋养肺胃、生津润燥、理气开胃的功效，孕妈妈可常吃。

橙子胡萝卜汁

原料：橙子 2 个，胡萝卜 1 根。

做法：①橙子洗净去皮，胡萝卜洗净，去皮切块。②将胡萝卜块和橙子一同放入榨汁机榨汁即可。

营养功效：鲜美的橙汁可以调和胡萝卜特有的气味，胡萝卜能够平衡橙子中的酸。这道饮品具有强效的抗氧化功效，同时也是清洁身体和提高身体能量的佳品，非常适合胃口不佳的孕妈妈饮用。

猪肝烩饭

原料：米饭 150 克，猪肝半个，猪瘦肉 100 克，胡萝卜片、洋葱片、蒜末、水淀粉、盐、白糖、酱油、料酒各适量。

做法：①将猪瘦肉、猪肝切片，调入酱油、料酒、白糖、盐、水淀粉腌 10 分钟。②锅中放油，下蒜末煸香，放入猪肝片、猪瘦肉片略炒。③依次放入洋葱片、胡萝卜片、盐和酱油，最后用水淀粉勾芡，淋在米饭上。

营养功效：猪肝能养血补肝，且富含维生素 A 和 B 族维生素，有助于胎宝宝生长发育。

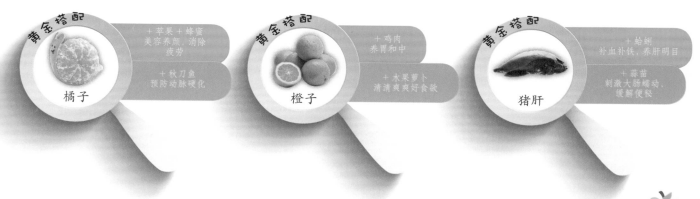

黄金搭配

橘子
+苹果+蜂蜜
美容养颜，消除疲劳
+秋刀鱼
预防动脉硬化

黄金搭配

橙子
+鸡肉
养胃和中
+水果萝卜
清清爽爽好食欲

黄金搭配

猪肝
+蛤蜊
补血补铁，养肝明目
+蒜苗
刺激大肠蠕动，缓解便秘

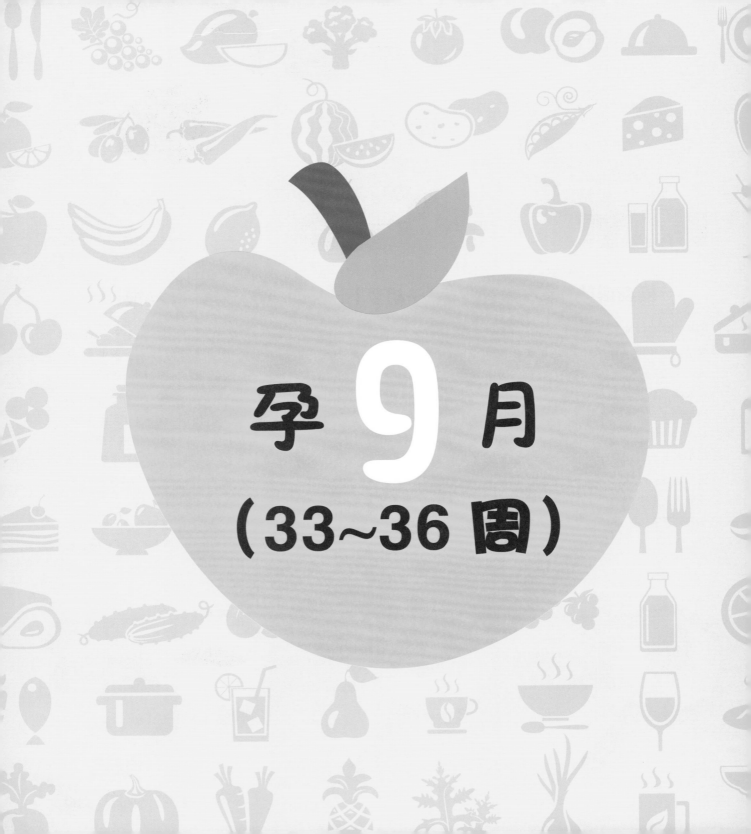

孕 9 月
(33~36 周)

胎宝宝：

即将成熟的"小西瓜"

发育到孕 9 个月末的时候，胎宝宝长到大约有 46 厘米长，2500 克重了，像一个小西瓜。胎宝宝身上的胎毛逐渐消退，露出粉红色的皮肤，圆滚滚的，显得十分可爱。小手小脚上，柔软的指（趾）甲已经长到手指和脚趾的顶端了。此时的胎宝宝身体发育尚未完全成熟，不过机体内脏的功能已趋于完善，可以适应子宫外的生活，出生后能够啼哭和吸吮，能够较好地生活。

孕妈妈：

进入准备分娩期

孕妈妈的肚子比上个月更加膨大了，子宫底的高度为 30~32 厘米。由于胎头下降，孕妈妈全身的关节和韧带逐渐松弛，不规则宫缩的次数增多，外阴变得柔软而肿胀。孕妈妈的体重此时大约以每周 500 克的速度增长，几乎有一半重量长在了胎宝宝身上。此时孕妈妈的子宫壁和腹壁已变得很薄，因此会有更多的光亮透射进子宫，这会帮助胎宝宝逐步建立起自己每日的活动周期。现在需要每两周做一次产前检查了，并且要从物质和精神上做好准备，迎接分娩期的到来。

本月必吃 8 种食材

不要刻意克制饮食

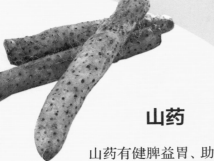

山药

山药有健脾益胃、助消化、降低血糖、益智安神的作用。

* 山药宜去皮食用，以免产生麻、刺等异常口感。

* 山药切片后需立即浸泡在盐水中，以防止氧化发黑。

* 如果山药表皮有斑点，可能已经感染过病害，就不要再吃了。

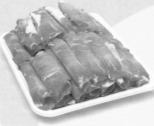

羊肉

孕妈妈适当吃些羊肉，可以改善气虚、血虚症状，并且有助于增强体力。

* 孕妈妈吃羊肉时，最适合的烹饪方法是炖、炒。

* 吃羊肉时可搭配凉性和平性的蔬菜一起吃，能起到清凉、解毒、去火的作用。

* 吃羊肉时最好搭配豆腐，不仅能补充多种营养素，还能起到清热泻火、除烦、止渴的作用。

* 夏秋季节气候燥热，不宜吃羊肉，有发热症状的孕妈妈更加不宜。

* 不宜吃没涮透的羊肉。

黄豆

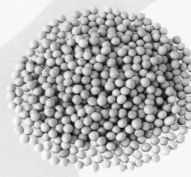

黄豆中的蛋白质，可增强大脑皮层的兴奋和抑制功能，有助于缓解孕妈妈沮丧的情绪。

* 黄豆磨成豆浆喝，营养更容易被人体吸收。

* 黄豆与猪蹄同炖，有美颜养肤的作用，还可以促进产后乳汁分泌。

* 黄豆不宜过多食用，以防出现消化不良，引起腹胀。

* 不宜生食，夹生的黄豆也不宜吃。

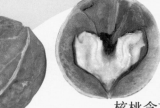

核桃

核桃含有丰富的蛋白质及人体必需的不饱和脂肪酸,能增强大脑功能,提高记忆力,防衰抗老。

＊核桃生吃可避免营养素的损失,建议每天吃 30 克(相当于两三个核桃)为宜。

＊把核桃仁与其他五谷杂粮一起煮粥喝,保健效果也不错。

＊核桃火气大,含油脂多,孕妈妈不可多吃。

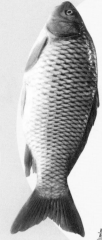

鲤鱼

鲤鱼中含有丰富的维生素 E、钾、镁、锌等,有利于胎宝宝的健康成长,是安胎养胎、防早产的好食材。

＊鲤鱼炖汤最营养滋补。

＊鲤鱼和豆腐一起入锅炖汤,可缓解妊娠糖尿病引起的不适症状。

＊冬瓜与鲤鱼一同炖汤,味道鲜美,热量低,孕妈妈可以放心食用。

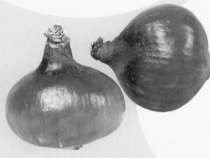

洋葱

洋葱中含有植物杀菌素,如大蒜素等,有很强的杀菌能力,能有效抵御流感病毒,预防感冒。

＊洋葱炒食能消除其中的辣味,是最适合孕妈妈的一种吃法。

＊洋葱与牛肉、羊肉或猪肉炒食,可解油腻,也利于营养的吸收。

＊黄皮洋葱脆嫩,口感好;紫皮洋葱有营养,味道重,孕妈妈应选择吃紫皮洋葱。

青椒

青椒有增强体力、增进食欲的功效,同时有利于胎宝宝皮下脂肪的增多和肌肉的生长。

＊烹制青椒时,要采取猛火快炒法,以免造成维生素 C 的大量损失。

＊有胃肠道疾病的孕妈妈最好少吃或不吃青椒。

＊抵抗力差的孕妈妈可常吃青椒,增强抵抗力。

葡萄

葡萄中含有抗恶性贫血作用的维生素 B_{12},孕期每天吃一小串葡萄,有预防贫血的作用。

＊葡萄洗净,带皮吃,是最营养健康的吃法。

＊孕妈妈在吃葡萄时,或刚吃完葡萄时,不要喝牛奶,否则容易导致腹泻。

孕 9 月饮食宜忌

多吃鱼，防早产

鱼被称为"最佳防早产食物"。研究发现，孕妈妈吃鱼越多怀孕足月的可能性越大，出生时的宝宝也会较一般宝宝更健康、更精神。孕妈妈每周吃一次鱼，早产的可能性仅为1.9%，而从不吃鱼的孕妈妈早产的可能性为7.1%。

鱼之所以对孕妈妈有益，是因为它富含一种脂肪酸，有防止早产的功效，也能有效增加宝宝出生时的体重，而且鱼肉易消化、吸收，还能缓解孕期抑郁。

宜吃健康零食调节情绪

美国耶鲁大学的心理学家发现，吃零食能够缓解紧张情绪，消减内心冲突。在吃零食时，零食会通过视觉、味觉以及手的触觉等，将一种美好松弛的感受传递到大脑中枢，有利于减轻内心的焦虑和紧张。临近分娩，孕妈妈难免会感到紧张甚至恐惧，可以吃坚果、饼干等零食来缓解压力。

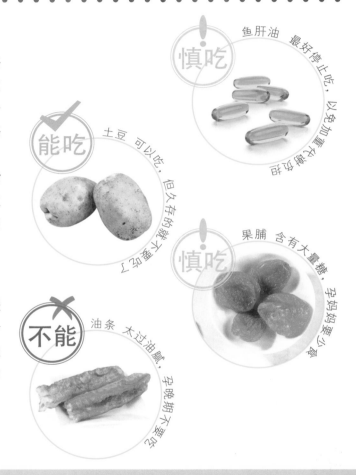

慎吃 鱼肝油 最好停止吃，以免加重存储负荷

能吃 土豆 可以吃，但久存的就不要吃了

慎吃 果脯 含有大量糖，孕妈妈要少吃

不能 油条 太过油腻，孕晚期不要吃

不要因为体重增加而节食或者少吃一餐。孕妈妈和胎宝宝都需要从健康的饮食中获得营养和热量。

预防感冒宜喝的汤饮

这个时候，孕妈妈要积极预防感冒，避免接触感冒家人使用的碗碟。只要家中有人感冒，孕妈妈就要戴口罩。

以下几种汤饮趁热服用，可以有效预防感冒。

橘皮姜片茶：橘皮、生姜各 10 克，加水煎，饮时加红糖调味。

姜蒜茶：大蒜、生姜各 15 克，切片加水一碗，煎至半碗，饮时加红糖调味。

姜糖饮：生姜片 15 克，3 厘米长的葱白 3 段，加水 100 毫升煮沸后加红糖。

菜根汤：白菜根 3 个，洗净切片，加大葱根 7 个，煎汤加糖，趁热服。

杭菊糖茶：杭白菊 30 克，糖适量，加适量开水浸泡，代茶饮。

对于已经感冒的孕妈妈，喝完之后盖上被子，微微出点汗，睡上一觉，有助于降低体温，缓解头痛、身痛。

要继续坚持少食多餐

进入怀孕的最后阶段了，孕妈妈最好坚持少吃多餐的饮食原则。因为此时肠道很容易受到子宫的压迫，从而引起便秘或腹泻，导致营养吸收不良或者营养流失，所以，一定要增加进餐的次数，每次少吃一些，而且应吃一些口味清淡、容易消化的食物。越是接近临产，就越要多吃些含铁的动物肝、血、肉及蔬菜等。要特别注意增加有补益作用的菜肴，这能为临产积聚能量。

饮食宜清淡

孕晚期是胎宝宝加足马力、快速成长的阶段，该时期胎宝宝生长迅速，体重增加较快，对能量的需求也达到高峰。在这期间的孕妈妈容易出现下肢水肿现象，还有些孕妈妈在临近分娩时心情忧虑紧张，食欲不佳。为了迎接分娩和哺乳，孕妈妈的饮食营养较之前应有所调整，宜选用对分娩有利的食物和烹饪方法，饮食以清淡为宜。

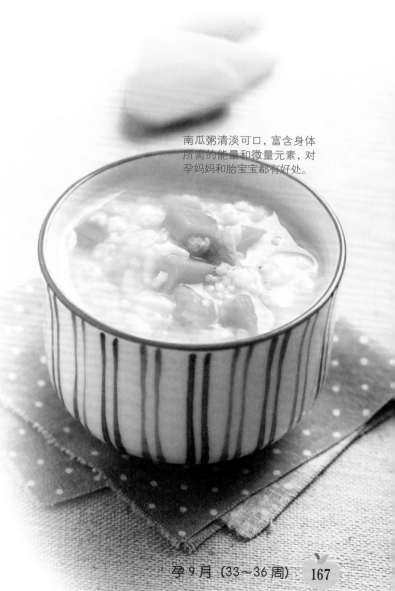

南瓜粥清淡可口，富含身体所需的能量和微量元素，对孕妈妈和胎宝宝都有好处。

小心应对高危妊娠

保持营养均衡：凡营养不良、贫血的孕妈妈所分娩的新生儿，其体重比正常者轻，故孕期保证营养非常重要。对伴有胎盘功能减退、胎宝宝宫内生长迟缓的孕妈妈，应给予高蛋白、高能量的饮食，并补充足量的维生素和钙、铁等。

卧床休息：可改善子宫胎盘血循环，减少水肿和妊娠对心血管系统造成的负担。

改善胎宝宝氧供给：给胎盘功能减退的孕妈妈定时吸氧，每日 3 次，每次 30 分钟。

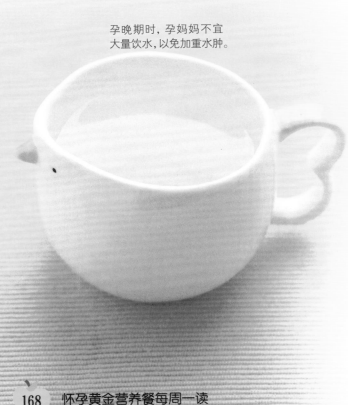

孕晚期时，孕妈妈不宜大量饮水，以免加重水肿。

孕晚期不宜暴食

临近分娩，为出生做准备的胎宝宝会向下滑动，这减轻了对孕妈妈胃部的压迫，孕妈妈的食欲会比前些日子有所好转，有可能出现过量进食的情况。这个时候孕妈妈一定要采取分餐、慢食的办法，保持有规律、有条理的进食，以免造成营养过剩，给分娩带来困难。

不宜吃药缓解焦虑

待产期焦虑是暂时的，它的好转就像它来时那么快。孕妈妈只需要得到家人的理解与呵护，和有同样经历的妈妈讨论一下分娩经验，多分散注意力就可以了。如果靠药物来减轻这些症状，分解的药物会随着胎盘进入到胎宝宝体内，胎宝宝吸收后身体会有不良反应。

不宜在孕晚期大量饮水

整个孕期饮水都要适量。到了孕晚期，孕妈妈会特别口渴，这是很正常的孕晚期现象，要适度饮水，以口不渴为宜，不能大量喝水，否则会影响进食，增加肾脏的负担，还会对即将分娩的胎宝宝不利。此时，应该科学适量地摄入水分，避免水肿。

不宜在孕晚期天天喝浓汤

孕晚期不宜天天喝浓汤，尤其是脂肪含量很高的汤，如猪蹄汤、鸡汤等，因为过多的高脂食物不仅让孕妈妈身体发胖，也会导致胎宝宝过大，给顺利分娩造成困难。

比较适宜的汤是富含蛋白质、维生素、钙、磷、铁、锌等营养素的清汤，如瘦肉汤、蔬菜汤、蛋花汤、鲜鱼汤等。而且要保证汤和肉一块吃，这样才能真正摄取到营养。

不宜单吃红薯

红薯不宜做主食单一食用，要以大米、馒头为主，辅以红薯。这样既调剂了口味，又不至于对肠胃造成负担。

若单一食用红薯时，可以吃些蔬菜或蔬菜汤，这样有助于减轻和消除肠胃的不适感。

不宜用餐没有规律

用餐不规律，不但对胎宝宝没有好处，对孕妈妈也同样没有好处。在怀孕期间，胎宝宝完全依赖孕妈妈来获得热量。如果孕妈妈不吃饭，胎宝宝将得不到足够的营养，就会吸收孕妈妈自身所储存的营养，使孕妈妈的身体逐渐衰弱下去。如果孕妈妈不按时用餐，这一顿不吃，下一顿吃得多，那么多余的热量就会转化为脂肪储存起来。所以孕妈妈应避免过饥或过饱，要按时用餐并少吃零食。

不宜饭后马上吃水果

如果饭后立即吃水果，先到达胃的食物会阻碍胃对水果的消化，水果在胃里积滞时间过长会发酵产生气体，容易引起腹胀、腹泻或便秘等症状，对孕妈妈和胎宝宝健康不利。

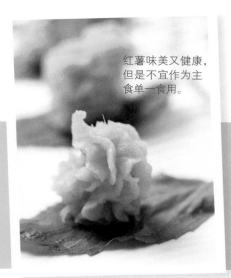

红薯味美又健康，但是不宜作为主食单一食用。

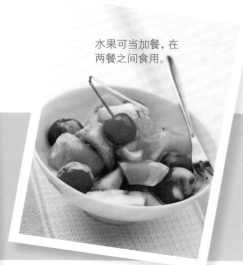

水果可当加餐，在两餐之间食用。

第33周黄金营养餐

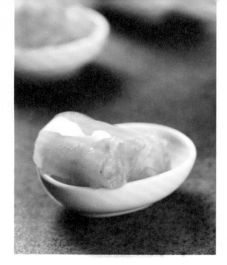

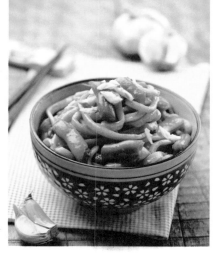

胎宝宝在长：孕妈妈子宫内已经没有多少活动的空间了，胎宝宝的胎动次数会比之前有所下降。此外，胎宝宝的身体更加圆润，皮肤也从红色变成可爱的粉红色，生殖器官的发育已接近成熟。

孕妈妈这样补：孕妈妈要为分娩做准备了，在营养的摄入上，孕妈妈要根据自己的身体情况，做有针对性的调节。但一定要保证碳水化合物的摄入，方便胎宝宝储存糖原及脂肪。

专家建议：

孕晚期，不少孕妈妈的胃口会变得较差，每次吃饭的量变少了，胃时常会感到不舒服，还会影响睡眠。孕妈妈可以少吃多餐，努力克服各种身体不适，保证自身和胎宝宝的营养需求。

冬瓜鲜虾卷

原料： 冬瓜半个，鲜虾5只，火腿、胡萝卜各半根，香菇4朵，盐、白糖各适量。

做法： ①将冬瓜去皮、瓤，洗净，切薄片；鲜虾洗净、去虾线，剁成蓉；火腿、香菇、胡萝卜分别洗净切条。②将冬瓜片用开水烫软，将胡萝卜条、香菇条分别在沸水中烫熟。③将除冬瓜外的全部材料拌入盐、白糖，包入冬瓜片内卷成卷，上笼蒸熟即可。

营养功效： 此菜能促进胎宝宝呼吸系统、消化系统和生殖系统的发育成熟。

四季豆焖面

原料： 四季豆200克，面条、猪瘦肉片各100克，酱油、料酒、葱末、姜末、蒜末、盐、香油各适量。

做法： ①四季豆洗净，切段。②锅内放底油，待热后，炒肉，加四季豆段继续翻炒；放入少量酱油、盐、料酒、葱姜末，少量放水炖熟四季豆段。③把面条煮八成熟，均匀放在四季豆段表面，盖盖儿，调至小火焖十几分钟；待收汤后，搅拌均匀，放蒜末、香油即可。

营养功效： 四季豆富含蛋白质、钙、铁、叶酸及膳食纤维等，可充分补充营养。

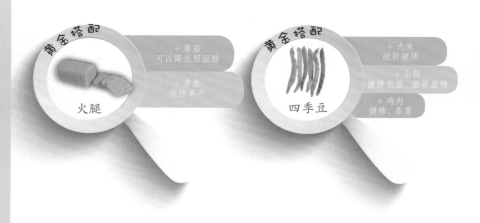

黄金搭配

火腿

+草菇 可以降低胆固醇

+黄鱼 预防早产

黄金搭配

四季豆

+大米 疏肝健脾

+山药 健脾化湿，滋肾益精

+鸡肉 健脾，养胃

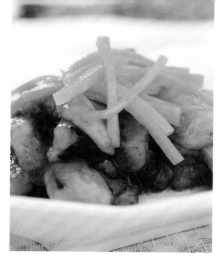
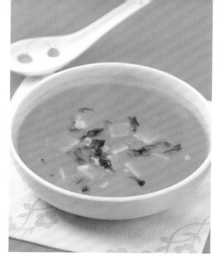
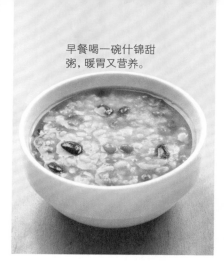

早餐喝一碗什锦甜粥,暖胃又营养。

油烹茄条

原料: 茄子 1 个,胡萝卜半根,鸡蛋 1 个,水淀粉、盐、醋、葱丝、蒜片各适量。

做法: ①茄子去蒂,洗净去皮,切条,放入鸡蛋和水淀粉挂糊抓匀;胡萝卜洗净,切丝;碗内放盐、醋兑成汁。②油锅烧热,把茄条炸至金黄色。③锅内留底油,烧热后放葱丝、蒜片、胡萝卜丝,再放茄条,迅速倒入兑好的汁,翻炒几下装盘。

营养功效: 茄子中钙、磷、铁含量丰富,有利于胎宝宝发育成熟。

西红柿培根蘑菇汤

原料: 西红柿 1 个,培根 50 克,鲜蘑菇、面粉、牛奶、紫菜、盐各适量。

做法: ①培根切碎;西红柿去皮后搅打成泥,与培根拌成西红柿培根酱;鲜蘑菇洗净切片;紫菜切成细丝。②锅中加面粉煸炒,放入鲜蘑菇片、牛奶和西红柿培根酱,加水调成适当的稀稠度,加盐调味,撒上紫菜丝。

营养功效: 此菜含有丰富的蛋白质、锌、钙等营养成分,营养又开胃。

什锦甜粥

原料: 大米 100 克,绿豆、红豆、黑豆各 10 克,核桃仁、葡萄干各适量。

做法: ①大米淘洗干净;绿豆、红豆、黑豆洗净,浸泡 1 天。②先将各种豆放入盛有适量水的锅中,煮至六成熟,将大米放入,小火熬粥。③将核桃仁、葡萄干放入粥中稍煮。

营养功效: 此粥中锌、铜含量丰富,营养又美味。

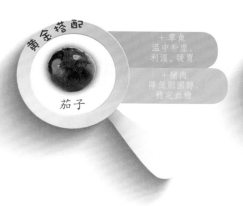

黄金搭配

茄子

+草鱼
温中补虚、利湿、暖胃

+猪肉
降低胆固醇、稳定血糖

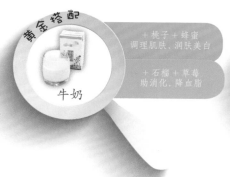

黄金搭配

牛奶

+桃子 +蜂蜜
调理肌肤,润肤美白

+石榴 +草莓
助消化、降血脂

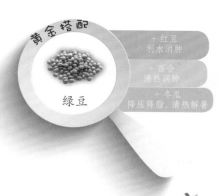

黄金搭配

绿豆

+红豆
利水消肿

+百合
清热润肺

+冬瓜
降压降脂,清热解暑

第34周
黄金营养餐

胎宝宝在长： 胎宝宝活动变得困难，甚至不能浮在羊水里。免疫系统也在发育，为抵抗轻微的出生感染做准备。胎宝宝基本上都是头朝下的姿势，为出生做好准备了。

孕妈妈这样补： 补锌和铜是孕妈妈现在三餐饮食的重点，除此之外，9个月的胎宝宝由于体积的增大容易造成孕妈妈肠胃蠕动减慢，引起便秘。因此孕妈妈可适当吃一些富含膳食纤维的食物，如红薯、玉米、糙米等。

专家建议：

锌不仅可以促进胎宝宝的智力发育，而且可以在分娩时促进子宫收缩，使子宫产生强大的收缩力，将胎宝宝推出子宫。孕妈妈最好在本月就开始适当摄入含锌食物，到分娩时就能动用体内的锌储备了。

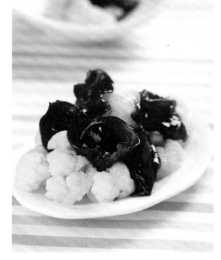

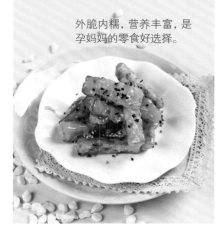

外脆内糯，营养丰富，是孕妈妈的零食好选择。

凉拌木耳菜花

原料： 菜花200克，木耳3朵，盐、醋、香油各适量。

做法： ①菜花洗净，掰成小朵；木耳泡发，洗净。②将菜花、木耳分别焯水，沥干。③将菜花、木耳搅拌在一起，加入盐和醋调味，淋上香油即可。

营养功效： 菜花质地细嫩，味甘鲜美，是很好的血管清理剂，还富含维生素K，可防止孕晚期和分娩时的出血。

山药芝麻条

原料： 山药半根，芝麻、蜂蜜、冰糖各适量。

做法： ①山药洗净去皮，切成条。②山药条入开水锅焯5分钟左右，捞出码盘，并将芝麻均匀撒在码好的山药上。③炒锅中加水，放入冰糖，小火煮至冰糖完全融化，倒入蜂蜜，熬至开锅冒泡即可出锅，将蜜汁均匀地浇在山药上即可。

营养功效： 芝麻是一种缓解便秘的"良药"，且含有丰富的亚油酸，对预防妊娠高血压疾病有一定的疗效。

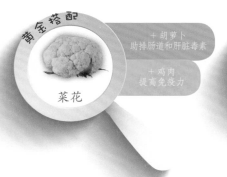

黄金搭配

菜花

+胡萝卜
助排肠道和肝脏毒素

+鸡肉
提高免疫力

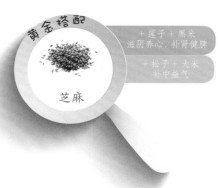

黄金搭配

芝麻

+莲子+黑米
滋阴养心，补肾健脾

+松子+大米
补中益气

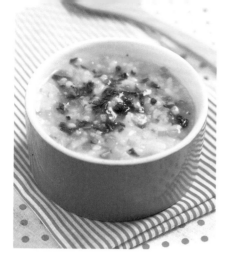
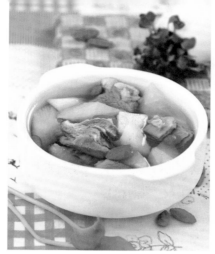
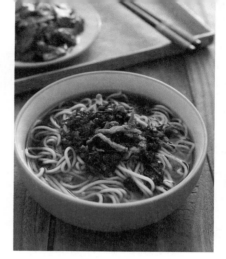

菠菜芹菜粥

原料： 菠菜、芹菜各 150 克，大米 100 克。

做法： ①菠菜、芹菜洗干净，切碎备用。②大米洗净，放入锅内，加适量水。③先大火煮开，再小火煮 30 分钟。④加芹菜碎、菠菜碎，再煮 5 分钟即可。

营养功效： 芹菜、菠菜有养血润燥的功效，可以缓解便秘，还能降低血压。

清汤羊肉

原料： 羊肉 200 克，白萝卜 50 克，山药、枸杞子、盐各适量。

做法： ①羊肉洗净，切块，汆烫后用水洗净；白萝卜洗净，切块。②锅中加水，放入羊肉块，煮沸后加入白萝卜块、山药、枸杞子，小火煮至酥烂，用盐调味即可。

营养功效： 羊肉中铁、锌、硒含量颇为丰富，具有滋补强体的作用。

雪菜肉丝汤面

原料： 面条 100 克，猪肉丝 100 克，雪菜、酱油、盐、料酒、葱花、姜末、高汤各适量。

做法： ①雪菜洗净，浸泡 2 小时，捞出沥干，切碎末；猪肉丝洗净，加料酒拌匀。②油锅烧热，下葱花、姜末、肉丝煸炒，肉丝变色再放入雪菜末翻炒，放料酒、酱油、盐，拌匀盛出。③煮熟面条，舀入适量高汤，把炒好的雪菜肉丝覆盖在面条上即成。

营养功效： 此汤面易消化，能为孕妈妈提供热量和营养。

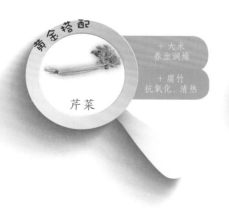

黄金搭配

芹菜

＋大米
养血润燥

＋腐竹
抗氧化、清热

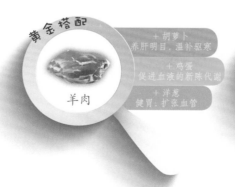

黄金搭配

羊肉

＋胡萝卜
养肝明目、温补驱寒

＋鸡蛋
促进血液的新陈代谢

＋洋葱
健胃、扩张血管

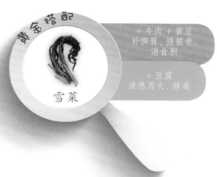

黄金搭配

雪菜

＋牛肉＋黄豆
补脾胃、强筋骨、消食积

＋豆腐
清热泻火、排毒

第35周
黄金营养餐

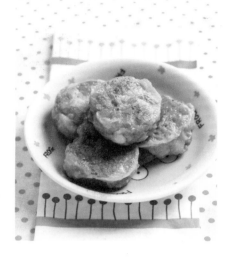

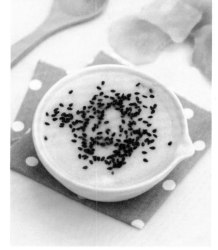

胎宝宝在长： 现在的胎宝宝从头发到脚趾甲的发育基本完成，肺部发育基本完成，肾脏、肝脏已经工作了一段时间，但中枢神经系统和免疫系统尚未完全发育成熟。

孕妈妈这样补： 胎宝宝逐渐下降进入盆腔后，孕妈妈的胃会稍微舒服一些，食量会有所增加，此时，孕妈妈要保证优质蛋白质、维生素 B_1 的摄入，并且所吃食物应易于被人体消化吸收。

专家建议：

此时，孕妈妈的饮食依然遵从多样化、营养均衡、适当摄入碳水化合物的原则。此外，孕妈妈还应该多吃富含膳食纤维的食物，以帮助孕妈妈控制体重。

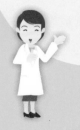

田园土豆饼

原料： 土豆 1 个，青椒、红椒各半个，玉米粒 40 克，沙拉酱、淀粉各适量。

做法： ①土豆洗净，去皮切块；青椒、红椒分别洗净切丁。②将土豆块放进微波炉，高温烤 7 分钟后取出，压成土豆泥；青椒丁、红椒丁、玉米粒焯水沥干。③青椒丁、红椒丁、玉米粒、沙拉酱倒入土豆泥中拌匀。④将土豆泥捏成小饼，将做好的饼坯裹上一层淀粉。⑤锅里加油，入饼坯两面煎成金黄色。

营养功效： 营养丰富的土豆饼是孕妈妈的大爱。

牛奶香蕉芝麻糊

原料： 牛奶 1 袋（250 毫升），香蕉 1 根，玉米面、白糖、黑芝麻各适量。

做法： ①将牛奶倒入锅中，开小火，加入玉米面和白糖，边煮边搅拌，煮至玉米面熟。②将香蕉剥皮，用勺子压碎，放入牛奶糊中，再撒上黑芝麻即可。

营养功效： 牛奶、香蕉、黑芝麻能让孕妈妈精神放松，同时对胎宝宝皮肤的润滑和白皙有很好的促进作用，还能补充钙和铁。

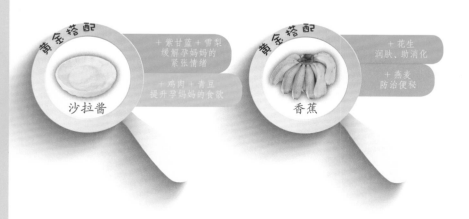

黄金搭配

+紫甘蓝+雪梨
缓解孕妈妈的紧张情绪

+鸡肉+青豆
提升孕妈妈的食欲

沙拉酱

黄金搭配

+花生
润肤、助消化

+燕麦
防治便秘

香蕉

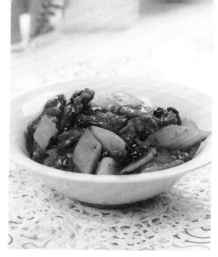
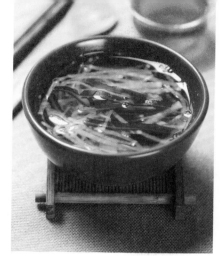
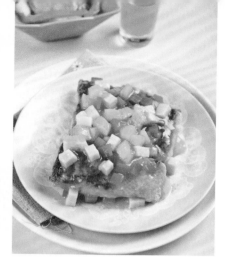

香豉牛肉片

原料： 牛肉 200 克，芹菜 100 克，鸡蛋清、姜末、盐、豆豉、淀粉、高汤各适量。

做法： ①牛肉洗净，切片，加盐、鸡蛋清、淀粉拌匀；芹菜择洗干净，切段。②将油锅烧热，下牛肉片滑散至熟，捞出。③锅中留底油，放入豆豉、姜末略煸，倒入芹菜段翻炒，放入高汤和牛肉片炒至熟透。

营养功效： 香豉牛肉片对于孕妈妈补铁、补虚等特别适宜。

白萝卜海带汤

原料： 鲜海带 50 克，白萝卜 100 克，盐适量。

做法： ①鲜海带洗净切丝，白萝卜洗净切丝。②将海带丝、白萝卜丝放入锅中，加适量清水，煮至海带熟透。③出锅时加入盐调味即可。

营养功效： 海带是一种碱性食品，孕妈妈经常食用有利于钙的吸收，并且还能减少脂肪在体内的积存。

橙香鱼排

原料： 鲷鱼 1 条，橙子 1 个，红椒半个，冬笋 1 根，盐、水淀粉各适量。

做法： ①将鲷鱼收拾干净，切大块；冬笋、红椒洗净，切丁；橙子取出肉粒。②锅中倒入适量油，鲷鱼块裹适量淀粉入锅炸至金黄色。③锅中放水烧开，放入橙肉粒、红椒丁、冬笋丁，加盐调味，用水淀粉勾芡，浇在鲷鱼块上即可。

营养功效： 橙子能补充维生素，还能提高胎宝宝的免疫力，为胎宝宝出生后抵御外界感染做准备。

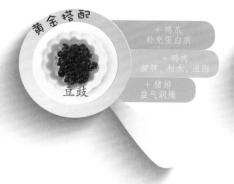

黄金搭配

豆豉

+ 鸡爪
补充蛋白质

+ 鸭肉
健脾、利水、滋阴

+ 猪排
益气润燥

黄金搭配

白萝卜

+ 豆腐
健脾养胃

+ 鹅肉
止咳化痰

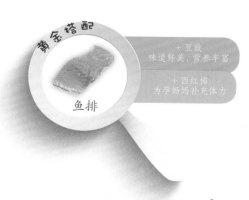

黄金搭配

鱼排

+ 豆豉
味道鲜美，营养丰富

+ 西红柿
为孕妈妈补充体力

第36周
黄金营养餐

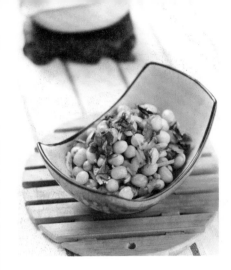

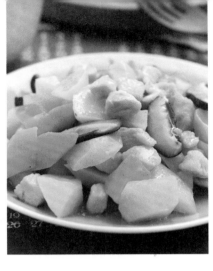

胎宝宝在长： 胎宝宝现在的体重达到 2800 克左右，而且还在继续增加。肺部已经完全发育成熟，可以依靠自身的力量呼吸了。骨骼已经很硬了，但头骨还保留着很好的"变形"能力，为顺利分娩做准备。

孕妈妈这样补： 胎宝宝已经发育成熟，所以孕妈妈本周要避免食用高热量、高脂肪的食物，可适当多吃些含维生素和膳食纤维的食物，改善孕妈妈的便秘状况，也有助于分娩。

专家建议：

孕妈妈在预产期前一个月左右，就要特别注意对维生素 K 的摄入，多吃富含维生素 K 的食物，如菜花、西蓝花、菠菜、莴笋、牛肝、乳酪、猕猴桃和谷类食物。

香菜拌黄豆

原料： 香菜 20 克，黄豆 200 克，盐、姜片、香油各适量。

做法： ①黄豆泡 6 小时以上，泡好黄豆加姜片、盐煮熟，晾凉。②香菜切段拌入黄豆，吃时拌入香油即可。

营养功效： 黄豆含钙丰富，能帮助胎宝宝自身储存一部分钙以供出生后所用。同时，黄豆中还含有少量锌、铜，能降低孕妈妈早产、难产的概率。

爆炒鸡肉

原料： 鸡胸肉 150 克（约半碗），胡萝卜半根，土豆半个，香菇 2 朵，酱油、料酒、水淀粉各适量。

做法： ①胡萝卜、土豆洗净，切块；香菇洗净，切片；鸡胸肉洗净，切丁，用酱油、料酒、水淀粉腌 10 分钟。②油锅烧热，放入鸡丁翻炒，再将胡萝卜块、土豆块、香菇片放入炒匀，加水没过原料，小火慢煮至土豆块绵软即可。

营养功效： 此菜能提高孕妈妈和胎宝宝的免疫力。

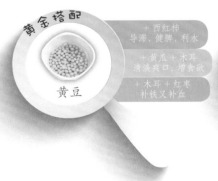

黄金搭配

+ 西红柿
导滞、健脾、利水

+ 黄瓜 + 木耳
清淡爽口、增食欲

+ 木耳 + 红枣
补铁又补血

黄豆

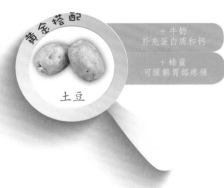

黄金搭配

+ 牛奶
补充蛋白质和钙

+ 蜂蜜
可缓解胃部疼痛

土豆

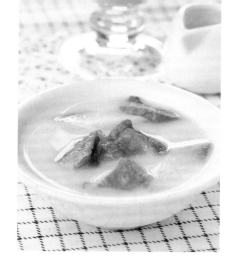
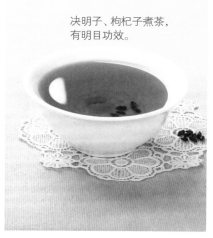

决明子、枸杞子煮茶，
有明目功效。

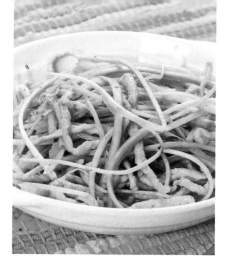

山药奶肉羹

原料：羊肉 150 克（约半碗），山药 1 根，牛奶半袋（120 毫升），盐、姜片各适量。

做法：①羊肉洗净，切片；山药去皮，洗净，切片。②将羊肉片、山药片、姜片放入锅内，加入适量清水，小火炖煮至肉烂，出锅前加牛奶、盐，稍煮即可。

营养功效：此菜益气补虚，温中暖下，适用于孕妈妈孕晚期疲倦气短、失眠等症。

决明枸杞茶

原料：决明子 1 小匙，枸杞子 10 克。

做法：①决明子洗净，放入锅中，煮至水开。②再加入枸杞子，改小火煮 10 分钟，滤出茶汁即可饮用。

营养功效：决明子有明目作用，枸杞子味甜，性平，有滋肾、润肺、补肝及明目的功效，孕妈妈饮用决明枸杞茶可以起到很好的滋补效果，同时对本月胎宝宝视力的提升有极好的促进作用。

牛蒡炒肉丝

原料：牛蒡 200 克，猪瘦肉 100 克，鸡蛋 1 个，葱末、盐、醋、水淀粉各适量。

做法：①将猪瘦肉洗净切成丝，加盐、鸡蛋液、水淀粉拌匀；牛蒡洗净，切丝。②将油锅烧热，倒入肉丝炒散，盛出。③锅内留底油，放葱末炒香，倒入牛蒡丝翻炒，再加入肉丝炒匀，加醋、盐调味，用水淀粉勾芡即可。

营养功效：牛蒡中的膳食纤维可以促进大肠蠕动，建议孕妈妈常食牛蒡。

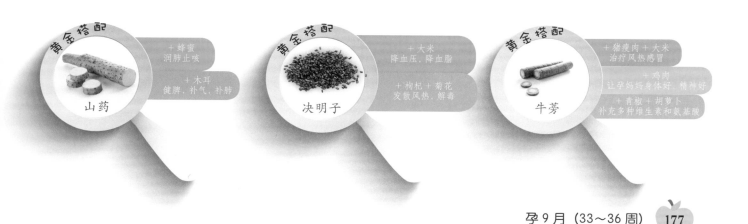

黄金搭配

山药
+ 蜂蜜
润肺止咳
+ 木耳
健脾，补气，补肺

决明子
+ 大米
降血压，降血脂
+ 枸杞 + 菊花
发散风热，解毒

牛蒡
+ 猪瘦肉 + 大米
治疗风热感冒
+ 鸡肉
让孕妈妈身体好，精神好
+ 青椒 + 胡萝卜
补充多种维生素和氨基酸

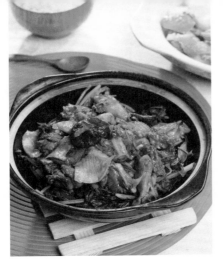
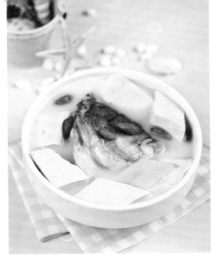
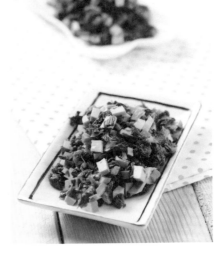

菠菜鸡煲

原料：鸡肉 200 克，菠菜 100 克，香菇 3 朵，冬笋 50 克、料酒、盐各适量。

做法：①鸡肉洗净；菠菜洗净，焯一下；香菇洗净，切块；冬笋洗净，切成片。②油锅烧热后，将鸡肉、香菇块翻炒，放料酒、盐、冬笋片，加水炖至鸡肉熟烂。③菠菜放在砂锅中铺底，将炖熟的鸡肉倒入即可。

营养功效：菠菜含铁量很丰富，但不易被人体吸收，菠菜与肉同食能够提升铁的吸收率。此菜还可以为孕妈妈提供蛋白质。

鱼头豆腐汤

原料：三文鱼头 1 个，豆腐 250 克，姜片、枸杞子、料酒、盐各适量。

做法：①鱼头洗净，用加了料酒、盐的开水汆烫；豆腐洗净，切块。②将鱼头、豆腐、姜片、料酒、枸杞子加水炖 30 分钟后，加盐调味即可。

营养功效：三文鱼是高蛋白、低热量、营养丰富的健康食品，适合为体虚的孕妈妈补充体力。

凉拌芹菜叶

原料：芹菜嫩叶 200 克，酱香豆腐干 40 克，盐、白糖、香油、酱油各适量。

做法：①将芹菜叶洗净，放开水锅中烫一下，捞出摊开晾凉，剁成细末。②酱香豆腐干放开水锅中烫一下，捞出切成小丁。③将芹菜叶末和豆腐丁放入大碗中，加入所有调料拌匀即可。

营养功效：此菜含芹菜素、胡萝卜素、维生素 C、磷、铁等成分，可为孕妈妈补充充足营养。

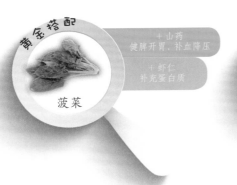

黄金搭配

菠菜

+山药
健脾开胃，补血降压

+虾仁
补充蛋白质

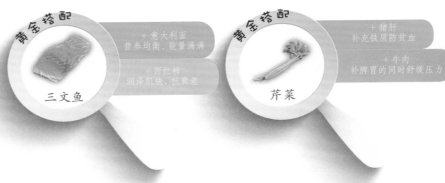

黄金搭配

三文鱼

+意大利面
营养均衡，能量满满

+西红柿
润泽肌肤，抗衰老

黄金搭配

芹菜

+猪肝
补充铁质防贫血

+牛肉
补脾胃的同时舒缓压力

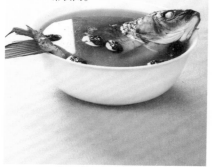

鲤鱼既补养身体又消水肿, 孕妈妈可以经常食用。

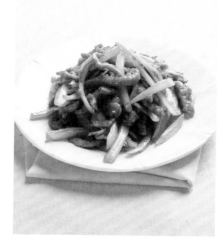

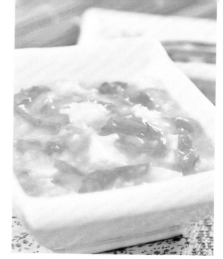

鲤鱼红枣汤

原料: 鲤鱼 1 条, 红枣 6 颗, 盐、料酒各适量。

做法: ①将红枣去核, 冲洗干净; 鲤鱼去鳞、鳃、内脏, 清水洗净。②锅置于火上加清水适量, 放入鲤鱼、红枣、盐、料酒, 煮至鱼肉熟烂即可。

营养功效: 鲤鱼有滋补健胃、利水消肿的功效, 配以补血健脾的红枣, 既可用于孕晚期水肿的食疗, 又可补养身体。

洋葱炒牛肉

原料: 牛腩 150 克, 洋葱 25 克, 鸡蛋(取蛋清) 1 个, 酱油、盐、白糖、水淀粉各适量。

做法: ①牛腩洗净, 切丝; 洋葱去皮, 洗净, 切丝。②牛腩丝中加入蛋清、盐、白糖、水淀粉腌制片刻。③油锅烧热, 放入牛腩丝、洋葱煸炒, 调入酱油, 加盐调味。

营养功效: 牛肉中富含铁和蛋白质, 可满足胎宝宝的营养需求。

白菜豆腐粥

原料: 大米 100 克, 白菜叶 50 克, 豆腐 60 克, 葱丝、盐各适量。

做法: ①将大米淘洗干净, 倒入盛有适量水的锅中熬煮。②将白菜叶洗净, 切丝; 豆腐洗净, 切块。③油锅烧热, 炒香葱丝, 放入白菜丝、豆腐块同炒片刻。④将白菜丝、豆腐块倒入粥锅中, 加适量盐继续熬煮至粥熟。

营养功效: 此粥可为孕妈妈和胎宝宝补充碳水化合物、蛋白质和钙。

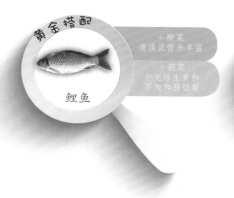

黄金搭配

鲤鱼

+ 酸菜
清淡且营养丰富

+ 豌菜
补充维生素和不饱和脂肪酸

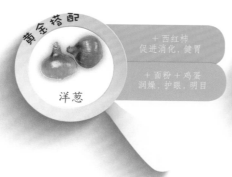

黄金搭配

洋葱

+ 西红柿
促进消化, 健胃

+ 面粉 + 鸡蛋
润燥, 护眼, 明目

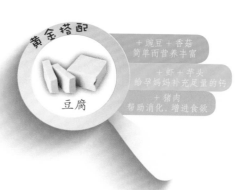

黄金搭配

豆腐

+ 豌豆 + 香菇
简单而营养丰富

+ 虾 + 芋头
给孕妈妈补充足量的钙

+ 猪肉
帮助消化, 增进食欲

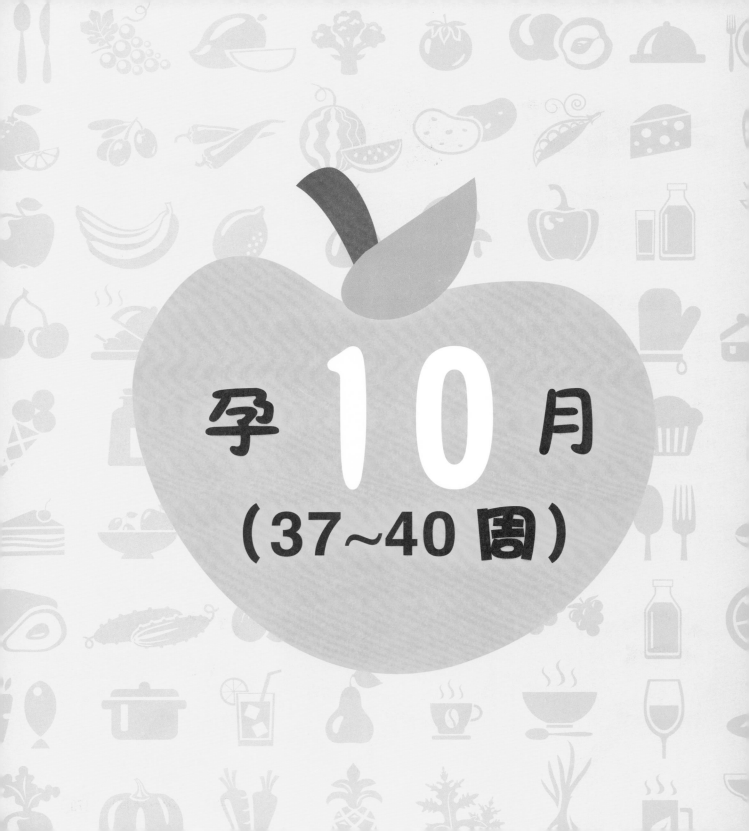

孕**10**月
（37~40周）

胎宝宝：

即将降临人间的天使

胎宝宝现在已经足月，身长约 50 厘米，体重约 3200 克，有 2 个哈密瓜那么重了。胎宝宝皮肤红润，体型丰满，指（趾）甲已经超过指（趾）端，额部的发际清晰，胎头开始或者已经进入孕妈妈的骨盆入口或骨盆中。与上个月相比，宫内活动的次数减少，胎宝宝已经做好了离开孕妈妈子宫的准备。

孕妈妈：

时刻准备分娩

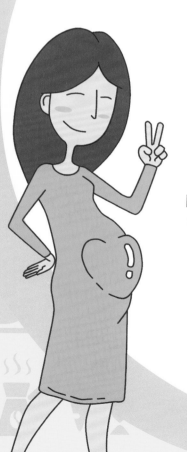

在怀孕最后一个月，孕妈妈会感觉身体更加沉重，动作越发笨拙，现在子宫底的高度为 32~34 厘米。因为胎宝宝位置下降，孕妈妈会感觉胸部下方和上腹围轻松起来，胃口也好了。乳腺明显扩张，子宫颈、阴道壁变软，骨盆关节、韧带也已经为分娩做好了准备。这个月孕妈妈会经常发生没有规律的假宫缩，但是与临产前的真宫缩不一样，要注意辨别，避免慌乱。

本月必吃 6 种食材

保证优质能量的摄入

木瓜

木瓜中含有大量水分、碳水化合物、蛋白质、脂肪、多种维生素及多种人体必需的氨基酸，可有效补充人体的养分，适合孕妈妈在临产前食用。

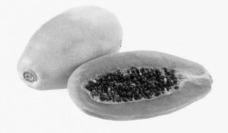

＊生木瓜或半生的比较适合煲汤，作为生果食用的应选购比较熟的木瓜。

＊木瓜每次食用不宜过多，过敏体质者应慎食。

海参

海参能调节人体水分平衡，适宜孕期腿脚水肿的孕妈妈食用。同时也能益智健脑，提高免疫力。

＊海参营养价值高，但孕妈妈不能特意拿它来补身体，一周吃 1 次就好。

＊水煮、清炖、凉拌的烹饪方式最能保证海参中所含有的营养不易流失。

＊做海参时不要放醋，否则会使营养大打折扣。

茄子

茄子皮里含有丰富的维生素 B_2 和膳食纤维，可促进肠胃的蠕动，同时有利尿的作用，可缓解水肿症状。

＊茄子性凉，脾胃虚寒的孕妈妈不宜多吃。

＊过老熟的茄子食用后会中毒，因此不要吃。

＊茄子含有诱发过敏的成分，多吃会使人神经不安定，过敏体质的孕妈妈勿吃。

木耳

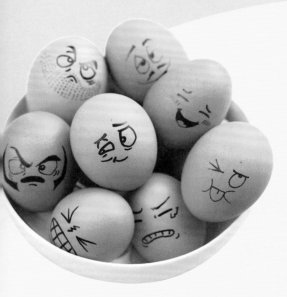

木耳有淡化黑色素、去斑的作用，同时木耳中含有大量的铁，能养血驻颜，令孕妈妈肌肤红润、容光焕发，并可防治缺铁性贫血。

＊木耳最好用冷水泡发，可保持其清脆的口感，还能保留其营养。

＊保存干木耳也要注意防潮，最好用塑料袋密封在常温下保存。

苹果

苹果含有较多的钾，可以促进体内钠盐的排出，对水肿、高血压患者有较好的疗效，同时富含膳食纤维，可促进肠胃蠕动。

＊孕妈妈在孕期每天吃一两个苹果就足够了。

＊苹果最好现切现吃，削皮后的苹果长时间暴露在空气中会氧化而变成褐色。

＊苹果有升高血糖的作用，所以患有妊娠糖尿病的孕妈妈或血糖偏高的孕妈妈慎食。

＊苹果最好洗净后直接食用，可以更多地保留其中的营养素。

鸡蛋

有的孕妈妈会有这样的体验，怀孕后记忆力有所下降，那么蛋黄可以让你摆脱健忘苦恼。孕妈妈每天食用一两个蛋黄，就能够保证摄入足够的胆碱。

＊蒸鸡蛋羹、带皮煮鸡蛋、炒鸡蛋都是很好的吃法。

＊鸡蛋最好和面食，如馒头、面包一起吃，可以使鸡蛋中的蛋白质最大限度地被人体吸收。

＊鸡蛋中维生素 C 含量不高，所以吃鸡蛋时最好辅以适量的蔬菜。

＊喝生鸡蛋、开水冲鸡蛋等不利于人体健康。

孕 *10* 月饮食宜忌

产前宜均衡营养，储备能量

进入孕期最后的加油阶段，孕妈妈的胃部不适会有所缓解，食欲也有所增加，因此营养的摄取是足够的，只要调整情绪，正常摄取食物就没有问题。

这个时候应该限制脂肪和碳水化合物等热量的摄入，以免胎宝宝过大，影响顺利分娩。为了储备分娩时消耗的能量，孕妈妈最好选择一日多餐，保证食物的消化吸收及全面的营养。孕妈妈尽量避免在外就餐，要保证食物的干净卫生，因为若不小心食物中毒或腹泻都会对胎宝宝造成不良的影响。此时胎宝宝的发育已基本成熟，一直服用钙剂和鱼肝油的孕妈妈可以停止了，多吃些蔬菜水果，保证产前充足的营养。

宜保持饮食的酸碱平衡

这个时期仍然强调营养的多样化、合理性，还要保持食物的酸碱平衡。肉类、鱼类、蛋类、虾贝类等食物属于酸性食物；蔬菜、葡萄、草莓、柠檬等属于碱性食物，所以孕妈妈既要保证肉类的摄入量，也要适当地食用蔬菜、水果，以达到身体的酸碱平衡，否则会对胎宝宝的身体发育产生不利影响。

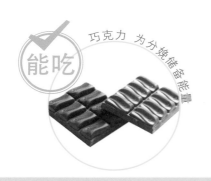

能吃　巧克力　为分娩储备能量

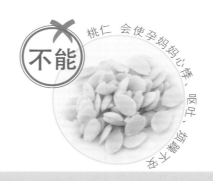

不能　桃仁　会使孕妈妈心悸、呕吐、流产甚至死亡

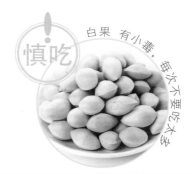

慎吃　白果　有小毒，每次不要吃太多

孕妈妈临产前可选择体积小、营养价值高的食物，如动物性食品、巧克力。

孕晚期贫血宜补铁

孕晚期贫血主要是因为胎宝宝和孕妈妈抢夺铁元素的缘故，轻微贫血采取食疗的办法即可。

孕妈妈要多吃富含铁的食物。多吃瘦肉、家禽、动物肝及血（鸭血、猪血）、蛋类等富含铁的食物。豆制品含铁量也较多，肠道的吸收率也较高，要注意摄取。

多吃有助于铁吸收的食物。水果和蔬菜不仅能够补铁，所含的维生素 C 还可以促进铁在肠道的吸收。因此，在吃富含铁的食物的同时，最好一同多吃一些水果和蔬菜。

此外，做菜时尽量使用铁锅、铁铲，这些传统的炊具在烹制食物时会有一些小碎铁屑溶解于食物中，形成可溶性铁盐，容易让肠道吸收铁。

饮食宜以清淡为主

对于即将临盆的孕妈妈来说，要选用对分娩有利的食物和烹饪方法。产前孕妈妈的饮食要保证温、热、淡，对于养、助胎气和分娩时的促产都有调养作用。所以，孕妈妈现在的饮食坚持清淡为主，对分娩很有好处。

待产期间宜适当进食

分娩过程一般要经历 12~18 小时，体力消耗大，所以待产期间必须注意饮食。这个时候的饮食不仅要富有营养，还要做到易消化、口味清淡，比如吃些奶类、面条、馄饨、鸡汤等。这就需要家人提前准备好原料，按时做给孕妈妈吃，并且尽量做得色香味俱全，帮助孕妈妈提高食欲。待产期间孕妈妈要经历阵痛，体力消耗是巨大的。有好胃口才能进食，才能将食物转化成能量，孕妈妈生宝宝的时候才有力气。

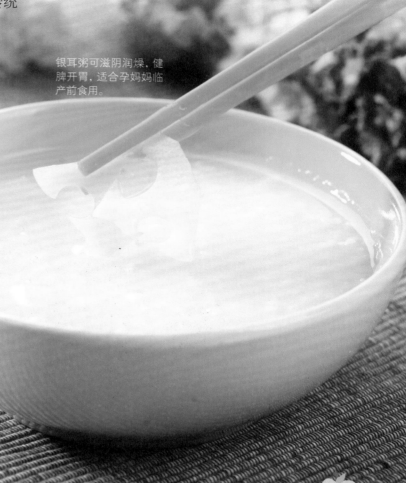

银耳粥可滋阴润燥，健脾开胃，适合孕妈妈临产前食用。

临产前宜吃东西

临产时，由于宫缩阵痛，有的孕妈妈不吃东西，甚至连水也不喝，这是不好的。分娩相当于一次重体力劳动，孕妈妈必须有足够的能量供给，才能有良好的子宫收缩力。只有宫颈口开全，孕妈妈才能把宝宝分娩出来。

如果新妈妈进食不佳，会影响分娩的进程。为了宝宝及自身的健康，临产时孕妈妈注意饮食是很必要的。临产期间，由于宫缩的干扰及睡眠的不足，孕妈妈胃肠道分泌消化液的能力降低，蠕动功能也减弱，吃进的食物从胃排到肠里的时间也由平时的4小时增加至6小时，极易存食。因此，最好不吃不容易消化的食物。

宜多吃有稳定情绪作用的食物

此时孕妈妈的心情一定很复杂，既有即将与宝宝见面的喜悦，也有面对分娩的紧张不安。对孕妈妈来说，最重要的是生活要有规律，情绪要稳定。因此，孕妈妈要多摄取一些能够帮助自己缓解恐惧感和紧张情绪的食物。富含叶酸、维生素 B_2、维生素 K 的圆白菜、胡萝卜等均是对这方面有益的食物。此时孕妈妈也可以摄入一些谷类食物，谷类中的维生素可以促进孕妈妈产后乳汁的分泌，有助于提高宝宝对外界的适应能力。

补充充足的维生素 B_1

维生素 B_1 有助于避免产程延长、分娩困难。最后一个月里，必须补充各类维生素和足够的铁、钙，以及充足的水溶性维生素，尤其以维生素 B_1 最为重要。如果维生素 B_1 不足，易引起孕妈妈呕吐、倦怠、体乏，还可影响分娩时子宫收缩，使产程延长，分娩困难。维生素 B_1 含量丰富的食物有谷类、豆类、干果、酵母、硬壳果类，尤其在谷类的表皮部分含量更高，但精米精面在加工时碾磨精度过细，不利于补充维生素 B_1，所以要多吃粗粮。动物内脏、蛋类和绿叶蔬菜中维生素 B_1 的含量也较丰富。

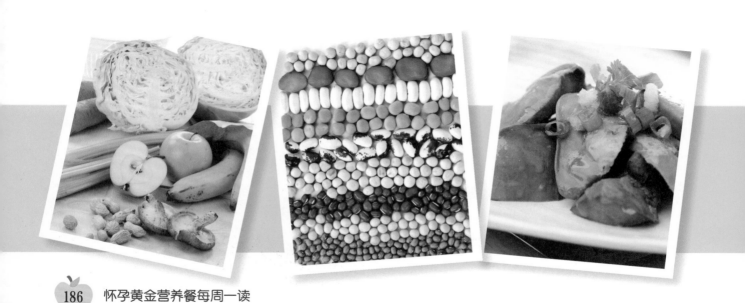

产前宜吃巧克力和木瓜

孕妈妈在产前吃巧克力，可以缓解紧张，保持积极情绪。另外巧克力可以为孕妈妈提供足够的热量。整个分娩过程一般要经历 12~18 小时，这么长的时间需要消耗很大的能量，而巧克力被誉为"助产大力士"，因此在分娩开始和进行中，应准备一些优质巧克力，随时补充能量。

木瓜有健脾消食的作用。木瓜中含有一种酵素，能消化蛋白质，有利于人体对食物的消化和吸收；木瓜里的酵素可帮助分解肉食，降低胃肠的负担。木瓜酵素催奶的效果显著，可以预防产后少奶，对于孕妈妈的乳房发育很有好处。

临产前保证高能量

孕妈妈营养要均衡，体重以每周增加300 克为宜。在临近预产期的前几天，适当吃一些热量比较高的食物，为分娩储备足够的体力。分娩当天吃的食物，应该选择能够快速吸收、消化的高糖或淀粉类食物，以快速补充体力。不宜吃油腻、蛋白质过多和需花太久时间消化的食物。

临产前不宜暴饮暴食

分娩时需要消耗很多能量，有些孕妈妈就暴饮暴食，过量补充营养，为分娩做体能准备。其实为此不加节制地摄取高营养、高热量的食物，会加重肠胃的负担，造成腹胀；还会使胎宝宝过大，结果在生产时往往造成难产、产伤。其实孕妈妈产前可以吃一些少而精的食物，诸如鸡蛋、牛

奶、瘦肉、鱼虾和黄豆制品等，防止胃肠道充盈过度或胀气，以便顺利分娩。另外，在这个月里，胎宝宝的生长发育已经基本成熟，孕妈妈应该停止服用钙剂和鱼肝油，以免加重代谢负担。

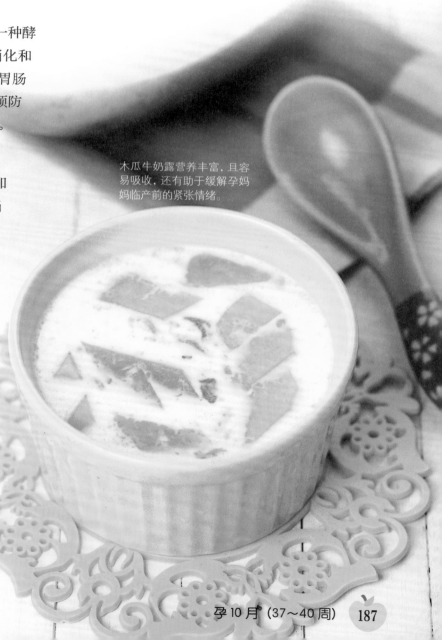

木瓜牛奶露营养丰富，且容易吸收，还有助于缓解孕妈妈临产前的紧张情绪。

不宜吃辛辣食物

孕晚期，孕妈妈的饮食应以清淡为主，不宜吃辛辣食物。大多数的辛辣食物容易伤津耗气损血，加重气血虚弱，不利于分娩的顺利进行。此外，吃辛辣食物容易导致便秘，对孕妈妈身体不利。

不宜在孕晚期吃冷饮

孕妈妈在孕晚期食用冷饮，会减少胎盘对胎宝宝的血液供应，胎宝宝对冷刺激十分敏感，会躁动不安。另外，孕妈妈胃肠功能对冷热的刺激极其敏感，食入过多冷饮会使胃肠血管收缩，胃液分泌减少，消化功能下降，出现食欲缺乏、腹泻、腹痛的现象，对胎宝宝极为不利。

不宜喝过夜的银耳汤

银耳汤是一种高级营养补品，但一过夜，营养成分就会减少并产生有害成分。因为不论是室内栽培的银耳还是野外栽培的银耳，都含有较多的硝酸盐类，煮熟后若放的时间比较久，在细菌的分解作用下，硝酸盐会还原成对人体有害的亚硝酸盐。

不宜吃难消化的食物

最后一个月，孕妈妈胃肠功能减弱，消化能力降低，因此，产前最好不吃不容易消化的食物，否则会增加胃部的不适症状。

适合临产前吃的食物应该是富含糖分、蛋白质、维生素，软烂易消化吸收的，孕妈妈根据自己的口味和喜好，可选择蛋糕、面汤、稀饭、肉粥、藕粉、点心、牛奶、果汁、苹果、橘子、香蕉、巧克力等多样饮食。每日进食 4~6 次，少吃多餐。注意既不可过于饥渴，也不能暴饮暴食。

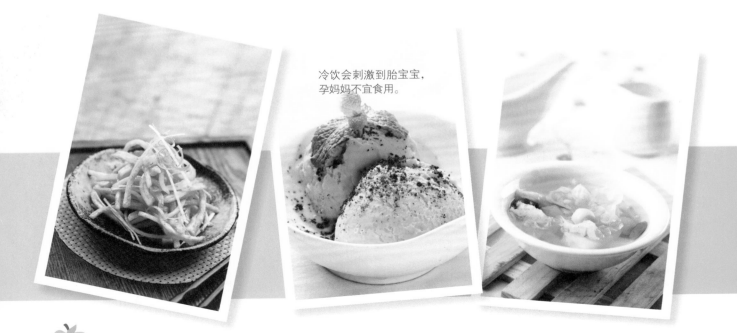

冷饮会刺激到胎宝宝，孕妈妈不宜食用。

剖宫产前不宜吃东西

如果是有计划实施剖宫产，手术前要做一系列检查，以确定孕妈妈和胎宝宝的健康状况。手术前一天，晚餐要清淡，午夜 12 点以后不要吃东西，以保证肠道清洁，减少术中感染。手术前 6~8 小时不要喝水，以免麻醉后呕吐，引起误吸。手术前注意保持身体健康，避免患上呼吸道感染等发热的疾病。

剖宫产前不宜进补人参

有的孕妈妈在剖宫产之前就进补人参，以增强体质，补元气，为手术做准备。但是，人参中含有人参糖苷，具有强心、兴奋等作用，用后会使孕妈妈大脑兴奋，影响手术的顺利进行。另外，食用人参后，会使新妈妈伤口渗血时间延长，不利于伤口的愈合。

药物催生前不宜吃东西

在开始施用药物催生之前，孕妈妈最好能禁食数小时，让胃中食物排空。因为在催生的过程中，有些孕妈妈会出现呕吐的现象；另一方面，在催生的过程中也常会因急性胎儿窘迫而必须施行剖宫产手术，而排空的胃有利于减少麻醉时的呕吐反应。

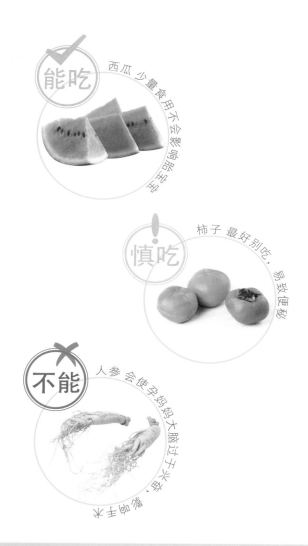

能吃　西瓜 少量食用不会影响胎宝宝

慎吃　柿子 最好别吃，易致便秘

不能　人参 会使孕妈妈大脑过于兴奋，影响手术

食物以清淡、易消化的为佳，孕妈妈应多吃一些对生产有补益作用的食物，比如菜花、香瓜、麦片、牛奶等。

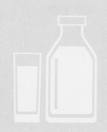

第**37**周 黄金营养餐

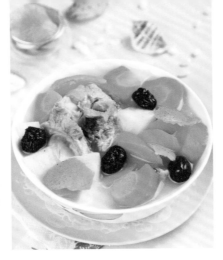

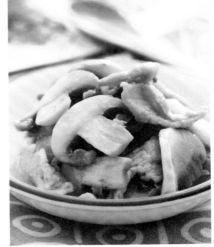

胎宝宝在长：到了本周，胎宝宝的体重大概有 3000 克，已经是足月儿了，即使现在出生也可以存活。胎宝宝的免疫系统还在继续发育，出生后的母乳喂养可以继续给他提供免疫力。

孕妈妈这样补：到了孕期最后阶段，胎宝宝已基本发育完全。在食物的选择上，孕妈妈可以选择体积小、营养价值高的食物以减轻对胃部的压迫，尽量采用少食多餐的方式，以减少分娩的困难。

猪骨萝卜汤

原料：猪棒骨 300 克，白萝卜半根，胡萝卜 1 根，陈皮 5 克，红枣 5 颗，盐适量。

做法：①猪棒骨洗净，用热水汆烫；白萝卜、胡萝卜分别去皮洗净，切滚刀块；陈皮浸开，洗净。②煲内放适量清水，待水煮沸时，放入猪棒骨、白萝卜块、胡萝卜块、陈皮、红枣同煲 3 小时，然后用盐调味即成。

营养功效：白萝卜具有温胃消食、滋阴润燥的功效。吃萝卜喝汤，适合分娩前食欲不佳的孕妈妈。

口蘑肉片

原料：瘦肉 100 克，口蘑 50 克，葱末、盐、香油各适量。

做法：①瘦肉洗净后切片，加盐拌匀；口蘑洗净，切片。②油锅烧热，爆香葱末，放入瘦肉片翻炒，再放入口蘑片炒匀，加盐调味，最后滴儿滴香油即可。

营养功效：此菜营养丰富，味道鲜美，且口蘑中富含硒和膳食纤维，在帮助孕妈妈补充营养素的同时还可预防便秘。

专家建议：

越临近分娩，孕妈妈越应注意自己的饮食安全，防止发生过敏、食物中毒等现象，同时可以吃一些增强免疫力、预防疾病的食物。

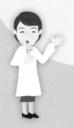

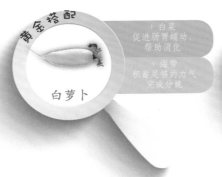

黄金搭配

+ 白菜 促进肠胃蠕动，帮助消化

+ 海带 积蓄足够的力气完成分娩

白萝卜

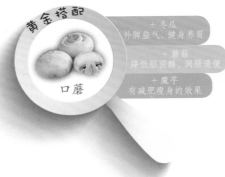

黄金搭配

+ 冬瓜 补脾益气，健身养胃

+ 蘑菇 降低胆固醇，润肠通便

+ 魔芋 有减肥瘦身的效果

口蘑

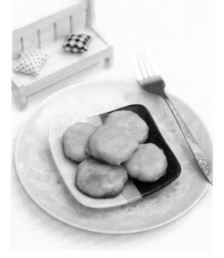
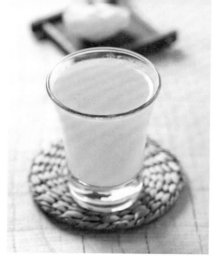
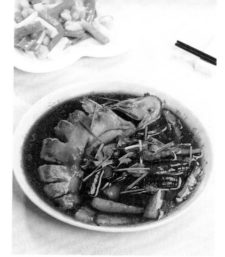

红薯饼

原料：红薯1个，糯米粉50克，豆沙馅、蜜枣、葡萄干各适量。

做法：①红薯洗净、煮熟，去皮捣碎后加入糯米粉和匀成红薯面团。②葡萄干用水泡后沥干水，加入蜜枣、豆沙馅拌匀。③将红薯面团揉成丸子状，包馅，压平，用小碗压成圆形。④油锅烧热，放入包好的饼煎至两面金黄熟透即可。

营养功效：红薯饼中含有丰富的膳食纤维，可预防便秘。

苹果蜜柚橘子汁

原料：柚子、苹果各半个，橘子1个，柠檬1片，蜂蜜适量。

做法：①柚子去皮去子，撕去白膜，取果肉；苹果洗净去皮及核，切块；橘子去皮去子取果肉；柠檬挤汁。②将上述材料全部放入榨汁机中，加入蜂蜜、温开水，搅打均匀，调入柠檬汁即可饮用。

营养功效：柚子可润肠通便，橘子开胃消食，有美白护肤的功效。

鲇鱼炖茄子

原料：鲇鱼1条，茄子200克，葱段、蒜末、姜丝、白糖、黄酱、盐各适量。

做法：①鲇鱼处理干净，鱼身划刀；茄子洗净，切条。②油锅烧热，用葱段、蒜末、姜丝炝锅，炒出香味放黄酱、白糖翻炒。③加适量水，放入茄条和鲇鱼，炖熟后，加盐调味即可。

营养功效：鲇鱼具有滋阴养血、补中气、开胃、利尿的作用，是孕妈妈食疗滋补的必选食材之一。

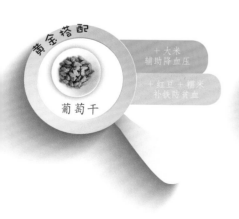

黄金搭配

葡萄干

+大米
辅助降血压

+红豆+糯米
补铁防贫血

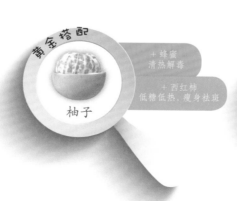

黄金搭配

柚子

+蜂蜜
清热解毒

+西红柿
低糖低热，瘦身祛斑

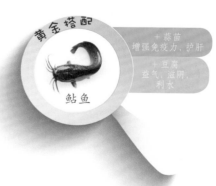

黄金搭配

鲇鱼

+蒜苗
增强免疫力，护肝

+豆腐
益气，滋阴、利水

第**38**周
黄金营养餐

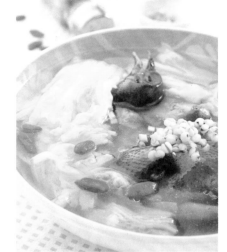

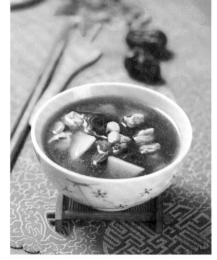

胎宝宝在长： 胎宝宝身体的各个部分还在继续完善中，之前覆盖在身上的那层胎脂和身上纤细的绒毛逐渐脱落，胎宝宝的皮肤变得很光滑。胎宝宝的肠道内有墨绿色的胎便，会在出生后排出。

孕妈妈这样补： 现阶段孕妈妈可多摄取一些能够帮助缓解产前紧张和恐惧感的食物，如富含叶酸和维生素 B_2、维生素 K 的圆白菜、菠菜等。

薏米炖鸡

原料： 鸡 1 只，薏米、娃娃菜、盐、枸杞子各适量。

做法： ①将薏米洗干净；娃娃菜洗净。②鸡收拾好，洗净，放入沸水中煮片刻，取出冲洗干净。③把鸡放入炖锅内，加入适量开水，炖约 1.5 个小时；放入薏米和枸杞子，再炖 1 个小时；放入娃娃菜和盐，稍炖即可。

营养功效： 薏米能消除关节和肌肉疼痛，鸡肉利于胎宝宝出生前神经系统的发育，适合分娩前吃。

黄芪羊肉汤

原料： 羊肉 200 克，黄芪 15 克，红枣 5 颗，姜片、盐各适量。

做法： ①将羊肉洗净，切成小块，放在沸水中略煮一下去掉血沫，捞出。②红枣洗净。③将羊肉块、黄芪、红枣、姜片一同放入锅内，加清水，大火煮沸。④转小火慢炖至羊肉软烂，出锅前加盐调味。

营养功效： 在临产前孕妈妈可以适量食用些黄芪羊肉汤，能够补充体力，有利于顺产，同时还有安神、快速消除疲劳的作用。

专家建议：

越接近预产期，孕妈妈保证足够的营养越至关重要。这个阶段应该吃一些制作精细、易于消化、营养丰富、有补益作用的菜肴，为生产积聚能量。

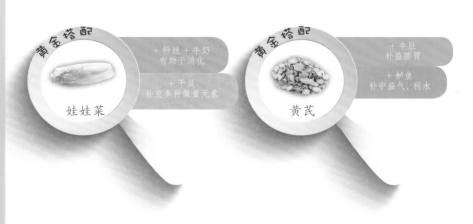

黄金搭配

娃娃菜
+ 粉丝 + 牛奶
有助于消化
+ 干贝
补充多种微量元素

黄金搭配

黄芪
+ 牛肚
补益脾胃
+ 鲋鱼
补中益气，利水

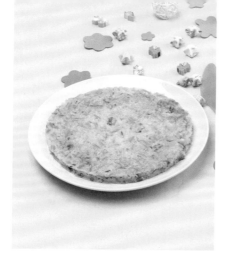

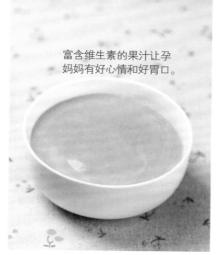

富含维生素的果汁让孕妈妈有好心情和好胃口。

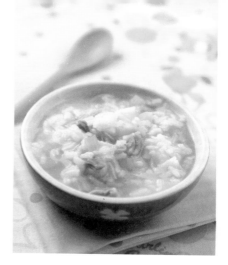

菠菜鸡蛋饼

原料： 面粉 150 克，鸡蛋 2 个，菠菜 50 克，榨菜丝、盐、香油各适量。

做法： ①面粉倒入大碗中，加适量温水，再打入 2 个鸡蛋，搅拌均匀，成蛋面糊。②菠菜焯水沥干后切碎，和榨菜丝一起倒入蛋面糊里。③加入适量盐、香油，混合均匀。④平底锅加少量油，倒入蛋面糊煎到两面金黄即可。

营养功效： 此饼中碳水化合物含量丰富，可为胎宝宝补充能量。

木瓜牛奶果汁

原料： 木瓜、橙子各半个，香蕉 1 根，牛奶适量。

做法： ①木瓜去子挖出果肉；香蕉剥皮；橙子削去外皮，去子备用。②准备好的水果放进榨汁机内，加入牛奶、凉白开水，搅拌打匀即可。

营养功效： 此果汁中钙、维生素含量丰富，可提高孕妈妈的免疫力。

玉米鸡丝粥

原料： 鸡肉 50 克，大米 50 克，玉米粒 50 克，芹菜、盐各适量。

做法： ①大米、玉米粒洗净；芹菜洗净，切丁；鸡肉洗净，煮熟后捞出，撕成丝。②大米、玉米粒、芹菜丁放入锅中，加适量清水，煮至快熟时加入鸡丝，煮熟后加盐调味即可。

营养功效： 玉米鸡丝粥不仅营养丰富，还能帮助孕妈妈缓解紧张感。

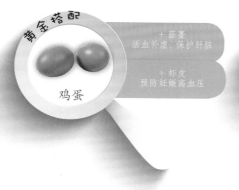

黄金搭配

鸡蛋

+韭菜
活血补虚，保护肝脏

+虾皮
预防妊娠高血压

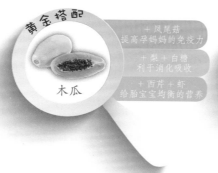

黄金搭配

木瓜

+凤尾菇
提高孕妈妈的免疫力

+梨+白糖
利于消化吸收

+西芹+虾
给胎宝宝均衡的营养

黄金搭配

玉米

+小米
延缓衰老，缓解便秘

+山药+猪排
调节神经系统功能

第39周
黄金营养餐

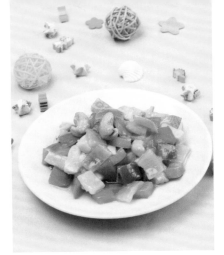

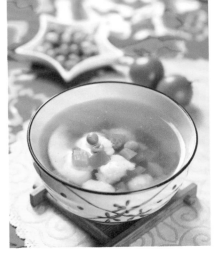

胎宝宝在长: 本周胎宝宝所有的器官都已经发育成熟,虽然肺部已经发育成熟,但真正的呼吸要在胎宝宝出生后才能建立。由于胎宝宝的头已经固定在骨盆中,胎宝宝变得安静了。

孕妈妈这样补: 在孕10月,孕妈妈要为分娩和产后哺乳积蓄营养和能量了,应该多吃一些易于消化、口味适中且富含碳水化合物和关键营养素的食物,建议孕妈妈一日三餐以米、面等主食为主。

专家建议:

分娩是体力活,因此饮食中碳水化合物的食物少不了,因为只有碳水化合物才能提供最直接的热量。但为了避免胎宝宝过大,影响顺利分娩,碳水化合物的摄取不能过多,还有脂肪也是一样。

腰果彩椒三文鱼粒

原料: 三文鱼1块,洋葱1个,红椒、青椒各半个,腰果、酱油、料酒、盐、香油各适量。

做法: ①三文鱼洗净,切成1厘米的方丁,调入酱油和料酒拌匀,腌制10分钟;洋葱、红椒和青椒分别洗净,切成丁。②锅中倒油,七成热时,放入腌制好的三文鱼丁煸炒均匀,之后加入洋葱丁、红椒丁、青椒丁、腰果和盐、香油,翻炒熟即可。

营养功效: 三文鱼中含有丰富的不饱和脂肪酸,能进一步提高即将出生的胎宝宝的智力和视力水平。

珍珠三鲜汤

原料: 鸡肉、胡萝卜、豌豆各50克,西红柿1个,鸡蛋清、盐、淀粉各适量。

做法: ①豌豆洗净;胡萝卜、西红柿切丁;鸡肉洗净剁成肉泥。②把鸡蛋清、鸡肉泥、淀粉放在一起搅拌捏成丸子。③豌豆、胡萝卜丁、西红柿丁放入锅中,加水,炖至豌豆绵软;放入丸子煮熟,加盐调味即可。

营养功效: 鸡肉中含有多种氨基酸,与富含维生素B$_1$的豌豆同食,对孕妈妈的身体很有补益。此汤易消化,可快速补充体力。

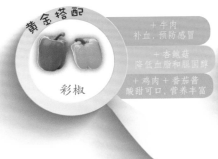

黄金搭配

+牛肉
补血;预防感冒

+杏鲍菇
降低血脂和胆固醇

+鸡肉+番茄酱
酸甜可口,营养丰富

彩椒

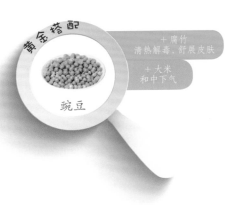

黄金搭配

+腐竹
清热解毒,舒展皮肤

+大米
和中下气

豌豆

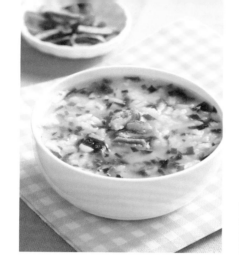
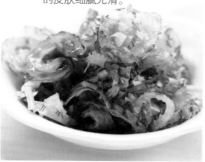

此菜富含胶原蛋白，能让孕妈妈和胎宝宝的皮肤细腻光滑。

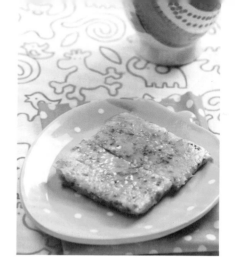

陈皮海带粥

原料：海带、大米各 50 克，陈皮、白糖各适量。

做法：①将海带用温水浸软，换清水漂洗干净，切成碎末；陈皮用清水洗净。②将大米淘洗干净，放入锅内，加水适量，置于火上，煮沸后加入陈皮、海带末，不时地搅动，用小火煮至粥熟，加白糖调味即可。

营养功效：陈皮理气健胃，燥湿化痰；海带通经利水，化淤软坚，消痰平喘。此粥有补气养血、清热利水、安神健身的作用。临产时食之，能积蓄足够力气完成分娩。

凉拌鱼皮

原料：鱼皮 300 克，盐、醋、蒜泥、花椒、香菜、白糖各适量。

做法：①冷锅冷油，投入花椒开火，翻出香味，捞出花椒不要，花椒油留用；香菜择洗干净，切成段。②鱼皮用开水烫熟，晾凉，放入盆中加香菜段、盐、醋、白糖、蒜泥、花椒油拌匀盛盘即可。

营养功效：鱼皮富含胶原蛋白，是孕妈妈滋补皮肤、维护细胞健康的高蛋白、低脂肪食品。

板栗糕

原料：生板栗 100 克，白糖、糖桂花各适量。

做法：①板栗煮熟后，剥去外皮，取果肉备用。②将煮透的板栗捣成泥，加入白糖、糖桂花，隔着布搓成板栗面，擀成长方形片，在表面撒上一层糖桂花，压平，将四边切齐，再切成块，码在盘中。

营养功效：板栗中富含碳水化合物，可为孕妈妈补充体力。

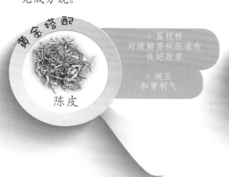

黄金搭配

陈皮

+荔枝核
对缓解胃脘胀痛有良好效果

+豌豆
和胃利气

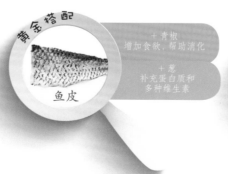

黄金搭配

鱼皮

+青椒
增加食欲，帮助消化

+葱
补充蛋白质和多种维生素

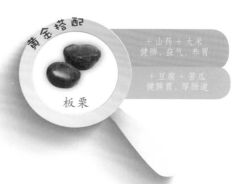

黄金搭配

板栗

+山药+大米
健脾，益气，养胃

+豆腐+苦瓜
健脾胃，厚肠道

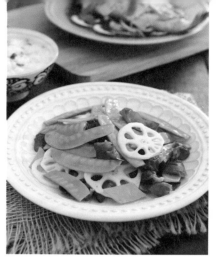
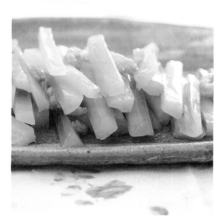
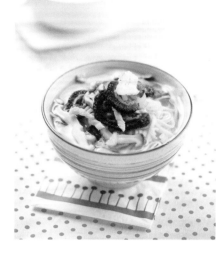

荷塘小炒

原料: 莲藕、胡萝卜、荷兰豆各 50 克，水发木耳 30 克，蒜末、盐、白糖、高汤各适量。

做法: ①莲藕、胡萝卜分别去皮洗净，切片；荷兰豆去筋，洗净；木耳洗净，撕小片。②油锅烧热，用蒜末炝锅，将莲藕、胡萝卜、荷兰豆、木耳片倒入翻炒，加盐炒匀，再加适量高汤炒熟即可。

营养功效: 此菜色香味俱全，且营养丰富，非常适合孕妈妈食用。

金钩芹菜

原料: 芹菜 300 克，海米 10 克，葱末、姜末、盐、水淀粉各适量。

做法: ①芹菜切段，焯烫。②油锅烧热，下入葱末、姜末炝锅，放入芹菜段、海米，煸炒 3 分钟，加盐、水淀粉勾芡即可。

营养功效: 此菜可以防治孕妈妈筋骨疼痛，还有催乳的作用。

三鲜汤面

原料: 面条 100 克，海参、鸡肉各 50 克，虾肉 20 克，鲜香菇 2 朵，盐、料酒各适量。

做法: ①虾肉、鸡肉、海参洗净，切薄片；鲜香菇洗净，切丝。②面条煮熟，盛入碗中。③油锅烧热，放虾肉片、鸡肉片、海参片、香菇丝翻炒，变色后放入料酒和适量水，烧开后加盐调味，浇在面条上。

营养功效: 三鲜汤面可以有效地为孕妈妈补充能量，而且口味清淡鲜香，容易消化。

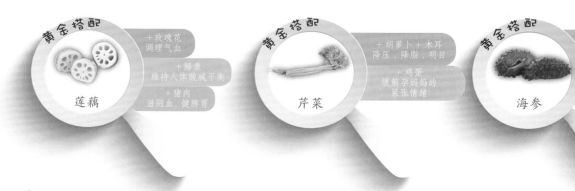

黄金搭配

莲藕
+玫瑰花 调理气血
+鳝鱼 维持人体酸碱平衡
+猪肉 滋阴血、健脾胃

芹菜
+胡萝卜+木耳 降压、降脂、明目
+鸡蛋 缓解孕妈妈的紧张情绪

海参
+大米 补充碳水化合物
+西蓝花+蘑菇 补充能量和体力

鲷鱼豆腐羹

原料： 鲷鱼 1 条，豆腐 1 块，胡萝卜半根，葱末、盐、水淀粉各适量。

做法： ①鲷鱼切块，入开水汆烫捞出，再用清水洗净；豆腐、胡萝卜洗净，切丁。②锅内入水，烧开，放入鲷鱼块、豆腐丁、胡萝卜丁，小火煮 10 分钟，放入盐，用水淀粉勾芡后盛入碗中，撒上葱末即可。

营养功效： 鲷鱼富含蛋白质、钙、钾、硒等，豆腐可补充钙质和植物蛋白，加上富含维生素的胡萝卜，满足了胎宝宝最后一个月继续增加体重的需要。

动物性蛋白和植物性蛋白的完美搭配，给孕妈妈和胎宝宝足够的营养。

第40周
黄金营养餐

胎宝宝在长： 本周胎宝宝随时都有可能出生，不过只有 5% 的胎宝宝能很听话地在预产期出生，提前或延迟几天或一周出生都是正常的，孕妈妈不必担心。

孕妈妈这样补： 如果孕妈妈是初产妇，无高危妊娠因素，准备自然分娩，可准备一些易消化、少渣、可口味鲜的食物，如鸡蛋汤面、排骨汤面、牛奶、酸奶、巧克力等，同时注意补充水分，让自己吃饱吃好，为分娩储备能量。

专家建议：

分娩过程一般要经历 12~18 小时，孕妈妈的体力消耗极大。这个时候的饮食要富有营养、易消化，特别是能快速补充能量。同时也要注意，补充能量要保质保量，而不能过量饮食。

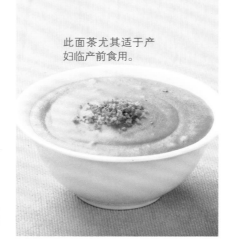

此面茶尤其适于产妇临产前食用。

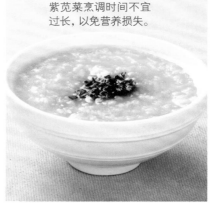

紫苋菜烹调时间不宜过长，以免营养损失。

小米面茶

原料： 小米面 150 克，白芝麻 1 把，麻酱、香油、盐、姜粉各适量。

做法： ①将白芝麻去杂，用水冲洗干净，沥干水分，入锅炒至焦黄色，擀碎，加入盐拌在一起。②锅内加适量清水、姜粉，烧开后将小米面和成稀糊倒入锅内，略加搅拌，开锅后盛入碗内。③将麻酱和香油调匀，用小勺淋入碗内，再撒入芝麻盐即可。

营养功效： 小米面茶能补中益气、增加营养，有助顺产。尤其适于在冬季临产的孕妈妈前食用。

紫苋菜粥

原料： 紫苋菜 20 克，大米 50 克，香油、盐各适量。

做法： ①紫苋菜洗净后切丝；大米淘洗干净。②锅内加适量清水，放入大米，煮至粥将成时，加入香油、紫苋菜丝、盐，煮熟即成。

营养功效： 此粥具有清热止痢、顺胎产的作用。特别适合孕妈妈临盆时进食，能利窍、滑胎、易产，为孕妈妈临产前的保健食品。

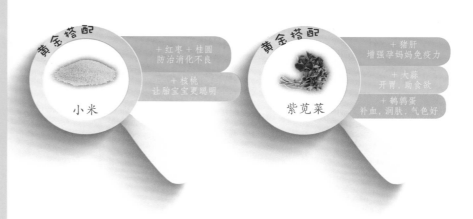

黄金搭配

+ 红枣 + 桂圆
防治消化不良

+ 核桃
让胎宝宝更聪明

小米

黄金搭配

+ 猪肝
增强孕妈妈免疫力

+ 大蒜
开胃，助食欲

+ 鹌鹑蛋
补血，润肤，气色好

紫苋菜

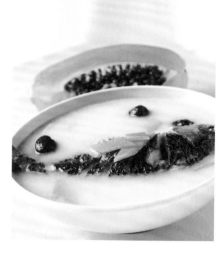
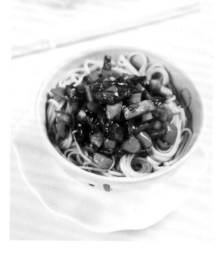
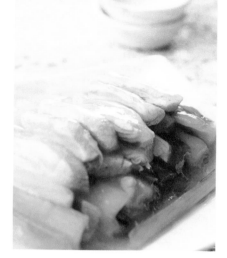

木瓜鲜鱼汤

原料: 木瓜 1 个, 草鱼 1 条, 红枣 4 颗, 干百合 50 克, 胡萝卜 1 根, 姜适量。

做法: ①先将木瓜洗净, 去子、皮, 切块; 胡萝卜、草鱼洗净, 切块。②锅内加水烧开后, 将所有原料放入, 然后用小火炖 2 个小时便可。

营养功效: 木瓜中维生素 C 的含量较高, 具有平肝和胃、舒筋活络、软化血管、抗菌消炎、增强体质的保健功效。孕妈妈适量吃木瓜对身体有好处, 但是孕妈妈不宜吃青木瓜。

牛肉卤面

原料: 面条 100 克, 牛肉 50 克(体积如鸡蛋大小), 胡萝卜半根, 红椒 1/4 个, 竹笋 1 根, 酱油、水淀粉、盐、香油各适量。

做法: ①将牛肉、胡萝卜、红椒、竹笋洗净, 切小丁。②面条煮熟, 过水后盛入汤碗中。③锅中放油烧热, 放牛肉丁煸炒, 再放胡萝卜丁、红椒丁、竹笋丁翻炒, 加入酱油、盐、水淀粉, 浇在面条上, 最后再淋几滴香油即可。

营养功效: 这道面食适合在产前补充体力, 兼有补血的效果。

鸡胸扒小白菜

原料: 小白菜 300 克, 鸡胸肉 200 克, 鲜牛奶、盐、葱花、淀粉、料酒各适量。

做法: ①小白菜去根、洗净, 切成 5 厘米长的段, 用开水汆烫, 捞出过凉水; 鸡胸肉洗净, 切条, 放入开水中汆烫, 捞出。②油锅烧热, 下葱花炝锅, 烹料酒, 加入盐, 放入鸡胸肉条和小白菜段, 大火烧开, 加入鲜牛奶, 用淀粉勾芡即成。

营养功效: 鸡肉含有丰富的蛋白质、钙、磷、铁、烟酸和维生素 C, 有利于胎宝宝神经系统的发育。

黄金搭配
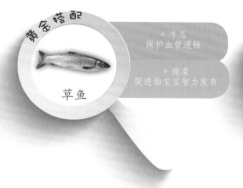
草鱼
+冬瓜
保护血管通畅
+莼菜
促进胎宝宝智力发育

黄金搭配
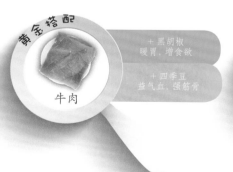
牛肉
+黑胡椒
暖胃, 增食欲
+四季豆
益气血、强筋骨

黄金搭配
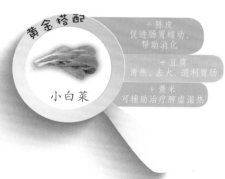
小白菜
+陈皮
促进肠胃蠕动,
帮助消化
+豆腐
清热、去火、通利肠胃
+薏米
可辅助治疗脾虚湿热

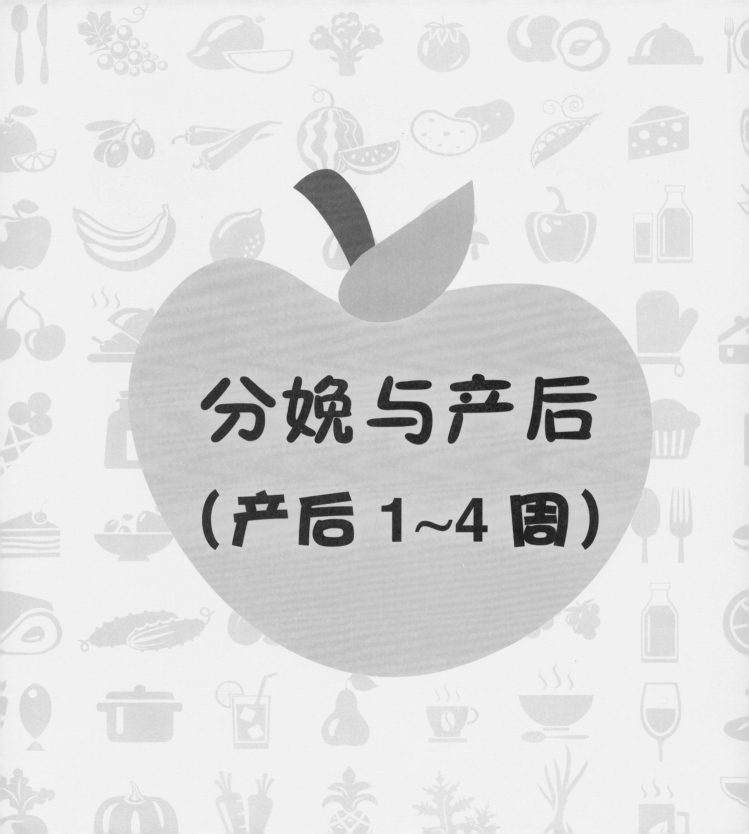

分娩与产后
（产后 1~4 周）

宝宝：

是个爱笑的小天使

身体发育 1 个月的宝宝，一逗会笑，双颊丰满，肩和臀部显得较狭小，脖子短，胸部、肚子呈现圆鼓形状，小胳臂、小腿也总是喜欢呈屈曲状态，两只小手握着拳。宝宝的动作发育处于活跃阶段，他可以做出许多不同的动作，特别精彩的是面部表情逐渐丰富。在睡眠中有时会做出哭相，撇着小嘴好像很委屈的样子，有时又会出现无意识的笑。其实这些动作都是宝宝吃饱后安详愉快的表现。

新妈妈：

身体逐渐恢复

产后第 1 周，新妈妈的身体比较虚弱，需要充分休息。一般在产后的最初 3 天中，只能分泌很少的初乳，且速度较慢。产后第 2 周，新妈妈的伤口基本上愈合了。从第 3 周开始，新妈妈身体的不适感逐渐减轻。第 4 周是新妈妈体质恢复的关键期，身体各个器官逐渐恢复到产前的状态。

产后必吃的 **8** 种食材

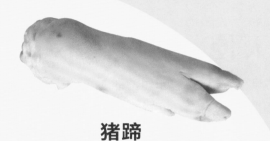

鲫鱼

鲫鱼能开胃健脾，有助于乳汁分泌，鲫鱼中丰富的蛋白质极易被人体吸收，并能通过乳汁传递给宝宝，对促进宝宝的智力发育有明显效果。

* 鲫鱼炖汤营养最为丰富，不但味道鲜美，还能帮助新妈妈催乳、下乳。

* 清炖鲫鱼汤时应少放盐，不放味精。

* 挑选鲫鱼时，不宜买体型过大、颜色发黑的鲫鱼。

猪蹄

猪蹄有补血通乳的作用，是传统的产后催乳佳品。新妈妈常吃猪蹄能使皮肤细润饱满，光滑有弹性，还有助于睡眠，预防产后抑郁。

* 猪蹄最好炖着吃，越烂越好，这样更有助于乳汁的分泌。

* 新妈妈要多吃猪蹄底下的蹄子，这些部位肉少、皮多、脂肪含量少且胶质含量多。

* 孕前或孕期患有高血压的新妈妈不宜食用。

* 晚餐吃得太晚或临睡前，不宜吃猪蹄，以免增加血黏度。

红豆

红豆可帮助新妈妈消除肿胀感，排出身体里多余的水分，使身体更轻松。红豆调节血糖、减肥瘦身效果也很好。

* 红豆煮成粥食用最美味，营养也最丰富。

* 乳房胀痛、乳汁不下的哺乳期妈妈，每天早晚可食用红豆粥，通乳效果特别好。

* 久食红豆容易令人黑瘦结燥，因此身体消瘦的新妈妈应少吃。

莲藕

莲藕是帮助新妈妈祛瘀生新的佳蔬良药,对产后恶露不净有较好的疗效,还能促进乳汁分泌。

* 用莲藕炖汤喝,能帮助新妈妈清除体内的瘀血,还能促进乳汁分泌。
* 莲藕性凉,不可过早吃,一般产后一两周再吃。
* 生莲藕可促进恶露排出,熟莲藕可滋阴养血,生、熟莲藕都适合新妈妈吃。

小米

小米具有滋阴养血、防治消化不良的功效,新妈妈产后常食小米粥可以使虚寒的体质得到调养,帮助恢复体力,减轻失眠症状。

* 小米可单独熬煮,也可与红枣、红豆、红薯、莲子、百合等共同熬煮成粥。
* 将小米与大豆或肉类食物混合煮粥或炖汤食用,营养会更充足,也有利于促进食欲。

虾

虾具有较强的通乳作用,并且富含钙、磷等营养成分,对产后新妈妈的身体恢复大有裨益,可预防缺钙引起的骨质疏松。

* 患有过敏性疾病的新妈妈不要吃虾。
* 新妈妈在食用虾的时候,尽量不要吃虾头。
* 新妈妈在吃虾后,要间隔2小时再吃富含鞣酸的水果,如葡萄、石榴等。

红枣

红枣具有益气养肾、补血养颜、补肝降压、安神之功效。产后气血两亏的新妈妈,坚持用红枣煲汤,能够补血安神。

* 枣皮中含有丰富的营养成分,炖汤时应连皮一起烹调。
* 过多食用红枣会引起胃酸过多和腹胀,因此新妈妈一次不要食用太多。
* 红枣与莲子、荔枝、核桃、百合等煮粥,营养更丰富,更美味。

魔芋

食用魔芋后能有效吸附胆固醇和胆汁酸,并能抑制肠道对胆固醇和胆汁酸的吸收,清洁肠胃,帮助产后瘦身。

* 魔芋是碱性食品,可搭配食用动物性酸性食品,这样可以使身体保持酸碱平衡。
* 烧、焖、炒等常用的烹调方法都适合用来烹饪魔芋。

分娩与产后饮食宜忌

宜在产程中适当进食

第一产程适合吃一些流质或者半流质食物，如面条、稀饭、鸡蛋羹、芝麻糊等柔软、易消化的食物。但要少食多餐，每次不必吃太多，同时注意不可吃油炸、烧烤、肥肉等油性大的食物。

第二产程适合喝一些果汁、藕粉、红糖水等好消化的食物。值得一提的是巧克力，这种高能量的食物能快速补充体力，有利于胎宝宝的娩出。此阶段注意不可过于饥饿，也不可暴饮暴食。

第三产程一般不超过 30 分钟，通常不会让孕妈妈吃任何东西。顺产新妈妈分娩结束 2 小时后，可以进食半流质食物以补充消耗的能量。如果产程延长，可以补充红糖水、果汁等以免体力不支。

宜少吃高油、高盐、高糖零食

怀孕前的女性如有吃零食的习惯，在哺乳期内要谢绝零食的摄入。大部分的零食都含有较多的盐和糖，有些还是高温油炸过的，并加有大量的食用色素。对这些零食，新妈妈要主动拒绝，避免食用后对宝宝的健康产生不必要的危害。

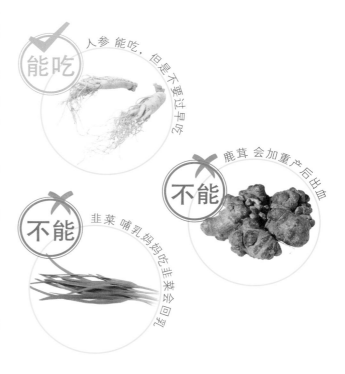

能吃 人参 能吃，但是不要过早吃

不能 鹿茸 会加重产后出血

不能 韭菜 哺乳妈妈吃韭菜会回奶

非哺乳妈妈不要因为急于回奶而拒绝肉类食物，因为新妈妈即使不用哺乳，其本身也需要补充营养，增强体质。

可喝生化汤排毒

生化汤是一种传统的产后方，能"生"出新血，"化"去旧瘀，可以帮助新妈妈排出恶露，但是饮用要适当，不能过量，否则有可能增大出血量，不利于子宫修复。

分娩后，新妈妈不宜立即服用生化汤，因为此时医生会开一些帮助子宫收缩的药物，若同时饮用生化汤，会影响疗效或增加出血量，不利于身体恢复。

一般自然分娩的新妈妈在无凝血功能障碍、血崩或伤口感染的情况下，可以在产后 3 天服用，连服 7~10 剂；剖宫产新妈妈则建议最好推迟到产后 7 天以后再服用。生化汤要连续服用 5~7 剂，每天 1 剂，每剂平均分成 3 份，在早、中、晚三餐前，温热服用。不要擅自加量或延长服用时间。

剖宫产后先排气再吃东西

选择剖宫产的妈妈千万要牢记一点：在术后 6 小时内应当禁食。因为手术容易导致肠道功能受到抑制，肠蠕动减慢，肠腔内有积气，因此术后会有腹胀感。手术 6 小时后可饮用些排气类的汤，如萝卜汤、冬瓜汤等，以增强肠蠕动，促进排气。新妈妈排气后，饮食可由流质改为半流质，食物宜富有营养且容易消化，可以选择鸡蛋汤、粥、面条等，然后依新妈妈的体质，再将饮食逐渐恢复到正常。

饮食应多样化

新妈妈产后身体的恢复和宝宝身体的发育均需要充足而均衡的营养成分，因而新妈妈千万不要偏食，粗粮和细粮都要吃，不能只吃精米精面，还要搭配杂粮，如小米、燕麦、玉米、糙米、红豆、绿豆等。这样既可保证各种营养的摄取，还可与蛋白质起到互补的作用，提高食物的营养价值，对新妈妈身体的恢复很有益处。

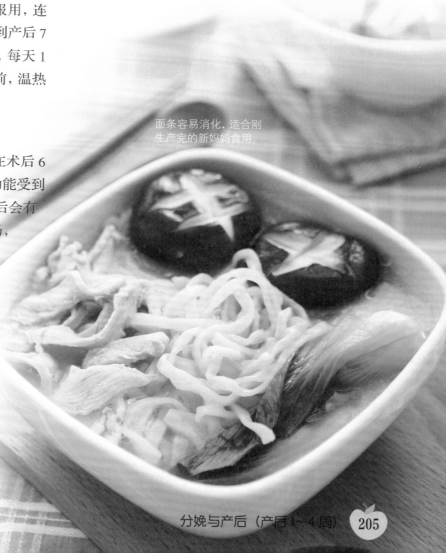

面条容易消化，适合刚生产完的新妈妈食用。

补钙补铁不要停

宝宝的营养都需要从新妈妈的乳汁中摄取，据测量，每 100 毫升乳汁中含钙 30 毫克左右，如果每天泌乳 700~800 毫升，新妈妈就要失去 210~240 毫克的钙。如果摄入的钙不足，就要动用骨骼中的钙去补足。所以新妈妈产后补钙不能懈怠，每天最好能保证摄入 1200 毫克。如果出现了腰酸背痛、肌肉无力、牙齿松动等症状，说明身体已经严重缺钙了。

新妈妈吃坚果要适量，过多食用不但不易消化，而且硬的坚果会损害牙齿。

另外，新妈妈在分娩时流失了大量的铁，产后缺铁是比较常见的现象，母乳喂养的新妈妈更易缺铁。哺乳期新妈妈每天摄入 25 毫克铁才能满足母子的需求。

少吃多餐不长胖

坐月子期间，新妈妈的胃口容易变差，所以除了一日三餐的正常饮食外，可以在两餐之间适当加餐。加餐不必像正式的餐点，有新妈妈想吃的，照料的人也能做，也可以做得精致一些。如果嫌麻烦可以榨水果汁、热 1 杯牛奶，配上几颗坚果，或者冲调 1 碗五谷粉糊，煮个水果甜汤都可以。

清淡饮食防水肿

不少新妈妈总觉得分娩后身上仍肿肿的，这是因为在怀孕晚期时，体内会比孕前多出 40% 的水分，要到分娩后一段时间才可将多余水分全部代谢出去。所以新妈妈月子里饮食要清淡，尽量少吃盐，避免过多的盐分使水分滞留在身体里，造成水肿。

宜循序渐进催乳

新妈妈产后的催乳，也应根据生理变化特点循序渐进，不宜操之过急。尤其是刚刚生产后，新妈妈胃肠功能尚未恢复，乳腺才开始分泌乳汁，乳腺管还不够通畅，不宜食用大量油腻催乳食品。在烹调中少用煎炸，多用炖、煮的烹调方式；饮食要以清淡为宜，遵循"产前宜清，产后宜温"的传统；少食寒凉食物，避免进食影响乳汁分泌的麦芽等。

宜选择应季食品

不论是哺乳新妈妈还是非哺乳新妈妈，都应该根据产后所处的季节，相应选取进补的食物，少吃反季节食物。比如春季可以适当吃些野菜，夏季可以多补充些水果，秋季食山药，冬季补羊肉等。要根据季节和新妈妈自身的情况，选取合适的食物进补，要做到"吃得对、吃得好"。

此外，新妈妈还要注意，随着四季温度的变化，饮食烹制、食用方法最好也稍作变化，比如冬春季节，天气寒凉，新妈妈宜吃暖胃食物，如山药、木耳、土豆、红薯等，秋季天气干燥，新妈妈宜吃些滋阴润肺食物，如莲藕、荸荠、萝卜、百合等，而且这些食物恰好秋季收获，非常适合新妈妈食用。

告别臃肿，蔬菜、水果不可少

传统习俗不让新妈妈在月子里吃蔬菜、水果，怕损伤脾胃和牙齿。其实，新鲜蔬菜和水果中富含维生素、矿物质、果胶及足量的膳食纤维，海藻类还可提供适量的碘。这些食物既可增加食欲、防止便秘、促进乳汁分泌，还可为新妈妈提供必需的营养素，能帮助新妈妈尽快恢复美好身形。因而，产后禁吃或少吃蔬菜、水果的错误观念应该纠正。值得提醒的是水果要放至常温或用温水泡温了再吃。

吃些易消化食物

产后新妈妈需要大量营养，以补充在孕期和分娩时消耗的能量，但在坐月子期间最好多吃些营养高且易消化的食物，因为此时新妈妈的肠胃功能还未完全恢复，不宜大量进补，以免造成肠胃功能紊乱，小米粥、蔬菜汤、鸡蛋面、清淡的鱼汤等是坐月子前期的必选食物。随着新妈妈身体的恢复，可以适当增加含有丰富蛋白质、碳水化合物及适量脂肪的食物。

在给新妈妈制作月子餐的时候，应多用炖、蒸、煮、滑、汆、烩等方法，如蒸鱼、炖排骨、煮粥等，尽量不用煎、炸等方式烹调。

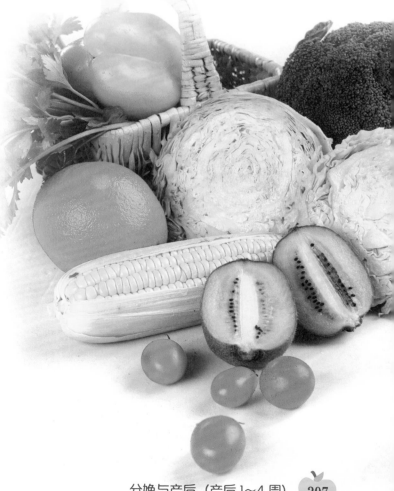

新鲜果蔬为新妈妈提供丰富营养，并有助于新妈妈身材的恢复。

饮食要富含蛋白质

足量、优质的蛋白质摄入对哺乳期妈妈和宝宝都非常重要。而且补充优质适量的蛋白质还可以促进新妈妈生殖器官和身体其他器官的功能恢复。新妈妈每天应摄取优质蛋白质 85 克，才能满足其营养需求。

蛋白质含量丰富的食物有鸡蛋、猪瘦肉、鸡肉、兔肉、牛肉、鱼类、豆制品、小米、豆类等。

在动物蛋白中，牛奶、蛋类的蛋白质是动物蛋白中品质较好的，其原因是易消化且所含氨基酸种类丰富、齐全，还不易引起新妈妈痛风。

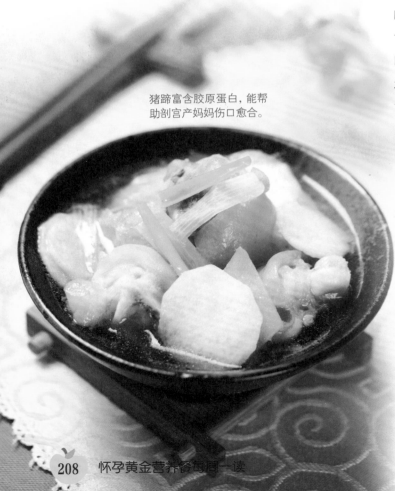

猪蹄富含胶原蛋白，能帮助剖宫产妈妈伤口愈合。

在植物蛋白中，黄豆是最好的蛋白质来源，黄豆中含 35% 的蛋白质，而且非常容易被吸收，因此黄豆一直是新妈妈特别是素食新妈妈最主要的蛋白质来源。

剖宫产妈妈要吃些利于伤口愈合的食物

为了使手术中的伤口尽快愈合，剖宫产妈妈需要在饮食上加强营养。蛋白质及胶原蛋白能帮助伤口愈合，降低感染的概率。瘦肉、牛奶、蛋类等食物含有丰富的蛋白质，剖宫产妈妈应注意多补充。另外，维生素 A 能够逆转皮质类固醇对伤口愈合起到的抑制作用，帮助伤口尽快愈合，富含维生素 A 的食物主要有鱼油，胡萝卜、西红柿等也是维生素 A 的来源。同样，维生素 C 对胶原蛋白的合成具有促进作用，能促使伤口愈合。因此，剖宫产妈妈要多食用蔬菜、水果。

不偏食、不挑食胜过"大补"

很多新妈妈觉得好不容易生下了宝宝，终于可以不用在吃上顾虑那么多了，赶紧挑自己喜欢吃的进补吧，殊不知，不挑食、不偏食比大补更重要。因为新妈妈产后身体的恢复和宝宝营养的摄取均需要大量各类营养成分，新妈妈千万不要偏食和挑食，要讲究粗细搭配、荤素搭配。这样既可保证各种营养的摄取，还可提高食物的营养价值，对新妈妈身体的恢复很有益处。

不宜多吃鸡蛋

鸡蛋富含蛋白质，成为许多新妈妈的首选补品，但鸡蛋吃得过多，会增加肠胃负担，影响其他食物的摄取，导致新妈妈营养摄取不均衡，不利于身体康复和乳汁分泌。因此每天吃一两个鸡蛋为宜。

不宜过早吃醪糟蒸蛋

鸡蛋配醪糟是一道传统的民间增乳食品，营养、口感都很好。鸡蛋中含有人体必需的 18 种氨基酸，且配比恰当，吸收率达 95%。但醪糟蒸蛋有活血作用，新妈妈最好在恶露干净、伤口愈合后再吃，不然会刺激子宫，引起出血。

剖宫产妈妈每餐不要吃得过饱

由于在剖宫产手术时肠道会受到刺激，胃肠道正常功能被抑制，肠蠕动变慢。如果在术后几天吃得过多，会使肠内代谢物增多，延长在肠道中滞留的时间，不仅会造成便秘，而且产气增多，腹压增高，不利于剖宫产妈妈的身体恢复。因此，剖宫产妈妈术后几天不宜吃得过饱。

脂肪不可摄入太多

怀孕期间，孕妈妈为了准备生产及产后哺乳而储存了不少的脂肪，再经过产后滋补，又给身体增加了不少负荷。若再吃含油脂过多的食物，乳汁会变得浓稠，而对于吃母乳的宝宝来说，宝宝的消化器官是承受不了的。再则，新妈妈摄入过多脂肪还会增加患糖尿病、心血管疾病的风险。

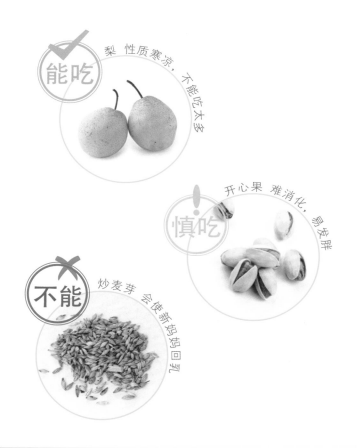

能吃　梨 性质寒凉，不能吃太多

慎吃　开心果 难消化，易发胖

不能　炒麦芽 会使新妈妈回乳

哺乳妈妈的早餐
要比平常更重要，也更丰富。

产后喝红糖水不宜超过 10 天

坐月子喝红糖水是我国的民间习俗，红糖水非常适合产后第 1 周饮用，不仅能活血化瘀，还能促进产后恶露排出。但红糖水也不能喝的时间过长，久喝红糖水对新妈妈子宫复原不利。新妈妈喝红糖水的时间，一般控制在产后 7~10 天为宜。

寒凉性食物不要吃

由于分娩消耗大量体力，产后新妈妈体质大多是虚寒的。中医主张月子里的饮食要以温补为主，忌食寒凉食物，否则易伤脾胃，使产后气血不足，难以恢复。需注意，寒凉性食物不仅包括物理意义上为冷的食物，如冷饮和冰箱储藏食物等，还包括物性寒凉的食物：海鲜类食物如螃蟹、蛤蜊、田螺等；水果类食物如柿子、西瓜等；蔬菜类食物如马齿苋、木耳菜、莼菜、草菇、苦瓜等。

不宜吃过咸的食物

过咸的食物含有较多的钠盐，而钠盐可使过多的水潴留在体内，造成新妈妈水肿。另外，还有引起新妈妈高血压的风险。

新妈妈摄入过多的盐，也会在一定程度上增加乳汁中盐的含量，宝宝吃了含盐高的母乳会增加宝宝肾脏的负担。虽然食物不能太咸，但也不能完全不放盐，注意饮食的清淡即可。

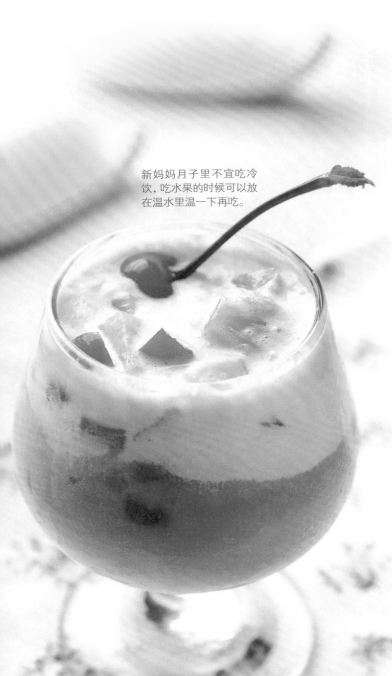

新妈妈月子里不宜吃冷饮，吃水果的时候可以放在温水里温一下再吃。

不宜急于吃老母鸡

炖上一锅鲜美的老母鸡汤，是很多家庭给新妈妈准备的滋补品。其实，产后哺乳的新妈妈不宜立即吃老母鸡。因为老母鸡肉中含有一定量的雌激素，产后马上吃老母鸡，就会使新妈妈血中雌激素的含量增加，抑制泌乳素发挥作用，从而导致新妈妈乳汁不足，甚至回奶。此时最好选择用公鸡炖汤。

忌过多服用营养品

新妈妈最好以天然食物为主，不要过多服用营养品。目前，市场上有很多保健食品，有些人认为分娩让新妈妈大伤元气，要多吃些保健品补一补。这种想法是不对的，月子里应该以天然绿色的食物为主，尽量少食用或不食用人工合成的各种补品。

远离辛辣燥热食物

产后新妈妈大量失血、出汗，加之组织间液也较多地进入血液循环，故机体阴津明显不足，而辛辣燥热食物均会伤津耗液，使新妈妈上火、口舌生疮、大便秘结或痔疮发作，而且会通过乳汁使宝宝内热加重。因此，新妈妈忌食韭菜、蒜、辣椒、胡椒、小茴香、酒等。

新妈妈要少食味精

味精的主要成分是谷氨酸钠，会通过乳汁进入宝宝体内，与宝宝血液中的锌发生特异性结合，生成不能被机体吸收利用的谷氨酸锌，从而随尿液排出体外。这样会导致宝宝缺锌，出现味觉减退、厌食等症状，还会造成智力减退、生长发育迟缓等不良后果。新妈妈在整个哺乳期或至少在 3 个月内应不吃或少吃味精。

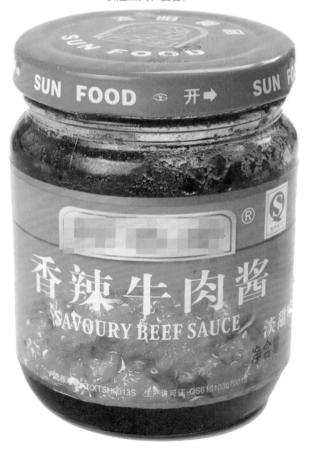

产后新妈妈不宜吃辛辣燥热的食物，以免引起上火和便秘。

第1周
黄金营养餐

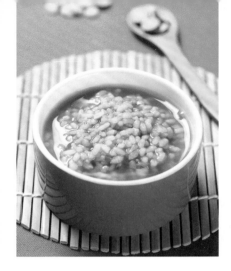

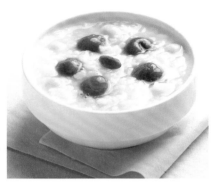

宝宝在长：一声响亮的啼哭宣告宝宝的来临，在出生后半小时，宝宝就会吃到第一口母乳。在出生后 12 小时左右，宝宝会排出墨绿色的胎便。在出生后的最初几天，宝宝的体重会出现生理性下降，一周之后就会恢复到出生时的水平，爸爸妈妈不必担心。

新妈妈这样补：产后第 1 周，新妈妈会感觉身体虚弱、胃口较差，此时肠胃功能还没有复原，进食应以易于消化、吸收为原则，以利于胃肠的恢复。

专家建议：

排毒是产后第 1 周的必备工作，新妈妈可以适当食用薏米、红豆、新鲜蔬果等。此时适宜吃些清淡、开胃的食物和排恶露的食物，并相应补充水分及钾、镁等营养素。

生化汤

原料：当归、桃仁各 15 克，大米 30 克，川芎、黑姜、甘草、红糖各适量。

做法：①大米洗净，用清水浸泡 30 分钟，备用。②将当归、桃仁、川芎、黑姜、甘草和水以 1:10 的比例，用小火煮 30 分钟，去渣取汁。③将药汁和淘洗干净的大米熬煮为稀粥，调入红糖即可，温热服用。

营养功效：生化汤具有活血散寒的功效，可缓解产后血瘀腹痛、恶露不净的情况。

鲜奶糯米桂圆粥

原料：糯米 50 克，桂圆 5 枚，牛奶 250 毫升，枸杞子、莲子各适量。

做法：①将糯米、桂圆、莲子洗好后，清水浸泡 1 小时。②将糯米、桂圆、莲子和泡米水放入锅中，加适量水，放入洗净的枸杞子，大火煮沸后换小火煮 20 分钟。③然后放入牛奶，小火煮 10 分钟即可。

营养功效：桂圆补气养神，糯米能促进肠胃蠕动，利于排毒，可以预防产后便秘。

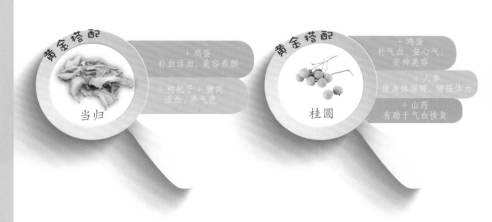

黄金搭配

当归

+鸡蛋
补血活血，美容养颜

+枸杞子+猪肉
活血，养气色

黄金搭配

桂圆

+鸡蛋
补气养血，益心气，安神美容

+人参
使身体保暖，增强体力

+山药
有助于气血恢复

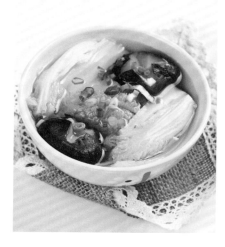
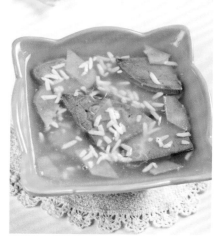
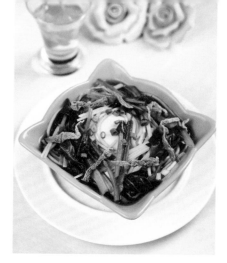

什菌一品煲

原料： 干香菇 30 克，猴头菌、草菇、平菇、白菜心各 50 克，素高汤、葱末、盐各适量。

做法： ①干香菇泡发后洗净，切去蒂部，划出花刀；平菇洗净切去根部；猴头菌和草菇洗净后切开；白菜心掰开成单片。②锅内放入素高汤、葱末，大火烧开。③再放入香菇、草菇、平菇、猴头菌、白菜心，大火烧开，转小火煲 20 分钟，加盐调味即可。

营养功效： 这款什菌汤味道香浓，具有很好的开胃作用，很适合产后虚弱、食欲不佳的新妈妈食用。

香油猪肝汤

原料： 猪肝 100 克，香油、米酒、姜片各适量。

做法： ①猪肝洗净擦干，切成 1 厘米厚的薄片备用。②锅内倒香油，小火烧至油热后加入姜片，煎到浅褐色。③再将猪肝片放入锅内大火快速煸炒，煸炒 5 分钟后，将米酒倒入锅中；米酒煮开后，取出猪肝片。④米酒用小火煮至完全没有酒味为止，再将猪肝片放回锅中即可。

营养功效： 由小火煎过的香油温和不燥，有促进恶露排出、增加子宫收缩的功效。猪肝还可以改善产后贫血。

面条汤卧蛋

原料： 细面条 100 克，羊肉 50 克，鸡蛋 1 个，葱末、姜丝、酱油、香油、盐、菠菜段各适量。

做法： ①将羊肉切丝，并用酱油、盐、葱末、姜丝和香油拌匀腌一会儿。②锅中烧开适量水，下入细面条，将鸡蛋打破整个卧入汤中并转小火烧开。③待鸡蛋熟、细面条断生时，加入羊肉丝和菠菜段略煮，最后加盐调味即可。

营养功效： 面条是北方新妈妈坐月子必备的食物，放入鸡蛋和羊肉、菠菜，其清淡鲜美的味道会唤起新妈妈的食欲，也能快速补充体力。

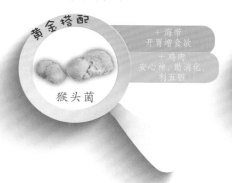

黄金搭配
猴头菌
+海带
开胃增食欲
+鸡肉
安心神，助消化，利五脏

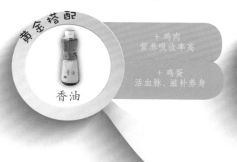

黄金搭配
香油
+鸡肉
营养吸收率高
+鸡蛋
活血脉，滋补养身

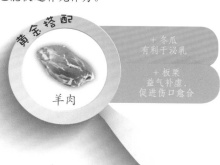

黄金搭配
羊肉
+冬瓜
有利于泌乳
+板栗
益气补虚，促进伤口愈合

第2周 黄金营养餐

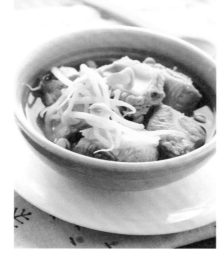

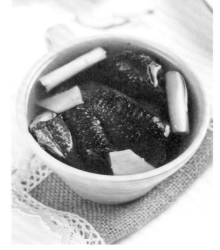

宝宝在长： 宝宝现在只能看清眼前20~25厘米的东西。宝宝的脐带一般会在第2周内变干变黑，自动脱落；2周内还没脱落的，只要没有感染，可以再观察一段时间。足月宝宝的黄疸一般会在出生后第2周内消退，早产宝宝可能会延迟到第3周或第4周。

新妈妈这样补： 这一周的饮食虽然仍然提倡清淡，但可以适当选择进补的食物，以调理肠胃、促进恢复，可以选择补气养血的食材。

猪排炖黄豆芽汤

原料： 猪排150克，黄豆芽50克，葱段、姜片、盐、料酒各适量。

做法： ①将猪排洗净后，切成4厘米长的段，放入沸水中汆去血沫。②砂锅内放入热水，将猪排段、料酒、葱段、姜片一同放入锅内，小火炖1小时。③放入黄豆芽，用大火煮沸，再用小火炖15分钟，放入适量盐调味即可。

营养功效： 猪排为滋补强壮、营养催乳的佳品，可缓解产后新妈妈频繁喂奶的疲劳。

四物炖鸡汤

原料： 乌鸡1只，川芎6克，当归、白芍、熟地各10克，盐、姜片、葱段、料酒各适量。

做法： ①乌鸡处理干净，入沸水余烫，捞出。②当归、川芎、白芍、熟地洗净，装入双层纱布袋中做成药包。③将乌鸡和药包放入锅中，加水煮沸，撇去浮沫，加姜片、葱段、料酒，小火炖至鸡肉软烂，加盐调味，除去药包即成。

营养功效： 此汤可补血养血，有助于新妈妈产后恢复。

专家建议：
进入月子的第2周，新妈妈的伤口基本上愈合了。经过上一周的精心调理，胃口应该明显好转。但此时还是要以恢复为主，催乳不可过早。

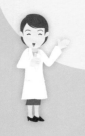

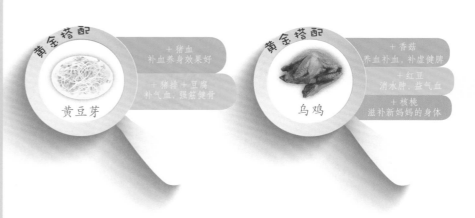

黄金搭配

黄豆芽

+猪血
补血养身效果好

+猪排+豆腐
补气血、强筋健骨

黄金搭配

乌鸡

+香菇
养血补血，补虚健脾

+红豆
清水肿、益气血

+核桃
滋补新妈妈的身体

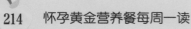

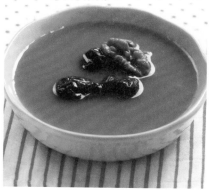

对产后新妈康复、身体机能调理、催乳下奶都十分有效。

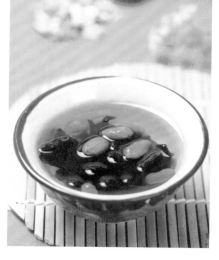

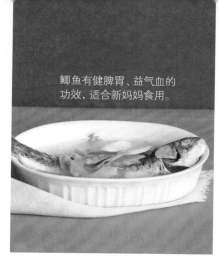

鲫鱼有健脾胃、益气血的功效，适合新妈妈食用。

阿胶核桃仁红枣羹

原料： 阿胶 50 克，核桃仁 2 颗，红枣 6 颗。

做法： ①核桃仁去皮，掰小块；红枣洗净，去核。②把阿胶砸成碎块，50 克阿胶需加入 20 毫升的水一同放入瓷碗中，隔水蒸化后备用。③将红枣、核桃仁放入砂锅内，加清水用小火慢煮 20 分钟。④将蒸化后的阿胶放入砂锅内，与红枣、核桃仁煮熟即可。

营养功效： 核桃仁可促进产后子宫收缩，阿胶可减轻产后新妈妈出血过多引起的气短、乏力、头晕、心慌等症状。

益母草木耳汤

原料： 益母草、枸杞子各 10 克，木耳 5 克，冰糖适量。

做法： ①益母草洗净后用纱布包好，扎紧口，备用。②木耳用清水泡发后，去蒂洗净，撕成小片，备用。③枸杞子洗净，备用。④锅置火上，放入清水、益母草药包、木耳、枸杞子，用中火煎煮 30 分钟。⑤出锅前取出益母草药包，放入冰糖调味即可。

营养功效： 木耳富含植物胶原成分，它具有较强的吸附作用，是新妈妈排出体内毒素的好帮手。

烧鲫鱼

原料： 荷兰豆 30 克，鲫鱼 1 条，黄酒、酱油、白糖、姜片、葱段、盐各适量。

做法： ①将鲫鱼处理干净。②将荷兰豆择去两端及筋，切成块，备用。③在锅中放入适量的油，烧热后，爆香姜片和葱段。④将鲫鱼放入锅中煎至金黄色。⑤加入黄酒、酱油、白糖、荷兰豆和适量的水，将鲫鱼烧熟，最后用盐调味即可。

营养功效： 鲫鱼有健脾利湿、和中开胃、活血通络的功效，对产后新妈妈有很好的滋补食疗作用。

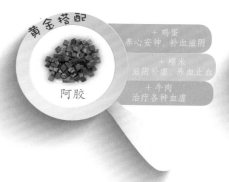

黄金搭配

＋鸡蛋 养心安神，补血滋阴

＋糯米 滋阴补虚，养血止血

＋牛肉 治疗各种血虚

阿胶

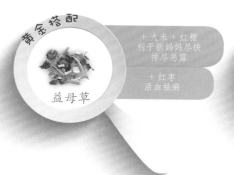

黄金搭配

＋大米＋红糖 利于新妈妈尽快排尽恶露

＋红枣 活血祛瘀

益母草

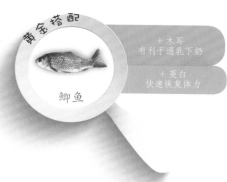

黄金搭配

＋木耳 有利于通乳下奶

＋茭白 快速恢复体力

鲫鱼

第**3**周
黄金营养餐

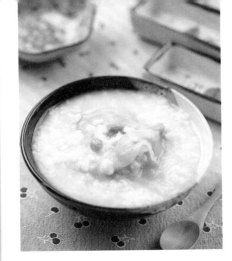

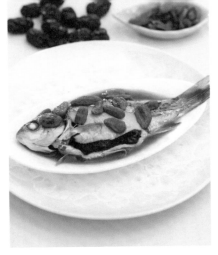

宝宝在长：到了第 3 周，宝宝的排便次数会相对减少，但排泄量会增加。吃母乳的宝宝一般每天大便 3 次，喝配方奶的宝宝一般每天一两次。而且从第 3 周开始，就应该适量给宝宝补充鱼肝油了，至少补充到 2 岁。

新妈妈这样补：本周，宝宝的需求增大了，总是把新妈妈的乳房吃得瘪瘪的，催乳成为新妈妈当前进补的最主要目的。新妈妈要多吃一些催乳效果好的食物，如莴笋、鲫鱼、猪蹄等。

专家建议：

无论在身体上还是精神上，新妈妈现在都会轻松很多，全部的心思都放在喂养宝宝上，促进乳汁分泌是重中之重，所以新妈妈要多吃一些催乳的食物。

花生猪蹄大米粥

原料：猪蹄 1 个，花生 20 克，大米 50 克。

做法：①猪蹄去毛洗净，切块，放入锅中，加适量水，煮至软烂；花生、大米洗净。②锅中放入大米、花生和猪蹄块，加适量水，大火烧沸后改小火，熬煮成粥。

营养功效：猪蹄可补血、通乳、养颜，适合哺乳妈妈食用。

枸杞红枣蒸鲫鱼

原料：鲫鱼 1 条，红枣 8 颗，葱姜汁、枸杞子、料酒、盐、清汤、醋各适量。

做法：①鲫鱼处理好，洗净，汆烫后用温水冲洗。②鲫鱼腹中放红枣，将鲫鱼放入汤碗内，倒进枸杞子、料酒、醋、清汤、葱姜汁、盐。③把汤碗放入蒸锅内蒸 20 分钟即可。

营养功效：鲫鱼搭配红枣和枸杞子，有很好的补血通乳的作用。

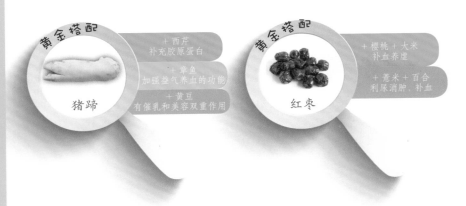

黄金搭配

猪蹄

+ 西芹
补充胶原蛋白

+ 章鱼
加强益气养血的功能

+ 黄豆
有催乳和美容双重作用

黄金搭配

红枣

+ 樱桃 + 大米
补血养颜

+ 薏米 + 百合
利尿消肿，补血

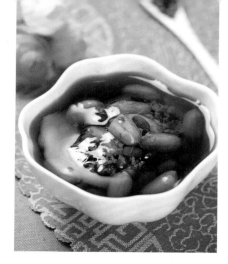
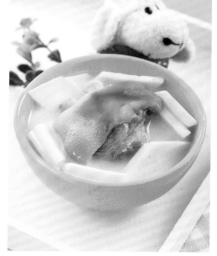
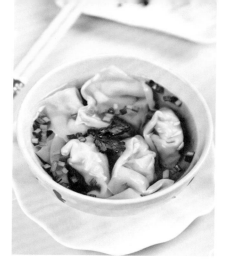

花生红豆汤

原料：红豆、花生各 30 克,糖桂花适量。

做法：①红豆与花生清洗干净,并用清水泡 2 小时。②将泡好的红豆与花生连同清水一并放入锅内,开大火煮沸。③煮沸后改用小火煲 1 小时。④出锅时将糖桂花放入即可。

营养功效：花生和红豆都有很好的补血作用。

猪蹄茭白汤

原料：猪蹄 150 克,茭白 50 克,葱段、姜片、盐、料酒各适量。

做法：①猪蹄用沸水烫后去毛,冲洗干净；茭白洗净,去皮,切片。②将猪蹄与料酒、葱段、姜片同放入锅内,大火煮沸,撇去浮沫,改用小火炖至酥烂。③放入茭白片,再煮几分钟,加盐调味即可。

营养功效：猪蹄可以促进骨髓增长,其中的大分子胶原蛋白质对皮肤有益,这款汤还能有效增强乳汁的分泌。

虾仁馄饨

原料：虾仁 20 只,猪肉 200 克,胡萝卜半根、盐、香菜、香油、葱、姜、馄饨皮各适量。

做法：①将虾仁、猪肉、胡萝卜、葱、姜放在一起剁碎,加入油、盐拌匀,调成馅。②把做成的馅料包入馄饨皮中。③包好的馄饨放在沸水中煮熟。④将馄饨盛入碗中,再加盐、香菜、葱末、香油调味即可。

营养功效：胡萝卜有益肝明目的作用,虾仁含有丰富的蛋白质,且通乳作用较强。

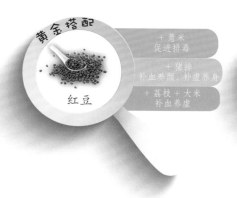

黄金搭配

红豆

+ 薏米
促进排毒

+ 猪排
补血养颜,补虚养身

+ 荔枝 + 大米
补血养虚

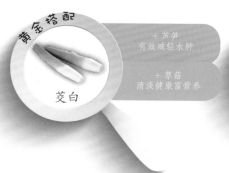

黄金搭配

茭白

+ 芦笋
有效减轻水肿

+ 草菇
清淡健康富营养

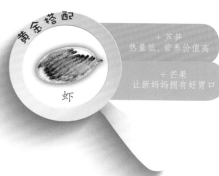

黄金搭配

虾

+ 芦笋
热量低,营养价值高

+ 芒果
让新妈妈拥有好胃口

鳗鱼饭

原料： 米饭150克，鳗鱼1条，竹笋2根，油菜、盐、酱油、白糖、高汤各适量。

做法： ①鳗鱼洗净，放入盐、酱油腌制半小时；竹笋、油菜洗净，竹笋切片。②把腌制好的鳗鱼放入烤箱里，温度调到180℃，烤熟。③油锅烧热，放入笋片、油菜略炒，放入烤熟的鳗鱼，加入高汤、酱油、盐、白糖，待锅内的汤儿乎收干了即可出锅，浇在米饭上即可。

营养功效： 鳗鱼具有补虚强身的作用，适于产后虚弱的新妈妈食用，同时还能促进泌乳，并提升乳汁质量。

鳗鱼富含维生素A和维生素E，有助于产后虚弱的新妈妈恢复体力。

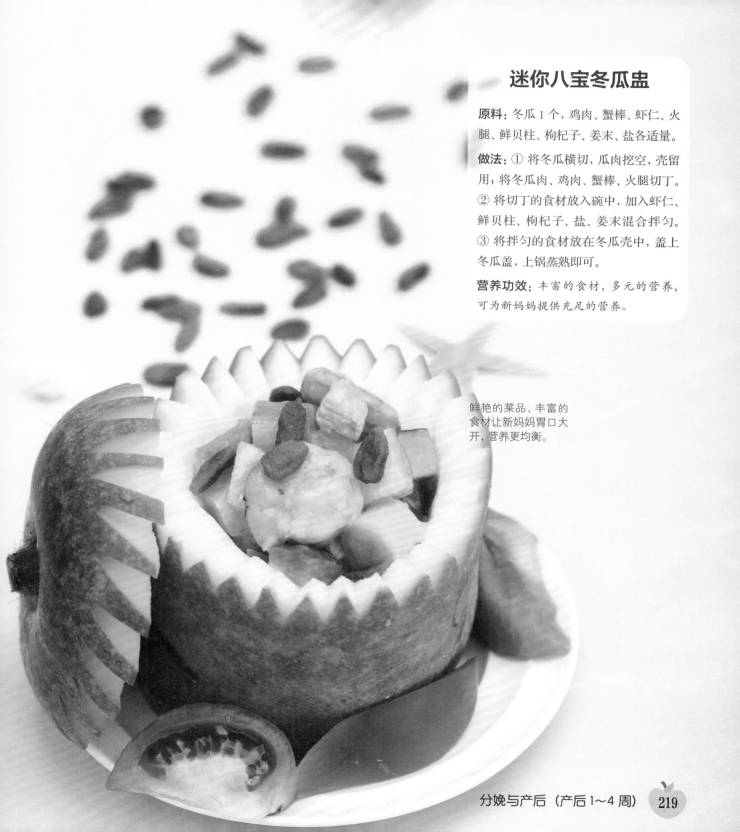

迷你八宝冬瓜盅

原料： 冬瓜 1 个，鸡肉、蟹棒、虾仁、火腿、鲜贝柱、枸杞子、姜末、盐各适量。

做法： ① 将冬瓜横切，瓜肉挖空，壳留用；将冬瓜肉、鸡肉、蟹棒、火腿切丁。
② 将切丁的食材放入碗中，加入虾仁、鲜贝柱、枸杞子、盐、姜末混合拌匀。
③ 将拌匀的食材放在冬瓜壳中，盖上冬瓜盖，上锅蒸熟即可。

营养功效： 丰富的食材，多元的营养，可为新妈妈提供充足的营养。

鲜艳的菜品、丰富的食材让新妈妈胃口大开，营养更均衡。

第4周
黄金营养餐

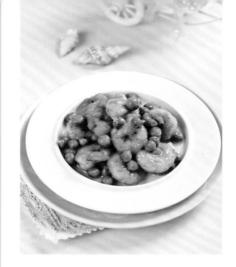

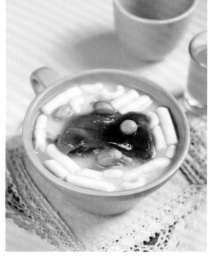

宝宝在长: 宝宝的喝奶量增加了,而且与之前相比,现在的体重也有了明显增加。可以明显感觉到宝宝的小脸蛋开始变得圆润,手臂和腿也都圆乎乎的。

新妈妈这样补: 在分娩后的第4周,新妈妈可以多进食一些补充营养、恢复体力的营养菜肴,也可为满月后开始独立带宝宝的生活打好身体基础。新妈妈还要根据宝宝吃奶量的多少,定量进餐。

专家建议:

对于新妈妈来说,产后第4周的进补不能掉以轻心。本周可是产后恢复的关键时期,身体各个器官要逐渐恢复到产前的状态,这就需要有更多的营养,因此新妈妈要尽快补充元气。

豌豆炒虾仁

原料: 虾仁10只,豌豆50克,鸡汤、盐、水淀粉、香油各适量。

做法: ①豌豆洗净,放入开水锅中,用淡盐水焯一下,备用。②油锅置火上,待三成热时,将虾仁入锅,快速划散后倒入漏勺中控油。③炒锅内留适量底油,烧热,放入豌豆,翻炒几下。④再放入适量鸡汤、盐,随即放入虾仁,用水淀粉勾薄芡,翻炒几下,淋上香油即可。

营养功效: 豌豆中富含膳食纤维,有通便的功效。

通草炖猪蹄

原料: 猪蹄1个,通草5克,花生20克,姜片、葱段、盐、料酒各适量。

做法: ①将猪蹄洗净剁成块;花生用水泡透;通草洗净切段。②锅内加适量水,烧开,放猪蹄块,焯去血沫,捞出。③油锅烧热,放入姜片、猪蹄块,淋入料酒爆炒片刻,加入清水、通草、花生、葱段,用中火煮至汤色变白,加盐调味。

营养功效: 通草炖猪蹄是常见的针对新妈妈缺乳的食疗方。

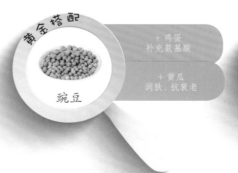

黄金搭配

+鸡蛋 补充氨基酸

+黄瓜 润肤、抗衰老

豌豆

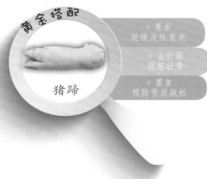

黄金搭配

+薏米 延缓皮肤衰老

+金针菇 强筋壮骨

+墨鱼 预防骨质疏松

猪蹄

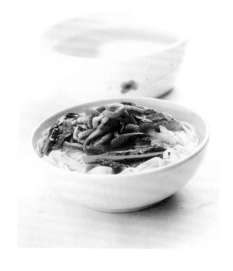

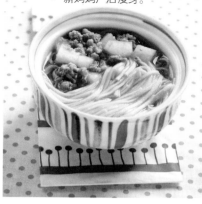

冬瓜利水消肿，有助于
新妈妈产后瘦身。

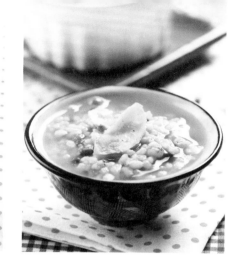

爆鳝鱼面

原料：鳝鱼 1 条，青菜 20 克，面条 100 克，盐、酱油、葱段、姜片、高汤、料酒各适量。

做法：①将鳝鱼剁成长段；青菜洗净。②鳝鱼段放入热油锅内，煎至金黄色，加入青菜、姜片、葱段翻炒。③加高汤、酱油、盐、料酒烧沸后加入面条煮熟即可。

营养功效：鳝鱼中含有丰富的 DHA 和卵磷脂，可以帮助哺乳妈妈改善记忆，并能通过乳汁促进宝宝的大脑发育。

冬瓜肉末面条

原料：冬瓜 150 克，肉末 50 克，面条 100 克，盐、香油各适量。

做法：①冬瓜去皮，洗净后切块。②锅中放清水，水开后放面条，待面条八成熟时放入肉末、冬瓜，煮至冬瓜断生，加入盐调味，淋上香油即可。

营养功效：冬瓜有利水消肿的功效，可以预防产后水肿引发的虚胖。

杂粮粥

原料：绿豆、薏米、大米、糙米各 50 克，干百合 20 克，白糖适量。

做法：①绿豆、薏米、大米、糙米洗净，入清水中浸泡 2 小时备用。②所有材料放入锅中，加入适量水煮开。③转小火边搅拌边熬煮至米烂粥浓时，加入白糖调味。

营养功效：此粥不仅可帮助新妈妈补充营养，而且有排出体内多余水分的作用，是产后瘦身初期的理想食物。

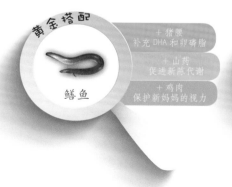

黄金搭配

+ 猪腰
补充 DHA 和卵磷脂

+ 山药
促进新陈代谢

+ 鸡肉
保护新妈妈的视力

鳝鱼

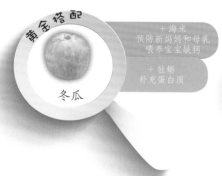

黄金搭配

+ 海米
预防新妈妈和母乳
喂养宝宝缺钙

+ 牡蛎
补充蛋白质

冬瓜

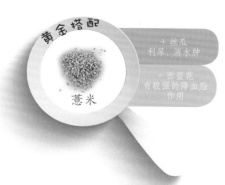

黄金搭配

+ 丝瓜
利尿，消水肿

+ 西蓝花
有较强的降血脂
作用

薏米

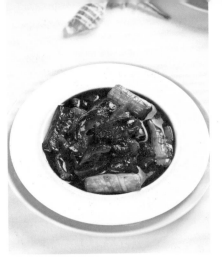
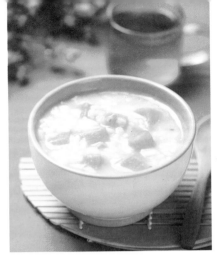
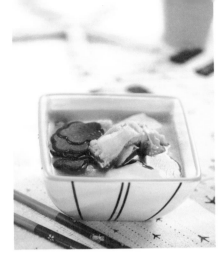

葱烧海参

原料：海参 2 个，葱段、白糖、水淀粉、酱油、盐各适量。

做法：①海参去肠，切成大片，用开水汆烫一下捞出。②锅中放入油，烧到八成热放入葱段，炸至呈金黄色捞出，葱油倒出一部分备用。③将留在锅中的葱油烧热，放入海参片，调入酱油、白糖、盐，用中火煨熟海参片，调入水淀粉勾芡，淋入备用的葱油即可。

营养功效：此道菜可滋阴、补血、通乳。

红薯山楂绿豆粥

原料：红薯 100 克，山楂 10 克，绿豆粉 20 克，大米 30 克，白糖适量。

做法：①红薯去皮洗净，切成小块；山楂洗净，去子切末。②大米洗净后放入锅中，加适量清水用大火煮沸。③加入红薯块煮沸，改用小火煮至粥将成，加入山楂末、绿豆粉煮沸，煮至粥熟透，加白糖即可。

营养功效：此粥具有清热解毒、利水消肿、去脂减肥的功效，可以帮助新妈妈产后减肥，恢复体形。

海带豆腐骨头汤

原料：猪腔骨 300 克，海带段、豆腐各 100 克，香菇 5 朵，葱段、姜片、盐各适量。

做法：①猪腔骨洗净，香菇洗净，剞十字花刀，豆腐切块；将猪腔骨、香菇、葱段、姜片、清水放入锅内，开大火煮沸后撇去浮沫。②加盖改用小火炖至腔骨上的肉快熟时，放入豆腐块和海带段，用小火炖至熟透，放盐调味即可。

营养功效：产后缺钙的新妈妈可尝试煲煮此汤，每天适当饮用。

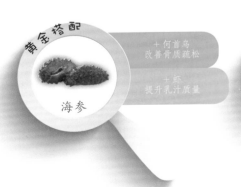

黄金搭配

海参

+ 何首乌
改善骨质疏松

+ 虾
提升乳汁质量

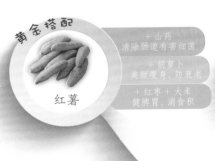

黄金搭配

红薯

+ 山药
清除肠道有害细菌

+ 胡萝卜
美颜瘦身，防衰老

+ 红枣 + 大米
健脾胃，消食积

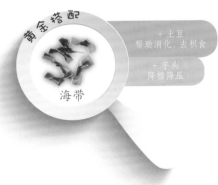

黄金搭配

海带

+ 土豆
帮助消化，去积食

+ 芋头
降糖降压

荠菜魔芋汤

原料： 荠菜 150 克，魔芋 100 克，盐、姜丝各适量。

做法： ①荠菜去老叶，择洗干净，切成段，备用。②魔芋洗净，切成条，用热水煮 2 分钟，去味，沥干，备用。③将魔芋条、荠菜段、姜丝放入锅内，加清水用大火煮沸，转中火煮至荠菜熟软。④出锅前加盐调味即可。

营养功效： 魔芋中特有的束水凝胶纤维，可以使肠道保持一定的充盈度，促进肠道的蠕动，加快排便速度，是天然的肠道清道夫，也是产后瘦身食谱中不可缺少的食物。

魔芋有排毒瘦身的功效，是新妈妈产后恢复的好食物。

附录：
孕期和产后不适特效食疗方
孕期补钙

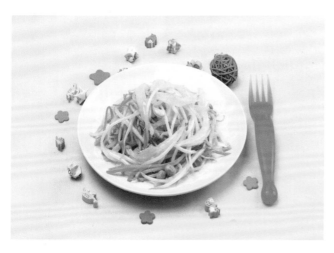

银鱼豆芽

原料： 银鱼 20 克，黄豆芽 300 克，豌豆、胡萝卜丝各 50 克，葱花、盐各适量。

做法： ①银鱼汆水，沥干，豌豆煮熟。②油锅烧热，葱花爆香，炒黄豆芽、银鱼及胡萝卜丝；略炒后加入煮熟的豌豆，翻炒均匀，加盐调味即可。

营养功效： 银鱼和黄豆芽都是钙质很好的来源，而且，也无需担心这样的补钙菜肴会有太多的脂肪，不会对孕妈妈的体重造成负担。

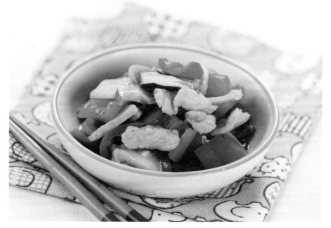

香菇鸡片

原料： 鸡胸肉 150 克，香菇 4 朵，红椒半个，姜片、盐、高汤各适量。

做法： ①香菇切片；红椒切片；鸡胸肉洗净，切片。②锅内放油，放入鸡片炒至变色，盛出。③另起锅倒入适量油，煸香姜片，放香菇片和红椒片翻炒，炒软放入高汤烧开，再放盐，倒入鸡片，再次翻炒，大火收汁。

营养功效： 香菇和鸡肉同食，有助于提高孕妈妈的免疫力，补养气血，还能补充钙质。

孕期贫血

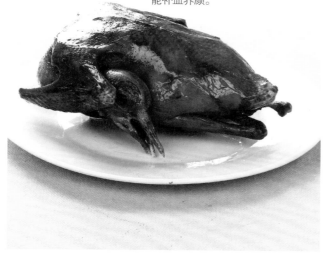

表皮酥脆，肉质鲜嫩，孕妈妈享受美味的同时又能补血养颜。

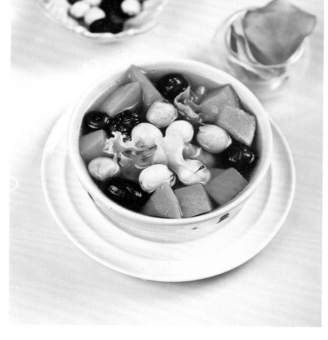

香酥鸽子

原料： 鸽子 1 只，姜片、葱段、盐、料酒各适量。

做法： ①鸽子收拾干净。②用盐揉搓鸽子表面，鸽子腹中加葱段、姜片、料酒，上笼蒸熟，拣去姜片、葱段。③锅中放油烧热，放入鸽子炸至表皮酥脆，捞出装盘即可。

营养功效： 鸽肉性平味咸，入肝、肺、肾经，有滋阴益气、祛风解毒、补血养颜等功效，尤其适宜孕晚期贫血的孕妈妈食用。

三色补血汤

原料： 南瓜 200 克，莲子、红枣各 5 颗，银耳、红糖各适量。

做法： ①南瓜洗净，挖去子，带皮切成滚刀块；莲子剥去苦心；红枣去除枣核，洗净备用；银耳泡发后，撕成小朵，去除根蒂。②将南瓜块、莲子、红枣、泡发银耳和红糖一起放入砂锅中，再加入适量温水，大火烧开后转小火慢慢煲煮约 30 分钟，将南瓜块煲煮至熟烂即可。

营养功效： 此汤清热补血、养心安神，是孕妈妈补血养颜的佳品。

产后补气补血

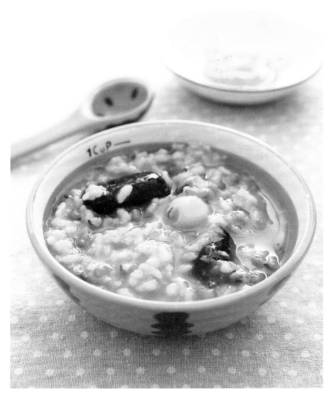

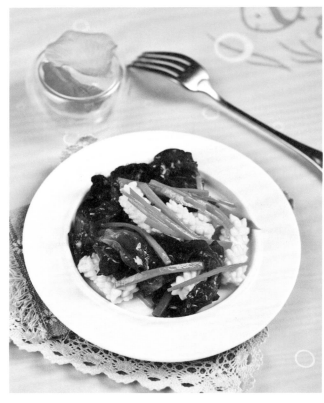

枣莲三宝粥

原料：绿豆 30 克，大米 50 克，莲子、红枣各 5 颗，红糖适量。

做法：①绿豆、大米淘洗干净；莲子、红枣洗净。②将绿豆和莲子放在带盖的容器内，加入适量开水焖泡 1 小时。③ 将焖胀的绿豆、莲子放锅中，加适量水烧开，再加入红枣和大米，用小火煮至豆烂粥稠，加适量红糖调味即可。

营养功效：绿豆利湿除烦，莲子安神强心，红枣补血养血，三者同食，可以益气强身，适宜产后气虚的新妈妈调理之用。

木耳炒鱿鱼

原料：鱿鱼 100 克，木耳 50 克，胡萝卜半根，盐适量。

做法：①将木耳泡发，撕小片；胡萝卜洗净、切丝。②鱿鱼洗净，在背上斜刀切花纹，用开水汆一下，放适量盐腌制片刻。③ 锅中放适量油，下胡萝卜丝、木耳片、鱿鱼炒匀装盘即可。

营养功效：对新妈妈缺铁性贫血有很好的辅助治疗作用。

产后排恶露

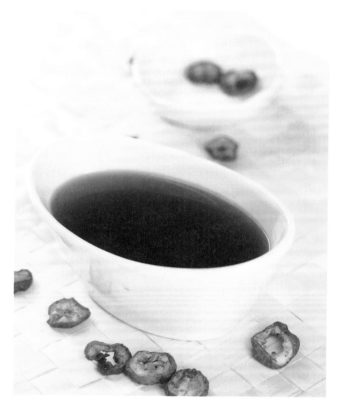

山楂红糖饮

原料： 山楂 4 颗，红糖适量。

做法： ①山楂洗净，切成薄片，晾干备用。②锅中加入适量清水，放在火上，用大火将山楂片煮至烂熟；再加入红糖煮 2 分钟，出锅即可。

营养功效： 山楂不仅能够帮助新妈妈增进食欲，促进消化，还可以散瘀血，加之红糖补血益血的功效，可以促进恶露不尽的新妈妈尽快化瘀，排尽恶露。

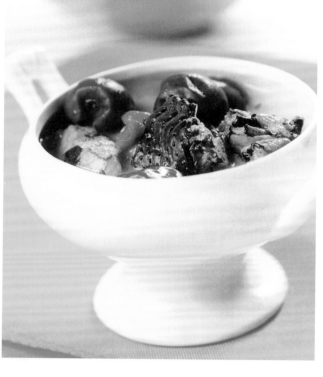

人参炖乌鸡

原料： 人参 10 克，净乌鸡 1 只，红枣 5 颗，盐、枸杞子各适量。

做法： ①将人参浸软切片。②将人参片装入鸡腹，与红枣、枸杞子同放入砂锅内，加盐炖至鸡烂熟，食肉饮汤。

营养功效： 人参有大补元气、复脉固脱的作用；乌鸡能温中补脾，益气养血。人参炖乌鸡可以有效改善产后恶露不尽的症状。

图书在版编目（CIP）数据

怀孕黄金营养餐每周一读 / 王敏主编 . -- 南京：江苏凤凰科学技术出版社，2017.3
（汉竹•亲亲乐读系列）
ISBN 978-7-5537-7819-8

Ⅰ . ①怀… Ⅱ . ①王… Ⅲ . ①妊娠期－饮食营养学－基本知识 Ⅳ . ① R153.1

中国版本图书馆 CIP 数据核字 (2017) 第 006396 号

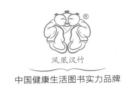

中国健康生活图书实力品牌

怀孕黄金营养餐每周一读

主　　　编	王　敏	
编　　著	汉　竹	
责 任 编 辑	刘玉锋　张晓凤	
特 邀 编 辑	苑　然　刘　凯　张　欢	
责 任 校 对	郝慧华	
责 任 监 制	曹叶平　方　晨	

出 版 发 行	凤凰出版传媒股份有限公司 江苏凤凰科学技术出版社
出版社地址	南京市湖南路 1 号 A 楼，邮编：210009
出版社网址	http://www.pspress.cn
经　　销	凤凰出版传媒股份有限公司
印　　刷	南京精艺印刷有限公司

开　　本	715 mm × 868 mm　1/12
印　　张	19
字　　数	150 000
版　　次	2017 年 3 月第 1 版
印　　次	2017 年 3 月第 1 次印刷

标 准 书 号	ISBN 978-7-5537-7819-8
定　　价	39.80 元